Live wax up

박 연 경 · 강 월 · 신 종 우

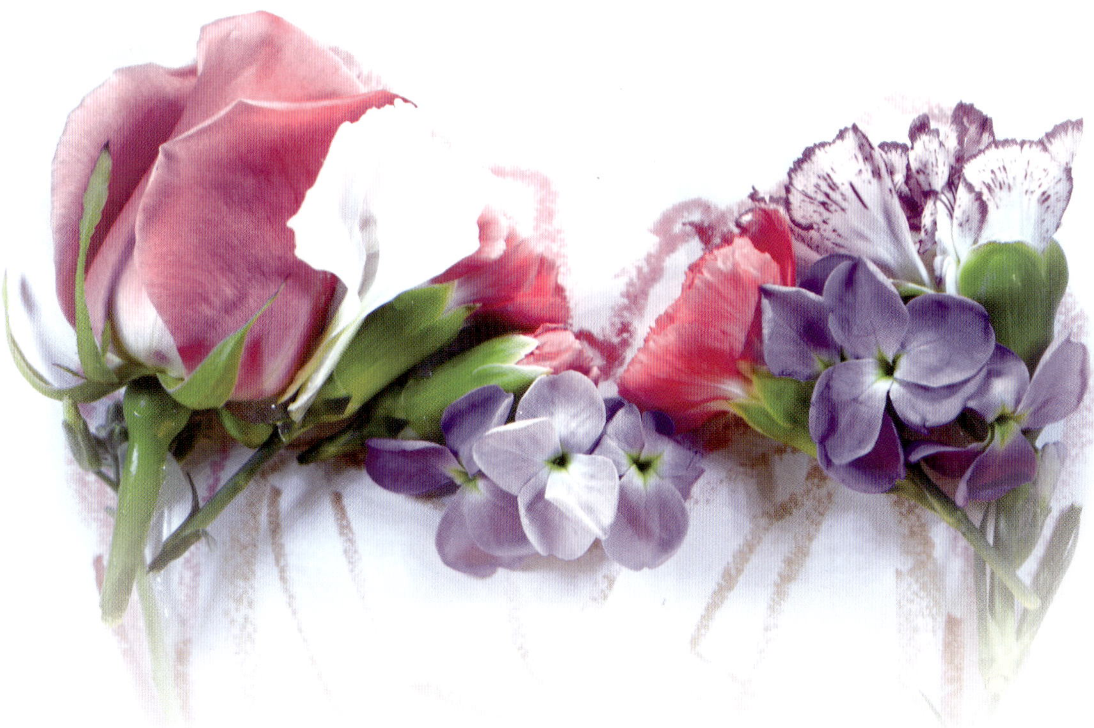

대한나래출판사

책을 내면서...

현대 치과기공 학문은 눈부시게 발전해 나가고 있다.
사람의 손과 더불어 Dental CAD/CAM & 3D Printing을 활용하여 제작한 다양한 신소재의 치과 보철물은 앞으로도 더욱 발전할 가능성이 높다. 이제는 '손으로 하는 치과기공'인 시대를 뛰어 넘어서 '최신 디지털 치과시스템을 활용한 치과기공' 시대가 온 것이다.

이렇듯 전광석화와도 같은 현 시대를 살아가는 우리에게 필요한 것은 '기본에 충실해야 한다'임을 기억해야 한다. 대한민국의 치과기공이 전 세계적으로 인정받는 글로벌 치과기공이 된 이유는 정밀 치과기공으로 최신 시스템을 잘 활용하고 절대적으로 기본에 충실하였기 때문이라고 생각한다.

치과 분야에서 가장 기본은 치아 형태이고, 치과 임상의 기본은 관교의치이다. 또한 치아 형태에 대한 이해도를 높이기 위해 많이 사용되는 기본 재료는 왁스이다. 그런 의미에서 치아 형태학과 왁스 업은 자연치를 모방하려는 염원에 대한 해결책이다. 따라서 치아 형태 이론을 바탕으로 왁스 업을 하여 자연치의 기능 회복을 추구하고자 하였다.

이 책은 총 7장으로, 제1장에서는 관교의치의 제작과정, 제2장에서는 모델 분석, 제3장에서는 상악 전치부, 제4장에서는 상악 구치부, 제5장에서는 하악 전치부, 제6장에서는 하악 구치부, 제7장에서는 임상 케이스로 구성하였다.

특히, 제3~6장까지 상·하악 풀 마우스를 치아 형태 이론과 함께 전 제작과정을 왁스 업 동영상으로 구성하였다. 전체 악궁에서 한 쪽은 개개 치아로 왁스 업 하고, 반대쪽은 교의치로 왁스 업 하여 학습자에게 임상적으로 활용할 수 있는 다양한 자료를 제공하였다.

이 책의 가장 특별한 점은 학습자가 언제, 어디서든 자기주도적으로 학습할 수 있도록 하였으며, live wax up을 중점으로 각 페이지마다 QR코드(이미지, 동영상)를 삽입하여 학습자료로 참고할 수 있도록 하였다.

정밀 치과기공과정의 치아 형태학과 왁스 업의 콜라보로 체계적인 입문서가 필요하다고 여겨 이 책을 출간하게 되었다. 따라서 이 책이 치과기공에 입문하거나 기본에 충실하고 싶은 치과인들에게 훌륭한 치과인이 되기 위한 지침서가 되었으면 하는 바람이다.

이 책의 시작에서 지금에 이르기까지 열심히 작업하였으나 부족한 부분이 있으리라 생각되며, 치과계 선후배들의 값진 지도편달을 부탁한다.

이 책의 원고를 집필할 수 있도록 조언과 격려를 해주신 치과계 선후배들께 깊이 감사를 드리며, 이 책이 출간될 수 있도록 도와주신 대한나래출판사 최용원 대표님과 편집부 직원들께 진심으로 감사드린다.

2016년 6월

저자 일동

목차

Chapter 01 관교의치 제작과정 1

1. 인상체 세척 ········ 4
2. 작업모형 제작 ········ 5
3. 치형 조정 ········ 6
4. 지대치 변연 표시 ········ 8
5. 다이 하드너 도포 ········ 9
6. 다이 스페이서 도포 ········ 10
7. 교합기에 모형 부착 ········ 11
8. 왁스분리제 도포 ········ 12
9. 왁스 업 ········ 13
10. 주입선 부착 ········ 15
11. 매몰 ········ 16
12. 소환 ········ 17
13. 주조 ········ 18
14. 연마 및 마무리 ········ 19

Chapter 02 모델 분석 23

1. 평균치 ········ 24
2. 모델 분석과 진단 ········ 27

Chapter 03 상악 전치부 39

Ⅰ. 상악 중절치 ········ 41
Ⅱ. 상악 측절치 ········ 53
Ⅲ. 상악 견치 ········ 61
Ⅳ. 상악 전치부 교의치 ········ 71

Chapter 04 상악 구치부 79

Ⅰ. 상악 제1소구치 ······ 81
Ⅱ. 상악 제2소구치 ······ 95
Ⅲ. 상악 제1대구치 ······ 109
Ⅳ. 상악 제2대구치 ······ 123
Ⅴ. 상악 구치부 교의치 ······ 135

Chapter 05 하악 전치부 143

Ⅰ. 하악 중절치 ······ 145
Ⅱ. 하악 측절치 ······ 153
Ⅲ. 하악 견치 ······ 161
Ⅳ. 하악 전치부 교의치 ······ 169

Chapter 06 하악 구치부 175

Ⅰ. 하악 제1소구치 ······ 177
Ⅱ. 하악 제2소구치 ······ 189
Ⅲ. 하악 제1대구치 ······ 201
Ⅳ. 하악 제2대구치 ······ 215
Ⅴ. 하악 구치부 교의치 ······ 225

Chapter 07 임상 케이스 233

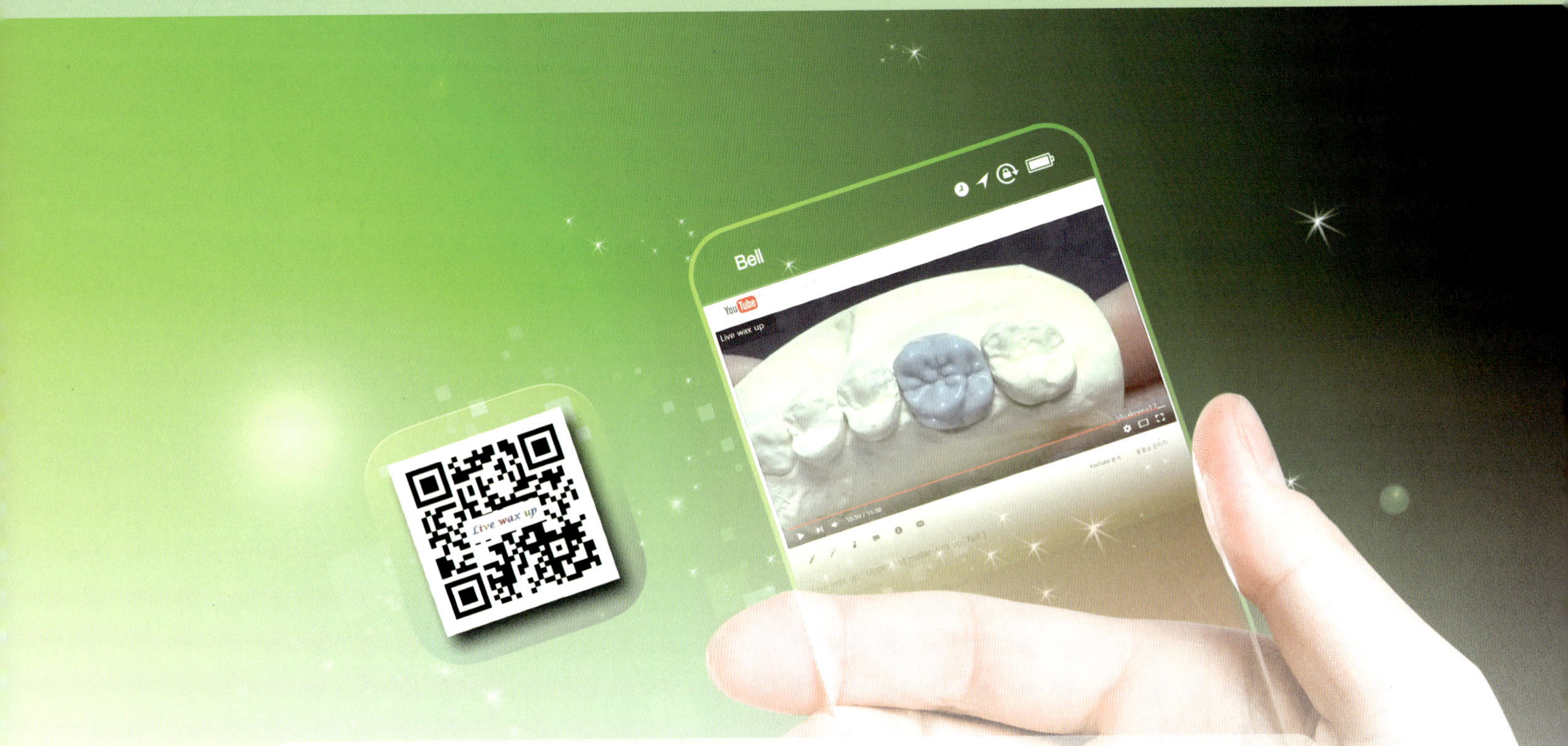

• QR코드 활용

이 책의 가장 큰 특징은 각 페이지마다 QR코드를 만들어 보조학습 자료로 참고할 수 있도록 제공해 줌으로써 언제, 어디서, 누구나 자유롭게 자기주도적으로 스마트 러닝을 할 수 있도록 구성하였다.

• QR코드 스캔법

QR코드는 아이폰이나 안드로이드 탑재폰의 앱 다운로드 서비스에서 "XQR", "QR Code Reader" 중 원하는 애플리케이션을 선택하여 무료로 설치 받아 언제라도 스캔하여 정보를 읽을 수 있다.

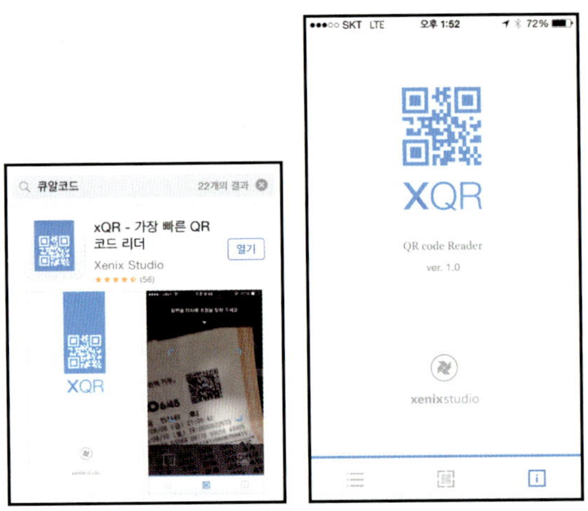

App store – "XQR"

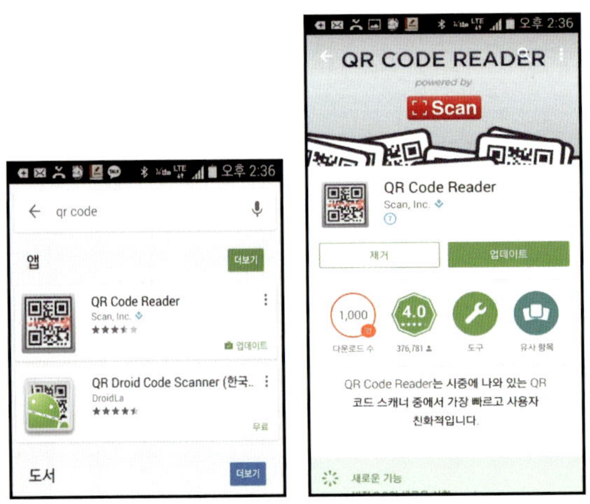

Play store – "QR Code Reader"

이 책의 특장점

1. 한 눈에 볼 수 있는 시각적 장치

각 chapter에서 다루는 내용을 시각적으로 정리해 놓음으로써 내용에 익숙해질 수 있도록 하였다.

• 전치부

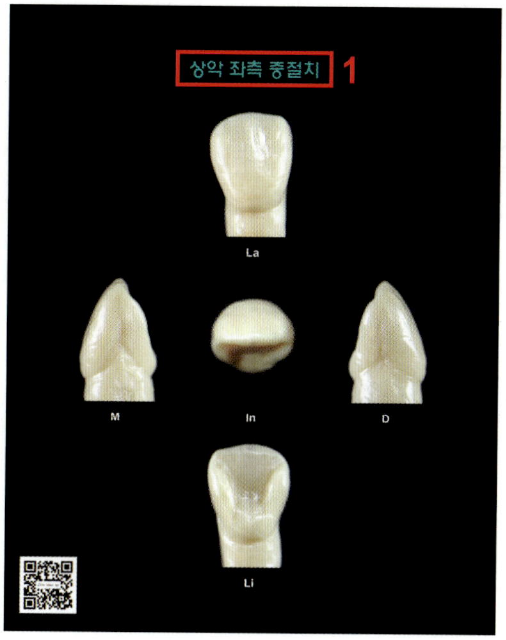

• 구치부

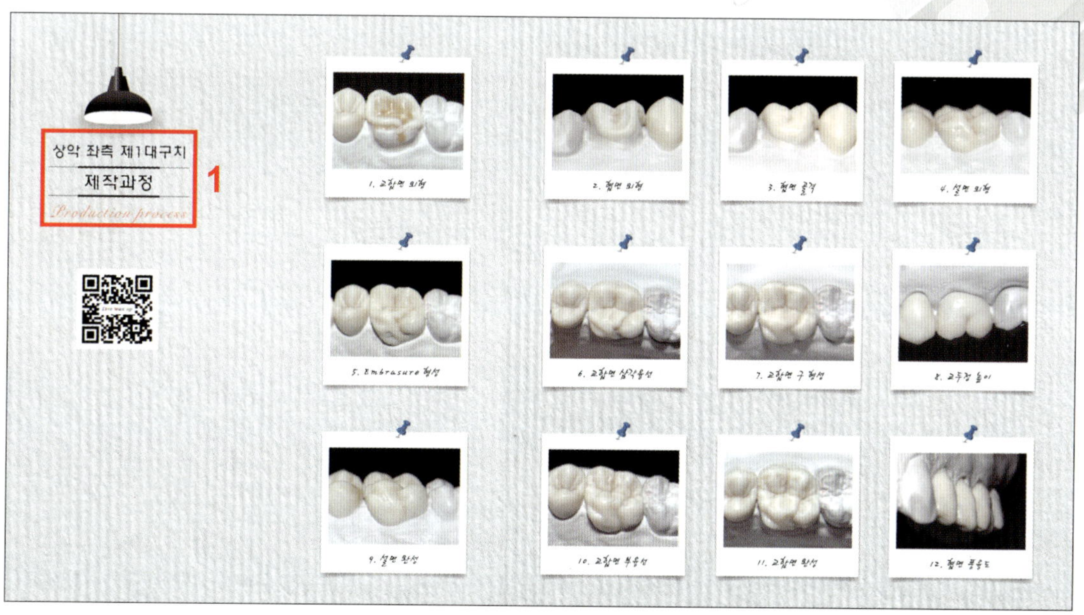

2. 체계적이고 효과적인 치아 형태 정리

기본적인 치아 형태는 물론, 임상에서 중요하게 다루어지는 내용을 충실히 정리하였다. 기본적인 형태학 개념을 확실히 이해할 수 있도록 하였다.

3. 동영상 제공으로 개념 이해

개념을 이해하는데 도움을 줄 수 있는 동영상을 활용하여 학습 효과를 높여 주었다.

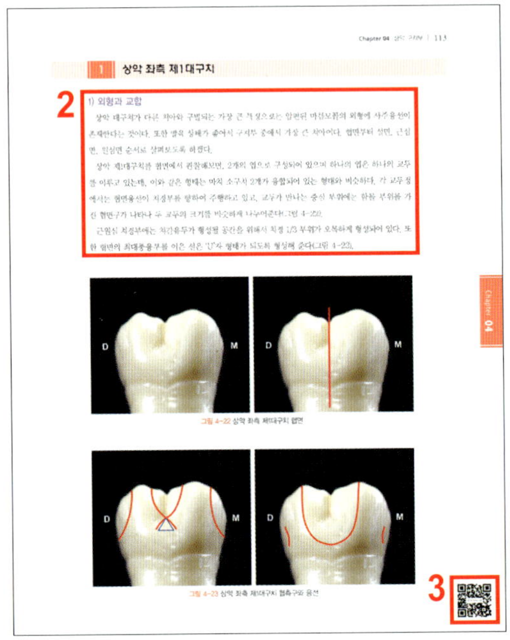

4. 자기주도적 학습이 가능한 동영상 제공

개념을 이해하였으면 live wax up 동영상을 보고 따라하면서 왁스 업 하는 방법을 자기 것으로 소화킬 수 있도록 하였다.

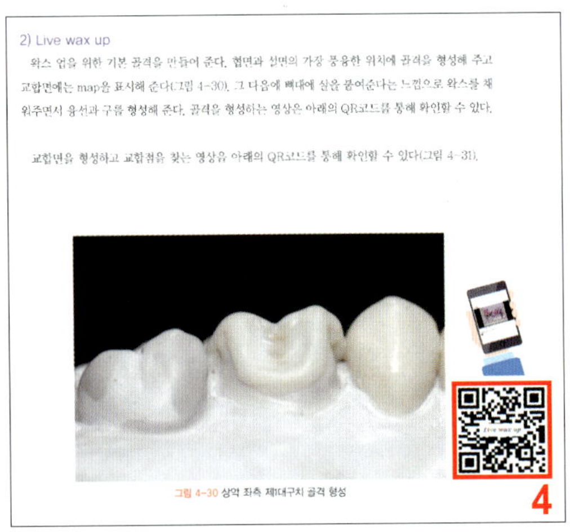

5. 왁스 업 시 유용한 실전 check point

왁스 업 실전에서 주로 간과하는 부분을 독자가 직접 체크해 볼 수 있도록 하였다.

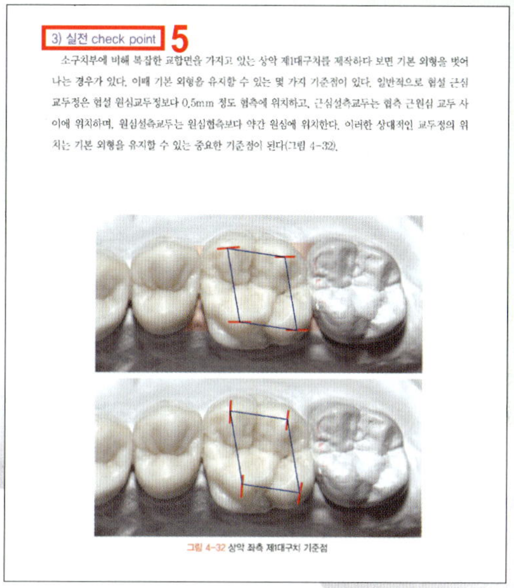

3) 실전 check point 5

소구치부에 비해 복잡한 교합면을 가지고 있는 상악 제1대구치를 제작하다 보면 기본 외형을 벗어나는 경우가 있다. 이때 기본 외형을 유지할 수 있는 몇 가지 기준점이 있다. 일반적으로 협설 근심교두정은 협설 원심교두정보다 0.5mm 정도 협측에 위치하고, 근심설측교두는 협측 근원심 교두 사이에 위치하며, 원심설측교두는 원심협측보다 약간 원심에 위치한다. 이러한 상대적인 교두정의 위치는 기본 외형을 유지할 수 있는 중요한 기준점이 된다(그림 4-32).

그림 4-32 상악 좌측 제1대구치 기준점

6. 자가 채점이 가능한 외형 check point

각 문항에 대해 “매우 그렇다”는 5점, “그렇다”는 4점, “보통이다”는 3점, “그렇지 않다”는 2점, “매우 그렇지 않다”는 1점을 줌으로써 100점 만점에 현재 독자가 몇 점인지 체크해 볼 수 있도록 하였다.

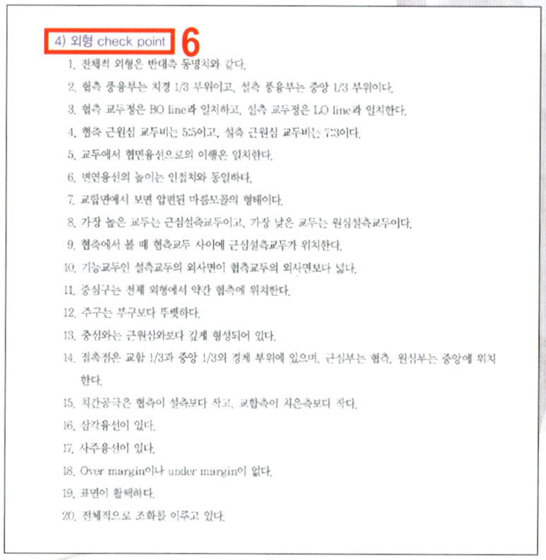

4) 외형 check point 6

1. 전체적 외형은 반대측 동명치와 같다.
2. 협측 풍융부는 치경 1/3 부위이고, 설측 풍융부는 중앙 1/3 부위이다.
3. 협측 교두정은 BO line과 일치하고, 설측 교두정은 LO line과 일치한다.
4. 협측 근원심 교두비는 5:5이고, 설측 근원심 교두비는 7:3이다.
5. 교두에서 협면융선으로의 이행은 일치한다.
6. 변연융선의 높이는 인접치와 동일하다.
7. 교합면에서 보면 압편된 마름모꼴의 형태이다.
8. 가장 높은 교두는 근심설측교두이고, 가장 낮은 교두는 원심설측교두이다.
9. 협측에서 볼 때 협측교두 사이에 근심설측교두가 위치한다.
10. 기능교두인 설측교두의 외사면이 협측교두의 외사면보다 넓다.
11. 중심구는 전체 외형에서 약간 협측에 위치한다.
12. 주구는 부구보다 뚜렷하다.
13. 중심와는 근원심와보다 깊게 형성되어 있다.
14. 접촉점은 교합 1/3과 중앙 1/3의 경계 부위에 있으며, 근심부는 협측, 원심부는 중앙에 위치한다.
15. 치간공극은 협측이 설측보다 작고, 교합측이 치은측보다 작다.
16. 삼각융선이 있다.
17. 사주융선이 있다.
18. Over margin이나 under margin이 없다.
19. 표면이 활택하다.
20. 전체적으로 조화를 이루고 있다.

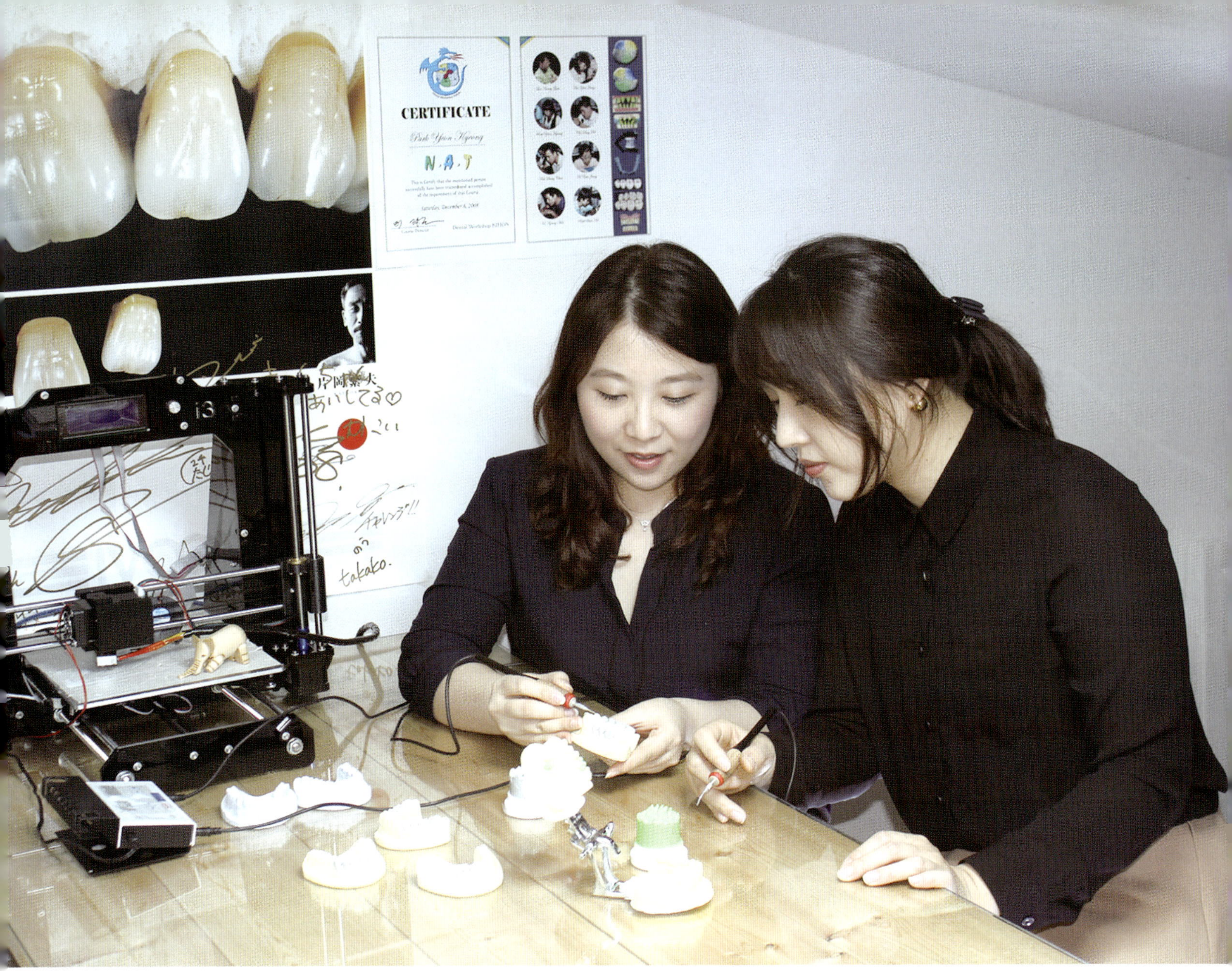

We should stick to the basics

기본에 충실해야 한다.

- 박 연 경 -

Efforts are not betraying you

노력은 배신하지 않는다.

- 강 월 -

Live wax up

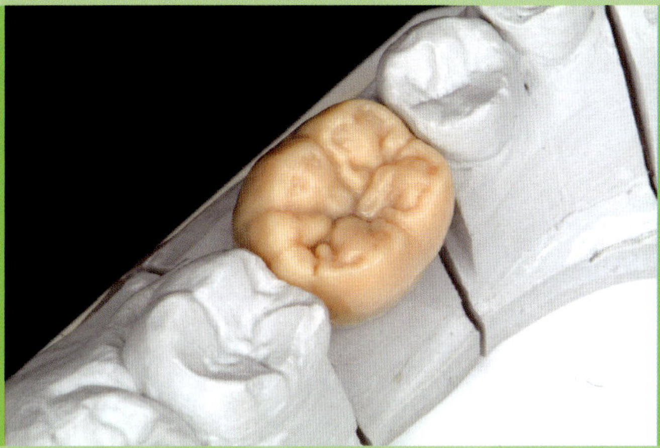

Chapter **01**

관교의치 제작과정

한 개 치아에서부터 교의치와 전체 범위에 이르는 치아 결손부를 인공적인 수복물로 치아의 심미적·형태적 기능과 교합을 회복시켜 주는 치과보철을 관교의치라고 정의할 수 있다.

- 제작과정 I 관교의치 제작과정 설명
- 제작과정 II 관교의치 제작과정 동영상 QR코드

제작과정 I

Production process

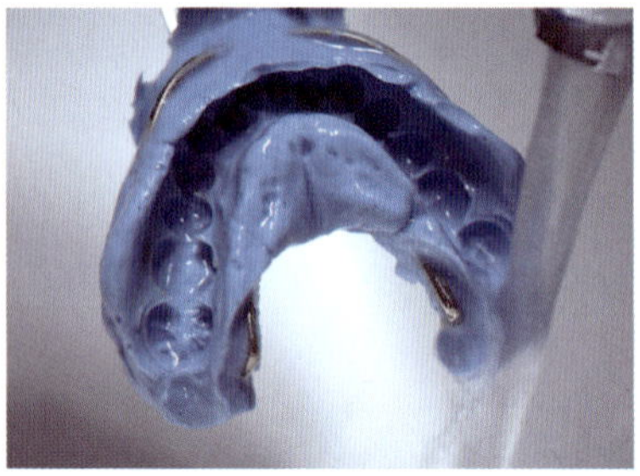

1. 인상체 세척

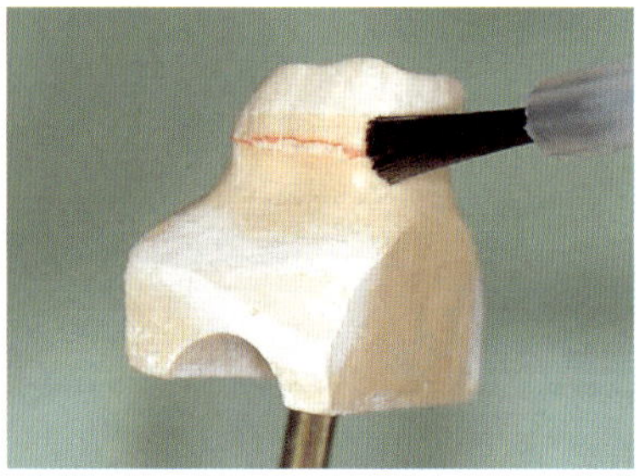

5. 다이 하드너

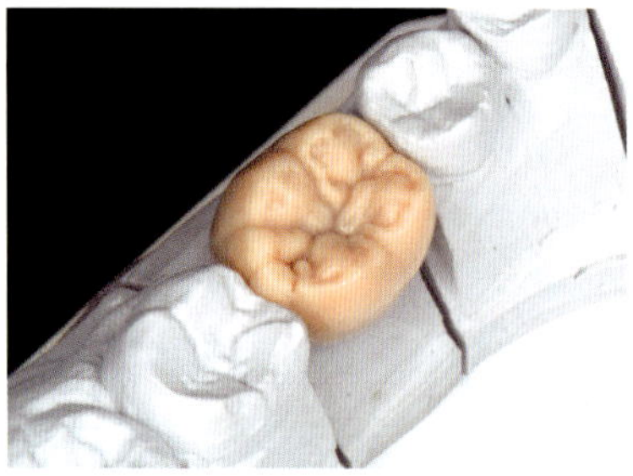

9. 왁스 업

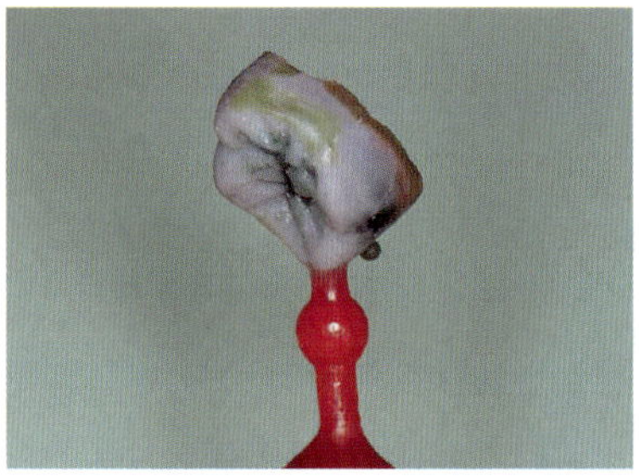

10. 주입선 부착

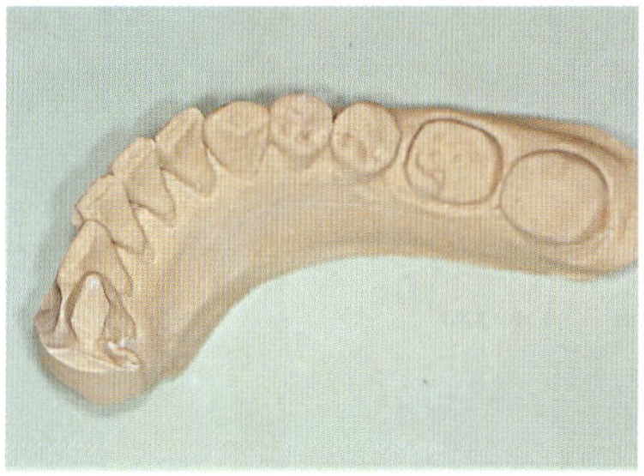

2. 작업모형 제작

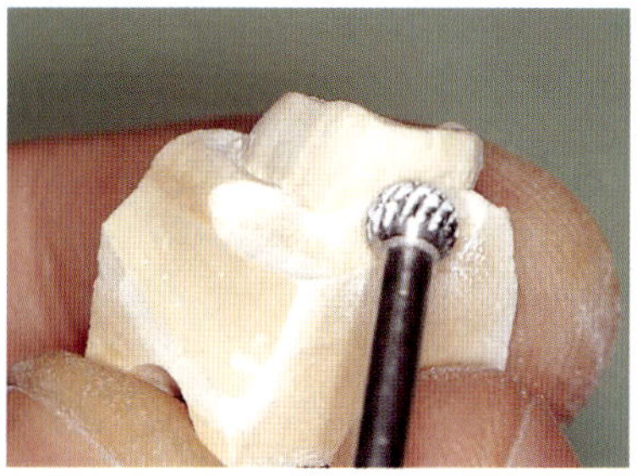

3. 치형 조정

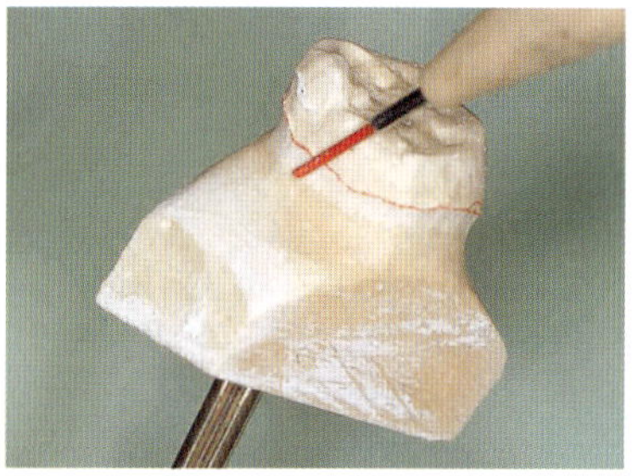

4. 지대치 변연 표시

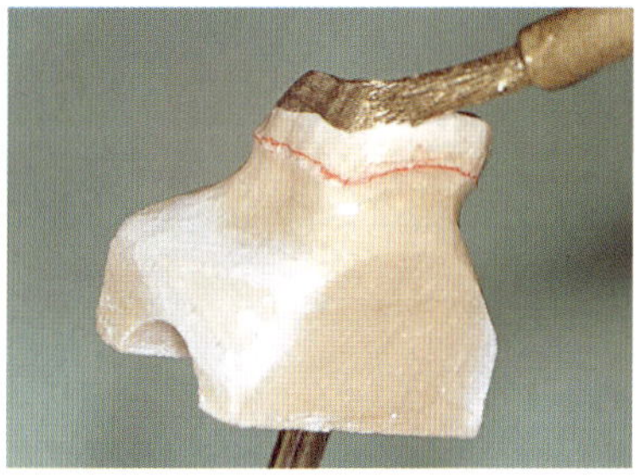

6. 다이 스페이서

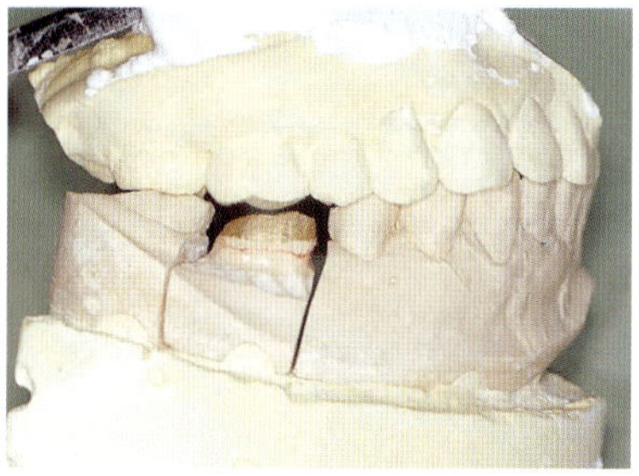

7. 교합기에 모형 부착

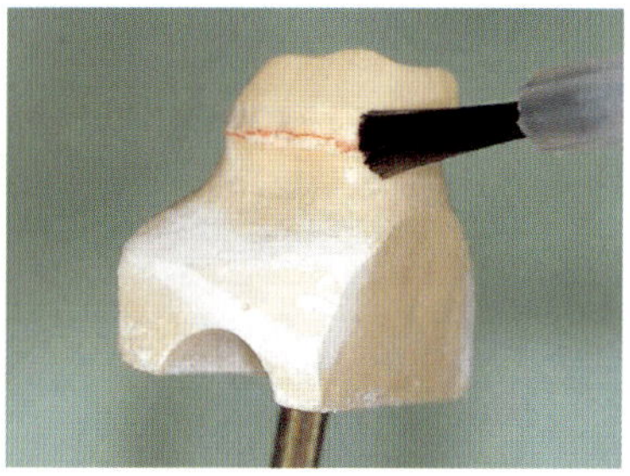

8. 왁스분리제

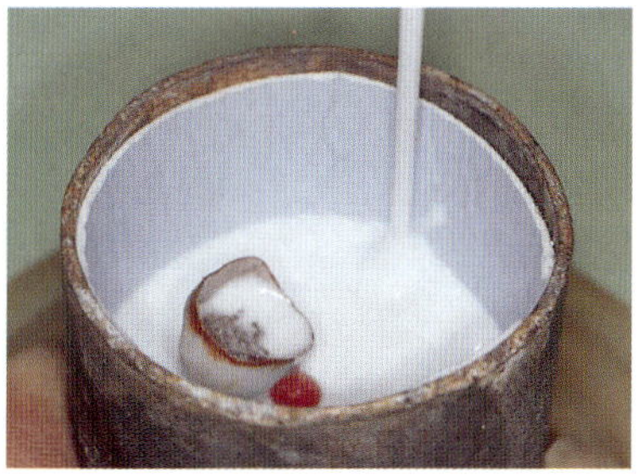

11. 매몰

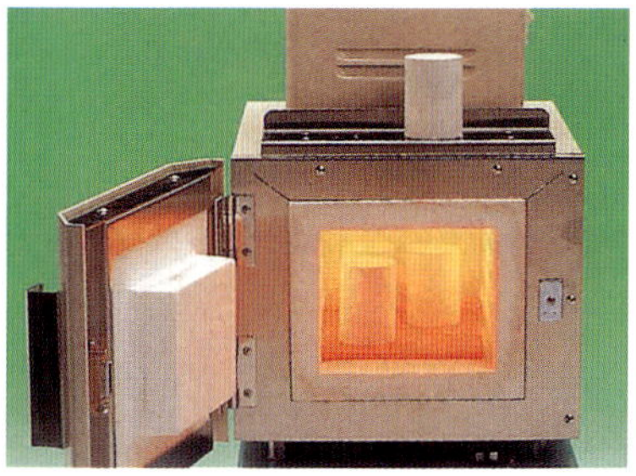

12. 소환

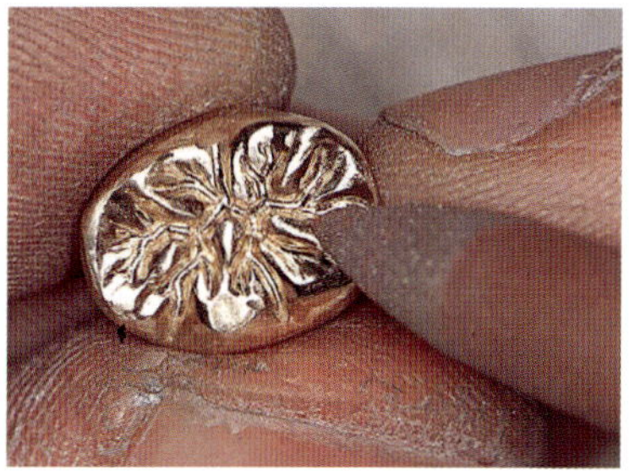

13. 연마 및 마무리

1 인상체 세척

작업모형을 제작하기에 앞서 치과기공사가 체크해봐야 할 것이 있다. 바로 인상체의 세척이다. 통상적으로 인상체의 세척은 흐르는 물에 부드럽게 씻고, 감염관리를 위해서 소독제를 분사하거나 침적시킨다(그림 1-2). 이때 인상체에 혈흔이 묻어있는지 살펴봐야 한다(그림 1-1).

치과에서는 인상을 채득하기 전에 치은 부위에 피가 날 경우 지혈제를 사용한다. 지혈제 사용 후 피가 멈추면 지혈제를 제거하고 인상을 채득하는 것이 일반적이다. 그러나 미처 제거되지 못한 지혈제가 부가 중합형 실리콘 인상체와 접촉하게 되면 경화반응에 영향을 미친다. 그러므로 석고를 주입하기 전에는 혹시 남아있을지 모를 지혈제를 고려해서 혈흔이 있는 부위는 깨끗이 세척해야 한다. 만약에 지혈제가 충분히 세척되지 않은 인상체에 석고를 주입하였을 경우에는 석고 경화에 영향을 미칠 수 있다. 보통 임상에서 지대치의 finishing line 부위만 석고 경화가 불완전한 경우를 예로 들 수 있다. 그러므로 정확한 모형 제작을 위해서는 인상체를 세척하는 것부터 주의를 기울여야 한다.

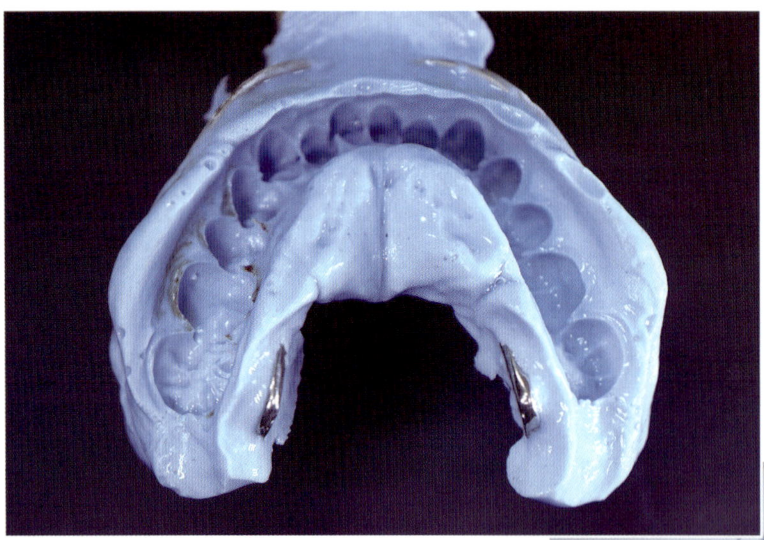

그림 1-1 혈흔이 묻어있는 인상체

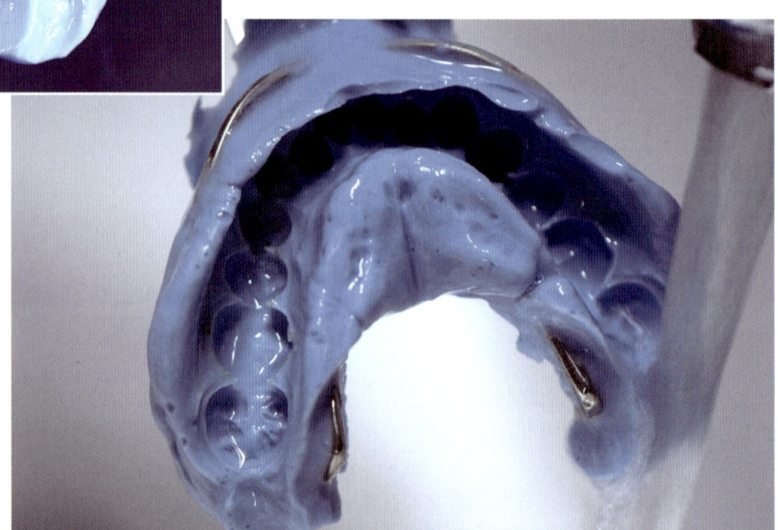

그림 1-2 인상체 세척

2 작업모형 제작

관교의치를 만들기 위한 작업모형 제작 방법으로 분할모형 제작법이 주로 사용되고 있다(그림 1-3). 분할모형으로 작업모형을 제작할 경우 조각이 편리하다는 장점이 있다. 단점으로는 치형을 빈번히 착탈하는 과정에서 치형과 유지핀 사이에 미세한 오차가 발생한다는 것이다. 이러한 문제점을 보완하기 위해서 '시게오 카타오카(Shigeo Kataoka)'는 치형에 single pin을 2개 식립함으로써 빈번한 착탈에 의해 발생할 수 있는 오차를 보상해 주었다(그림 1-4).

'윌리 겔러(Willi Geller)'는 치형 가철식 모형을 제작하여 지대치 치은도 보존해 주며, 지대치와 인접치를 포함한 모델만 2~3개 따로 제작하여 적합도 검사를 여러 번 실시한다. 이러한 방법은 모델의 뒤틀림과 같은 예상치 못한 오차를 줄여줄 수 있는 해결책 중의 하나이다.

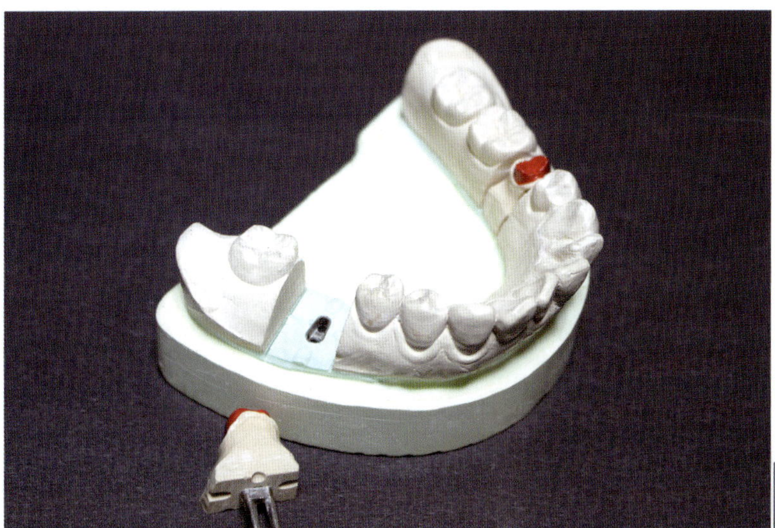

그림 1-3 분할 작업모형

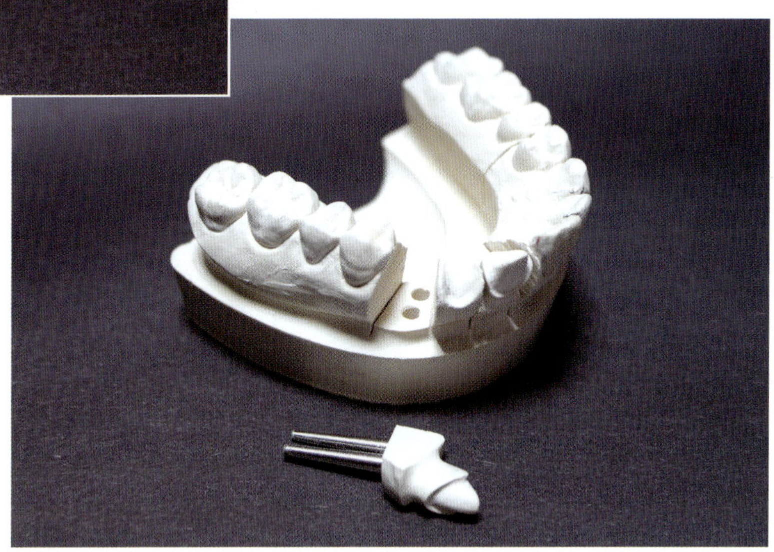

그림 1-4 시게오 카타오카의 작업모형

3 치형 조정

치형 조정(die ditching)에서 ditching의 의미는 "골을 파는 것"으로, 납형 제작을 편리하게 하기 위해서 치형의 변연(finishing line) 하방에 골을 형성하여 변연을 노출시켜 주는 것이다. 이는 납형의 변연 적합도를 높이고 over margin이나 under margin을 방지할 수 있다(그림 1-5, 1-6).

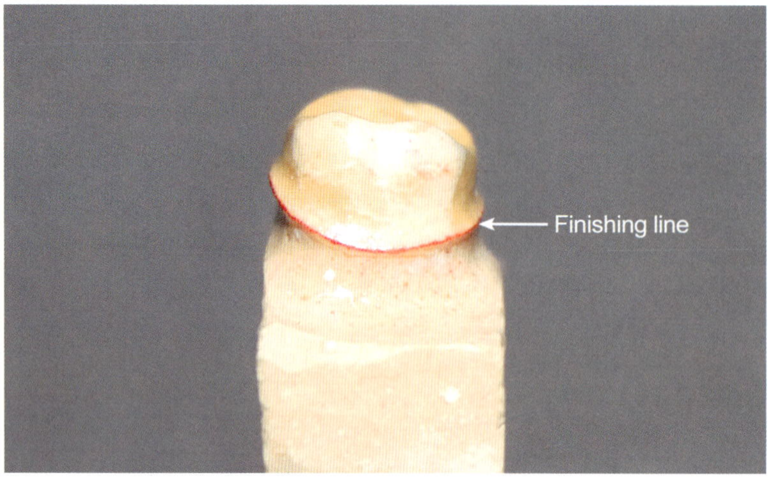

그림 1-5 Finishing line

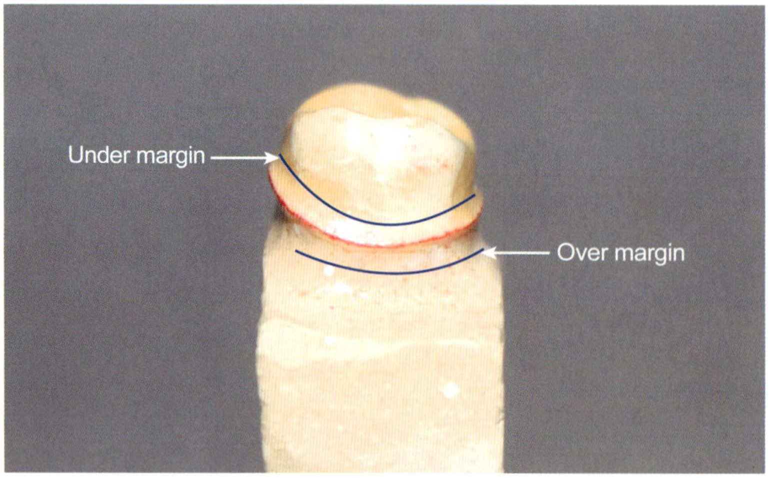

그림 1-6 Under & over margin

일반적인 치형 조정 방법으로는 round bur(#7~10)나 denture bur를 이용하여 지대치 변연을 노출시켜 주는 것이다. 이 방법은 변연을 확인하기 쉬운 반면에 변연의 두께가 얇아질 수 있다. 이렇게 두께가 얇아질 경우 납형을 제작하고 주조체를 적합하는 과정에서 지대치의 변연에서 충분한 강도를 얻기가 어려워진다. 이러한 이유로 '시게오 카타오카'와 '윌리 겔러'는 지대치 변연 하방에서 기저면을 향해 수직으로 형성되는 치형을 제작한다(그림 1-7).

이러한 치형 조정 방법은 자칫하면 over margin이 될 위험이 있다. 만약 납형상에서 over margin이 될 경우에는 주조체의 finishing과 polishing 과정에서 어느 정도 수정이 가능하다. 그러나 over margin이 된 납형은 자칫 over contour가 될 수도 있다. 이와 같은 문제점을 줄이기 위해 '디터 슐츠(Dieter Schulz)'는 지대치 변연 하방에서 기저면을 향하여 일자 형태로 치형을 조정해 준 후, 변연 하방 0.1mm 지점에 일률적인 골을 형성해 준다. 이와 같은 치형 조정 방법은 납형의 변연(margin)을 다듬을 때 over margin을 만들게 될 위험을 줄이고, 변연부 두께도 일률적으로 형성해 줄 수 있는 장점이 있다(그림 1-8).

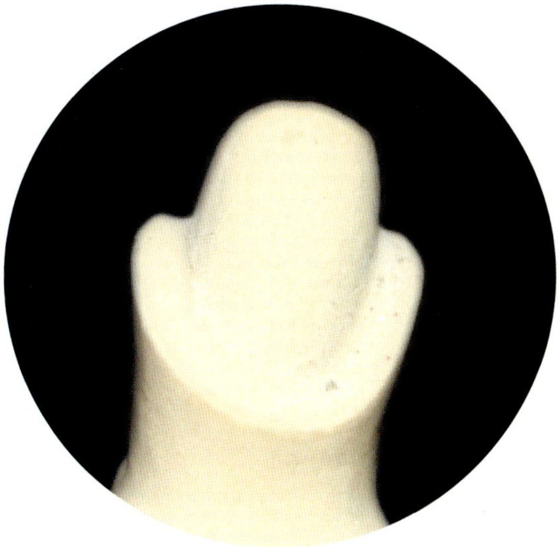

그림 1-7 시게오 카타오카와 윌리 겔러의 치형 조정

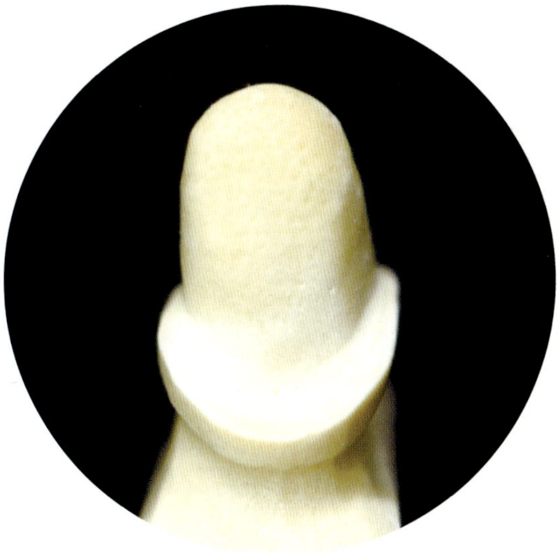

그림 1-8 디터 슐츠의 치형 조정

4 지대치 변연 표시

지대치에 변연을 표시하는 것(margin marking)은 단순한 작업임에 비해서 최종보철물의 변연 적합도에 영향을 미칠 수 있는 중요한 작업이다. 변연을 표시할 때 흑연(graphite)이 함유된 검은색 연필을 사용할 경우, 납형 제작 중 흑연이 포함되어 주조체를 오염시킬 수 있다. 그러므로 흑연이 포함되지 않은 연필의 사용이 권장되고 있다(그림 1-9).

연필색은 변연 적합도를 시각적으로 확인할 수 있도록 마진 왁스, 치형과 보색관계에 있는 색을 사용하는 것이 좋다. 또한 변연을 표시할 때에는 연필심을 길게 만들어서 연필심 끝 부분이 아닌 중간 부분으로 변연이 손상되지 않도록 가볍게 접촉시킨다. 이때 연필은 치경부에서 절단부 방향으로 표시하도록 하고 연필의 각도가 치축과 가능한 한 평행하게 해주면 각도가 커질 때 발생할 수 있는 오차를 보상해 줄 수 있다(그림 1-10).

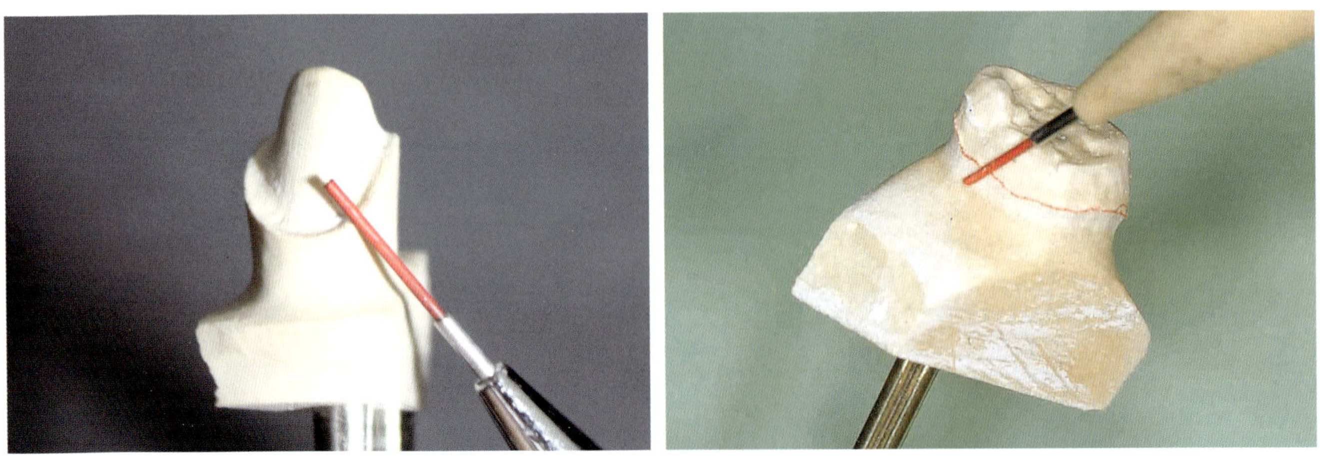

그림 1-9 지대치 변연 표시

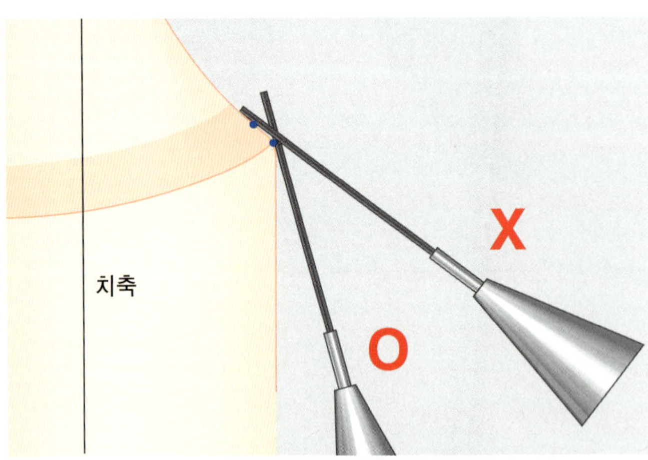

그림 1-10 치축과 거의 평행한 연필심 각도

5 다이 하드너 도포

지대치 변연을 표시한 후에 납형 제작 과정에서 발생할 수 있는 변연손상을 방지하기 위해서 강도를 부여할 수 있는 다이 하드너(Die hardner)를 도포하도록 한다(그림 1-11, 1-12).

주의할 점으로는, 첫 번째로 치형을 충분히 건조시킨 후에 다이 하드너를 도포해야 한다. 치형에 수분이 남아있는 경우 다이 하드너가 치형에 충분히 흡수되지 않아 피막이 형성될 수 있기 때문이다. 두 번째로 다이 하드너는 얇게 도포해야 한다. 두껍게 발린 다이 하드너는 최종보철물의 변연 적합도에 영향을 줄 수 있기 때문이다. 이런 이유로 높은 변연 적합도가 요구될 경우에는 다이 하드너가 지대치 부위에 도포되지 않도록 지대치가 형성된 부위를 제외하고 지대치 변연을 포함한 하방에만 도포하기도 한다.

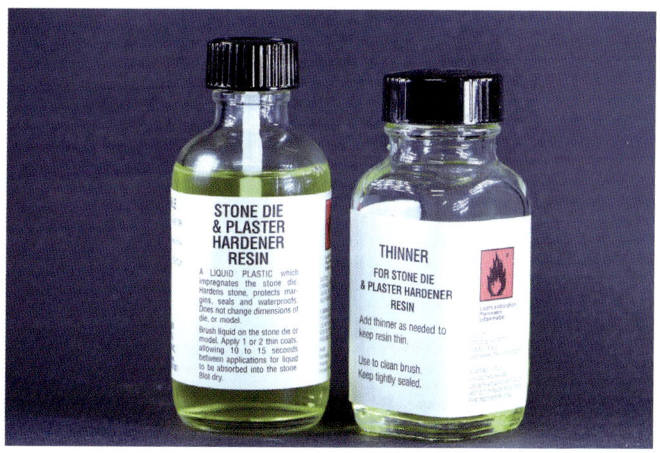

그림 1-11 다이 하드너

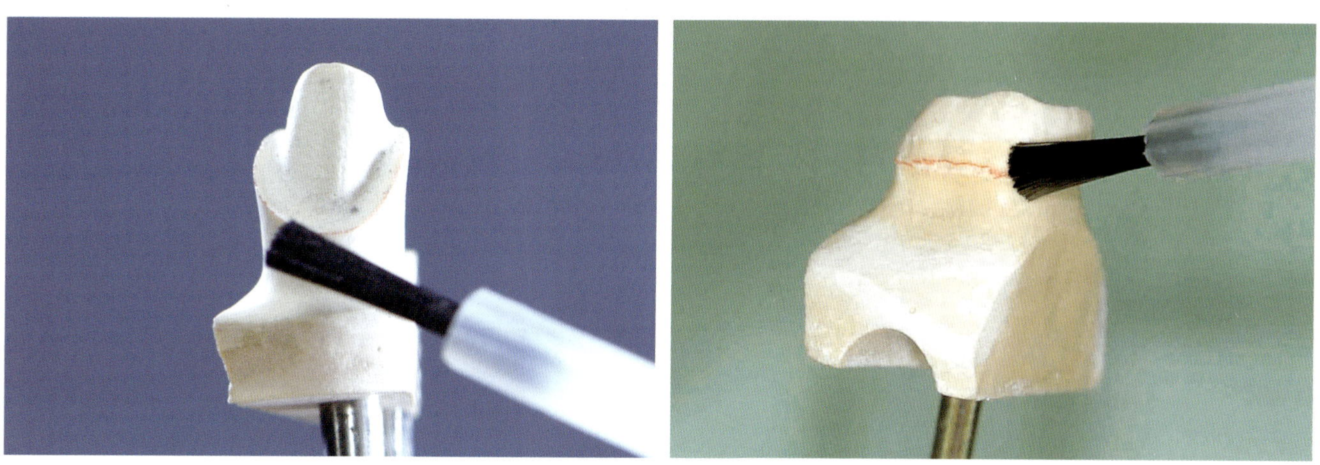

그림 1-12 다이 하드너 도포

6 다이 스페이서 도포

다이 스페이서(Die spacer)를 지대치에 도포하는 목적은 최종보철물을 지대치에 접착시키기 위한 접착제 공간을 부여하고, 주조체의 주조 수축을 보상해 주기 위함이다. 통상 치경부 상방 0.5~1.0mm까지 도포하는데 두께는 25㎛ 정도로, 도포하는 횟수나 두께는 주조 금속의 종류나 임상 상황에 따라 조절해 준다(그림 1-13, 1-14).

일반적으로 조절해야 하는 임상 상황으로는 지대치 길이가 짧은 경우를 들 수 있다. 지대치 길이가 짧은 경우에는 최종보철물의 적합도가 좋지 않을 수 있다. 이런 경우에는 임상 케이스에 따라서 다이 스페이서를 도포하지 않는 것도 한 방법이다.

휘발성을 갖고 있는 다이 스페이서는 시간이 경과함에 따라 발림성이 떨어지기 때문에 시간이 지나면 도포가 두꺼워질 수 있다. 이를 보상하기 위해서는 발림성을 높여주는 thinner를 적절히 사용해야 한다.

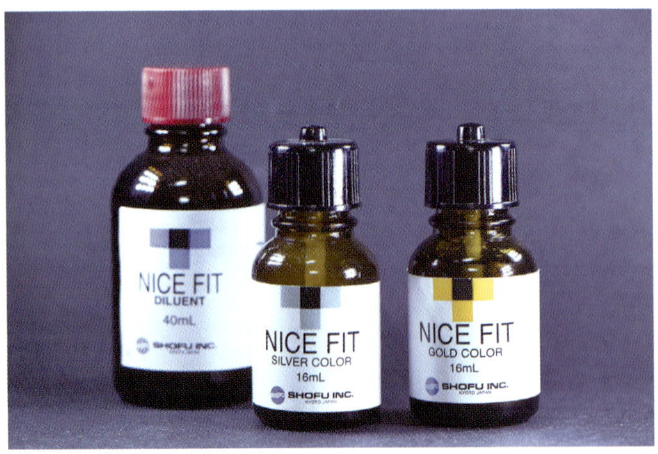

그림 1-13 다이 스페이서

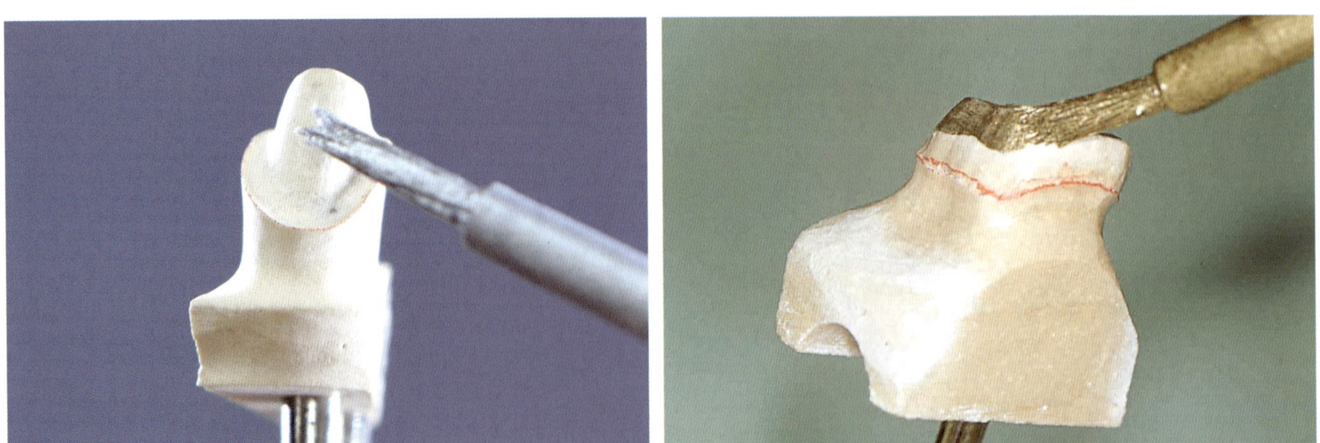

그림 1-14 다이 스페이서 도포

7 교합기에 모형 부착

정확한 보철물을 만들기 위해서는 환자의 악간관계를 재현해 주기 위한 교합기의 선택이 중요한 요소이다. 그러나 임상에서는 교합기에 모형을 부착(mounting)할 때 사용이 간편한 접번(hinge) 교합기를 주로 사용한다.

Bonwill의 삼각이론에 의하면 양측 과두정에서 하악 양 중절치의 절치우각을 이은 삼각형은 한 변이 약 10cm인 정삼각형이 된다(그림 1-15). 그러나 편측 교합기는 양 과두 부위에서 중앙 부위까지 약 7cm 정도이고, 양측성 교합기는 약 8cm 정도로, 두 교합기 모두 과두에서 중앙 부위까지의 거리가 약 10cm에 못 미치므로 교합기에 모형을 부착할 때는 이를 고려해서 가능한 한 모델의 전치부를 교합기의 전방에 위치시켜서 부착한다면 환자의 악간관계를 재현하는데 조금 더 다가가는 방법이 될 것이다. 또한 스피만곡(Spee 만곡)을 고려하여 하악 최후방 대구치 교합면을 중절치 절단보다 높게 부착한다면 환자의 악간관계로 재현하는데 도움이 될 수 있다(그림 1-16).

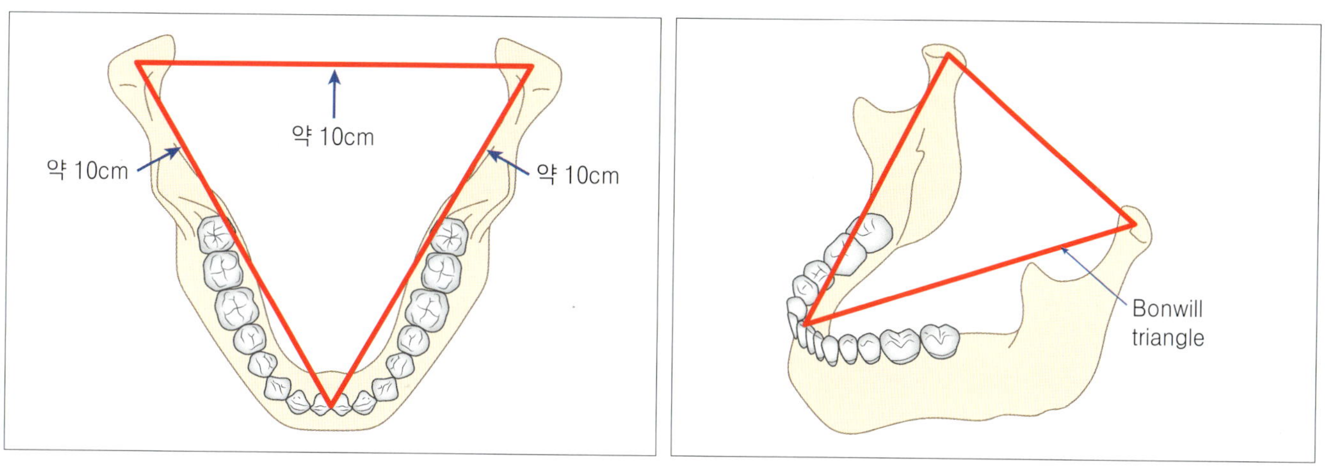

그림 1-15 Bonwill의 삼각이론

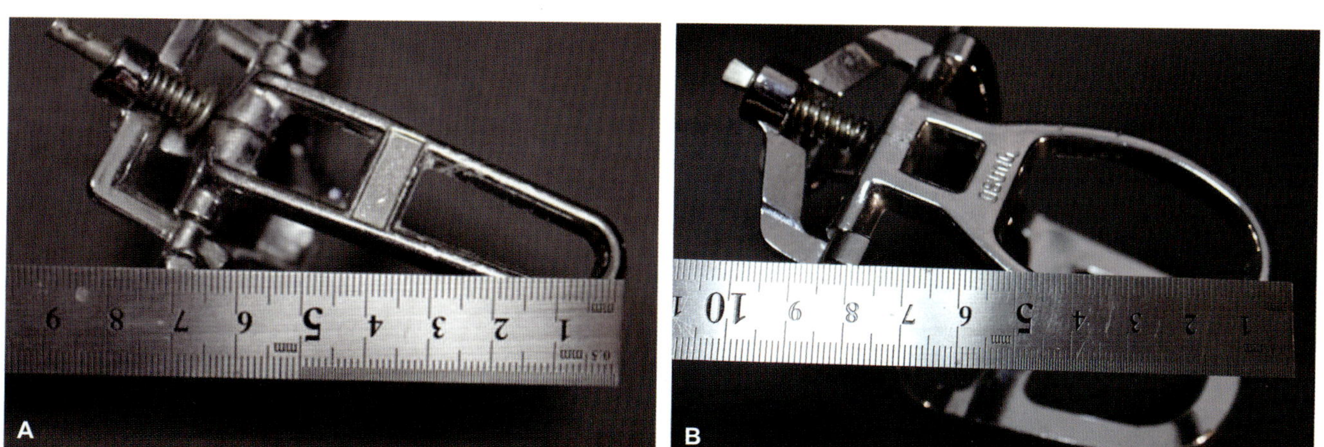

그림 1-16 교합기의 과두에서 중앙 부위까지 거리. 편측 교합기(A)와 양측 교합기(B)

8 왁스분리제 도포

지대치에서 납형을 분리하기 위해 사용하는 왁스분리제는 젖음성이 좋고, 얇은 피막에서도 분리 효과가 좋은 것을 사용해야 한다.

치형에 왁스분리제를 도포할 때에는 지대치의 변연에 왁스분리제가 고이지 않게 얇고, 일률적으로 도포해 야 한다(그림 1-17, 1-18). 그 이유는 왁스 업을 하면서 왁스에 왁스분리제가 혼합될 수 있으며, 왁스분리제가 두껍게 발리면 최종보철물의 내면 적합도가 헐거워질 수 있기 때문이다.

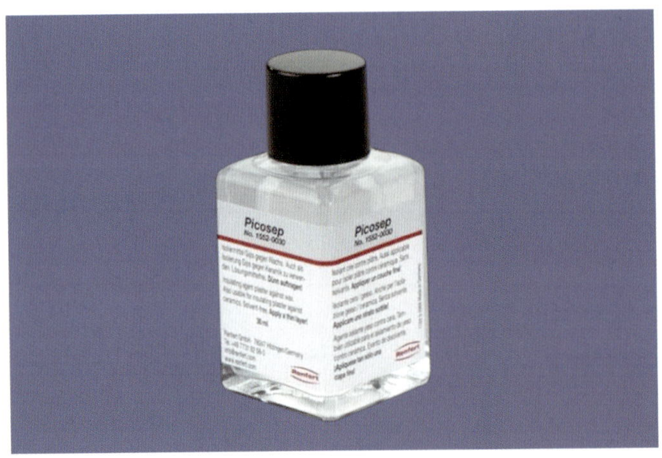

그림 1-17 왁스분리제

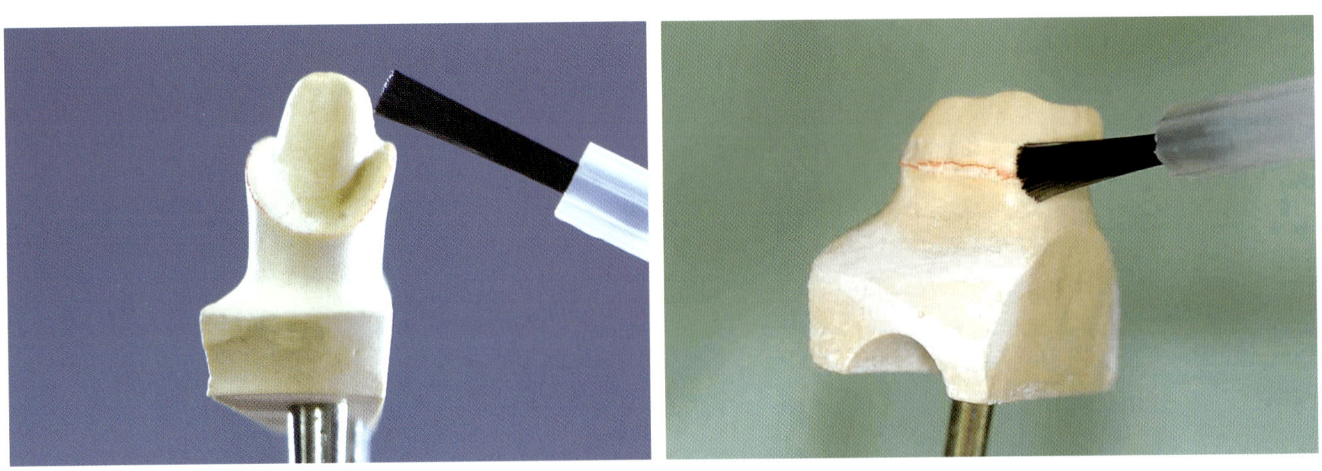

그림 1-18 왁스분리제 도포

Chapter 01

9 왁스 업

최종보철물을 만들기 위한 왁스(wax)를 선정할 때는 왁스의 특징을 고려하여 적절히 선택하는 것이 중요하다. 내면용 왁스를 선정할 때에는 첫째, 적절한 밀착성을 가진 왁스를 사용하는 것이 최종 보철물의 내면 적합성을 높일 수 있다. 둘째, 치형에서 납형을 분리 시에 undercut에 의해 납형에 변형이 올 수 있으므로 적절한 탄력성을 가진 왁스도 추천된다(그림 1–19).

마진 왁스(margin wax)용으로는 우수한 변연 적합도가 요구된다. 색은 불투명한 왁스를 사용하기를 권장한다. 반투명한 왁스는 얇게 도포될수록 투명해져서 마진 경계의 구분이 모호하기 때문이다(그림 1–20).

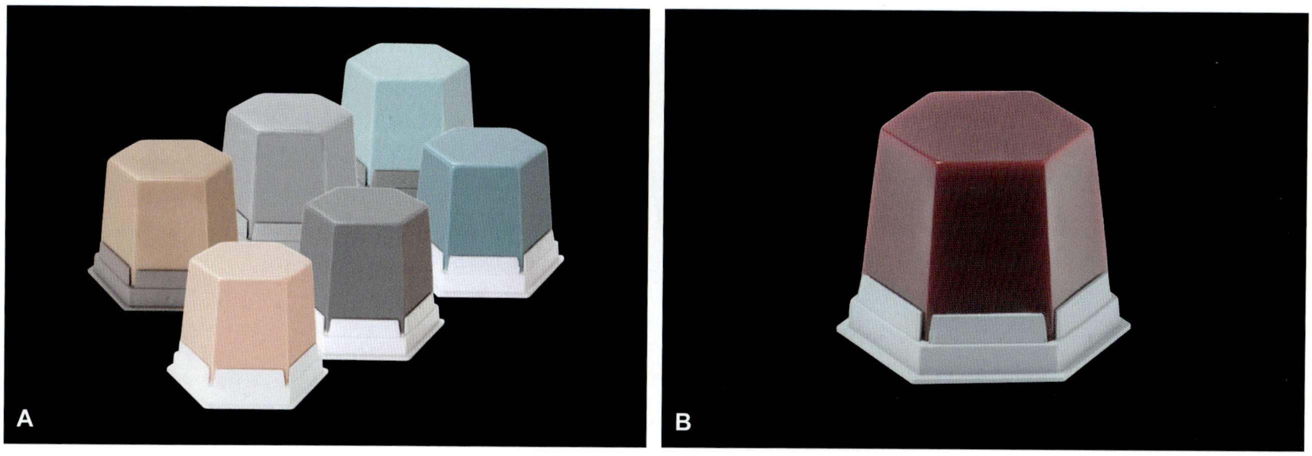

그림 1–19 다양한 왁스(A)와 마진 왁스(B)

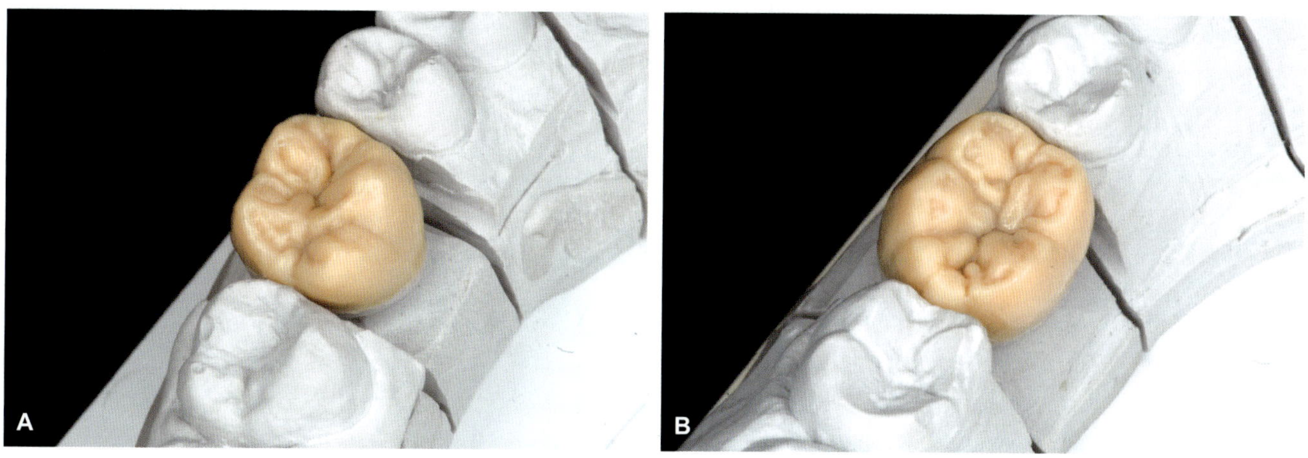

그림 1–20 왁스 업. 상악 제1대구치(A)와 하악 제1대구치(B)

마지막으로 외형을 형성할 때에는 적절한 조각성을 가진 왁스가 사용하기에 용이하다. 조각도를 약간 열로 달구어 사용하되 조각성이 좋은 왁스의 경우에는 조각도로 조각할 때 왁스의 형태가 무너지지 않고 술자가 원하는 만큼 왁스가 밀리지 않으며 잘 깎여 나가지만, 조각성이 좋지 않은 왁스의 경우에는 조각도로 힘을 가했을 때 왁스가 잘 깎이지 않고 밀리거나 압력에 의해 형태가 변형될 수 있기 때문이다. 또한 왁스를 얇거나 일률적인 두께로 형성할 경우에는 마진 왁스와 달리 두께를 가시적으로 가늠할 수 있는 반투명 왁스가 두께를 일률적으로 올리기 수월하다(그림 1-21, 1-22).

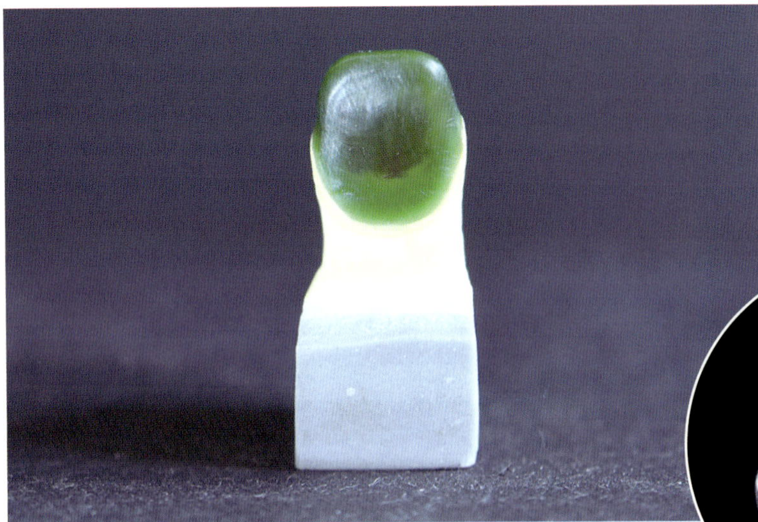

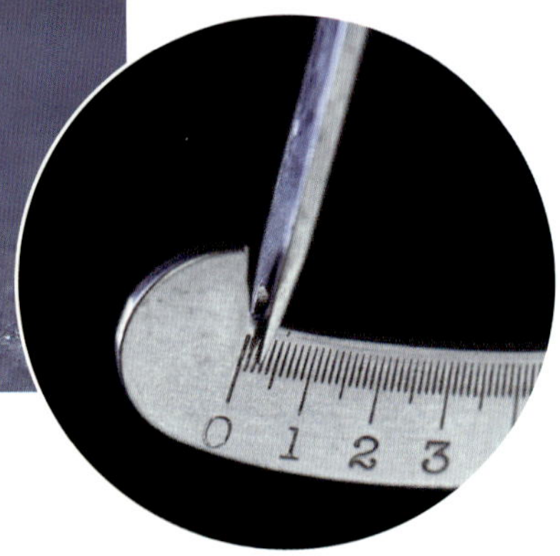

그림 1-21 반투명 왁스 0.3mm

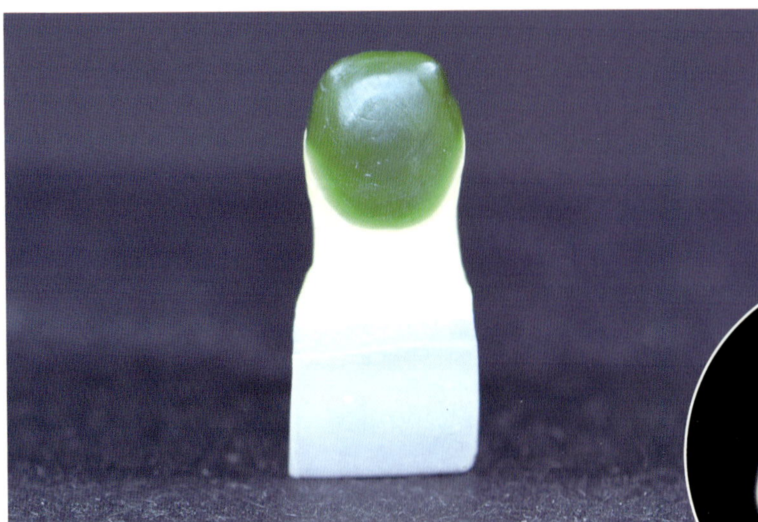

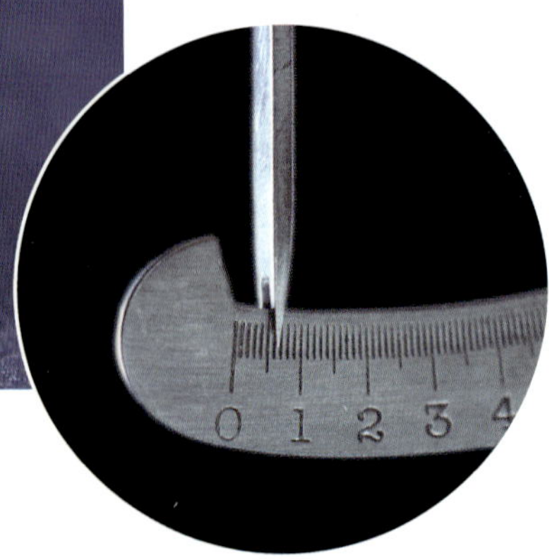

그림 1-22 반투명 왁스 0.6mm

10 주입선 부착

주입선의 부착(spruing)은 완성된 납형에 주입선을 달아줌으로써 주로를 형성하는 것이다. 이 주로를 통해 용융금속이 주형 내로 주입될 수 있는 길을 형성함과 동시에 소환 초기에 녹은 왁스의 배출로 역할 및 납형을 원추대에 연결하여 매몰을 가능하게 해주는 역할을 담당한다.

납형에 주입선을 부착할 때에는 주로 납형의 가장 두꺼운 부분에 그보다 더 두꺼운 주입선을 달아준다. 그러나 술자는 가능한 한 비기능교두에 달아줌으로써 기능교두에 형성해 주었던 교합점이 손상되지 않도록 한다. 또한 수축다공성을 방지하기 위해서 주입선은 짧고(short), 두꺼우며(thick), 매끄러운(smooth) 것으로 사용하고, 수축류(reservoir)는 납형에서 1/16~1/8인치 떨어진 곳에 부착시켜 준다. 수축다공성이란 용융금속이 마지막으로 고체화되는 부분에 기포를 형성하는 것을 말한다.

주입선 부착이 완료된 납형은 원추대에 고정한다. 원추대에 주입선을 부착할 때에는 연결부를 부드럽게 이행시키고, 납형의 위치는 링 상단과 1/4인치의 거리가 되도록 해야 적절한 매몰재의 열팽창을 얻을 수 있다(그림 1-23).

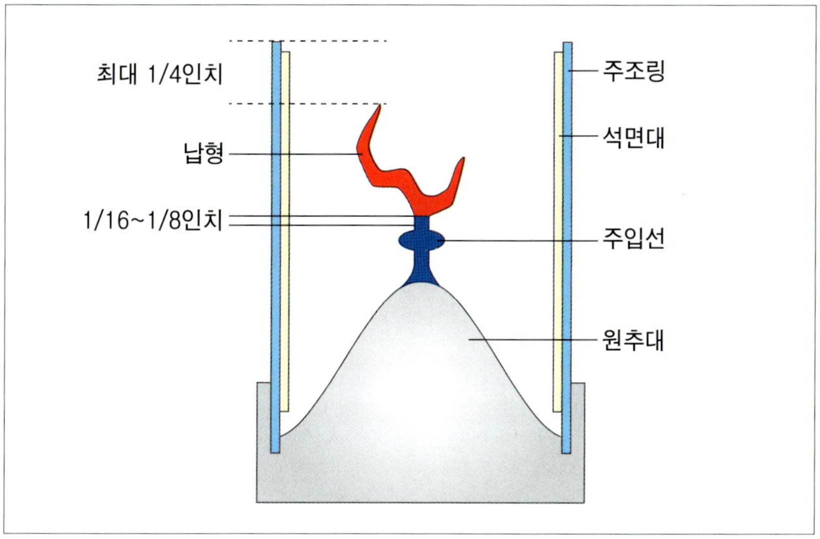

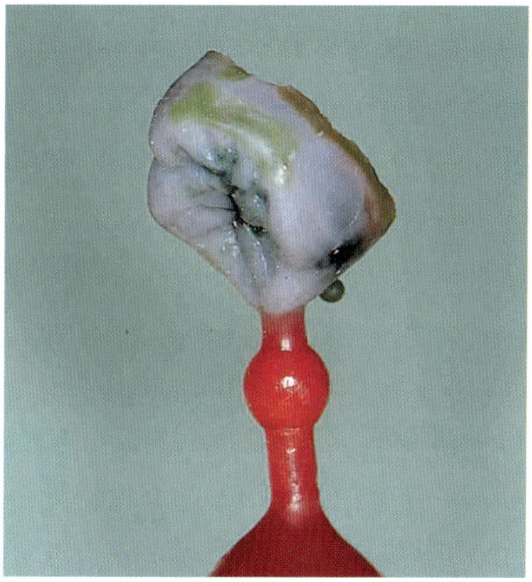

그림 1-23 주입선 부착

11 매몰

매몰(investing)이란 원추대에 부착된 납형을 주조링 내에 위치시키고 매몰재로 채우는 것이다. 매몰을 하는 주목적은 주형을 형성하고, 납형과 주조 금속의 수축을 보상하기 위함이다.

매몰할 때에는 우선 주조링 내에 석면대를 내장한다. 석면대는 주조링과 매몰재가 분리되는 것을 방지하기 위해서 주조링 상단에서 약 1/8인치 짧게 깔아주어야 한다. 납형의 내면은 세척하여 분리제와 불순물을 제거하고, 습윤제를 도포하도록 한다. 이때, 습윤제는 매몰재가 납형에 잘 밀착되도록 도와주는 역할을 한다. 매몰재는 제조회사의 지침에 따른 혼수비로 혼합하고, 가능한 한 진공혼합기를 사용해 기포의 발생을 최소화시켜 준다. 혼합된 매몰재는 먼저 붓으로 떠서 납형의 외면과 내면에 도포해 준 다음에 석면대가 내장된 주조링 내에 위치시키고 기포가 발생하지 않도록 진동을 주며 주조링 내에 나머지 매몰재를 채우도록 한다(그림 1-24).

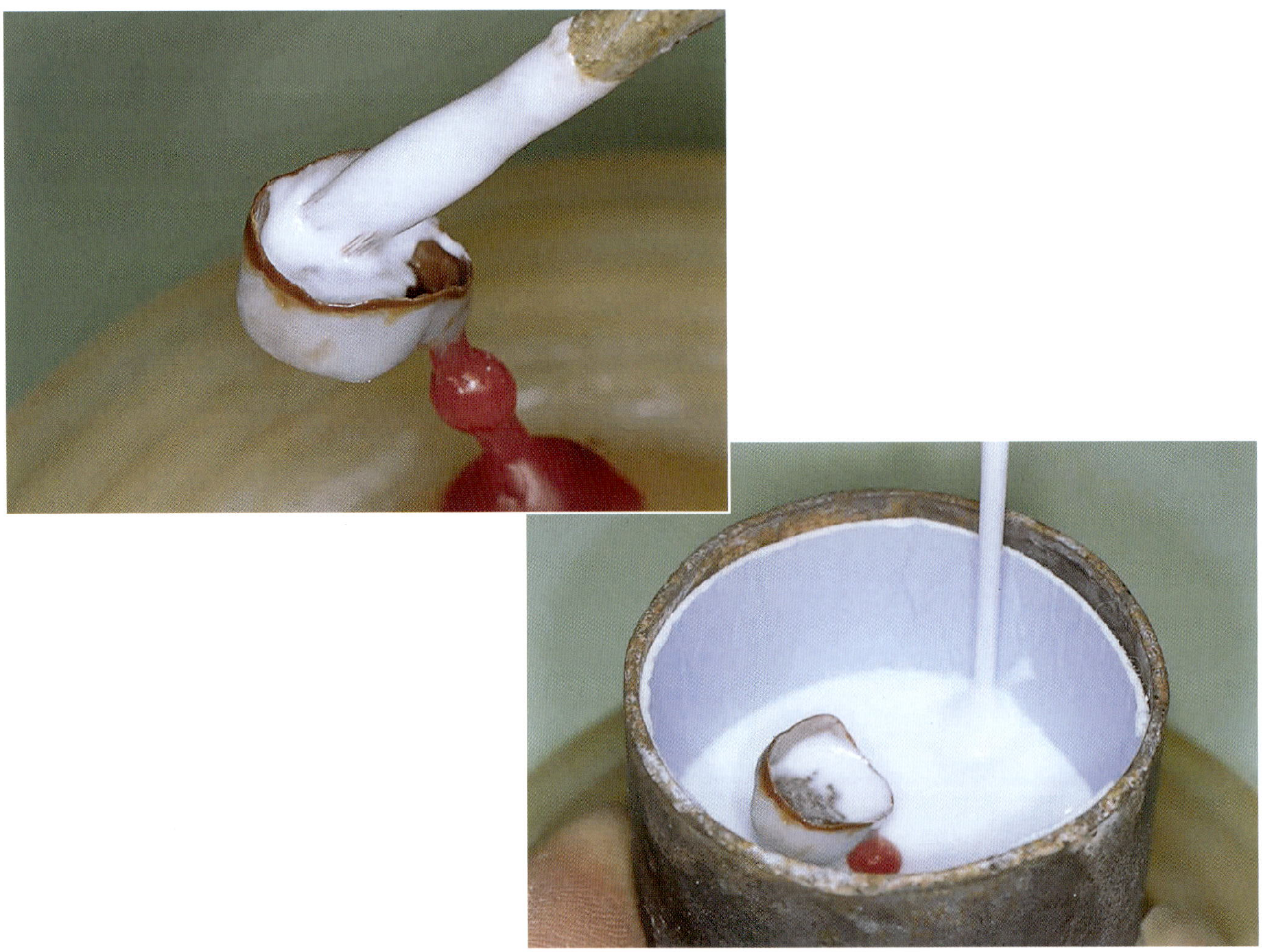

그림 1-24 매몰

12 소환

소환(burn out)이란 열을 이용하여 납형 제작에 사용된 재료 및 습기와 가스를 제거하여 주형을 형성해 주는 것이다. 이때, 매몰재의 열팽창으로 인해 주형이 팽창하여 용융금속의 수축을 보상할 수 있으므로, 합금에 따라 정확한 가열 온도 및 계류시간에 유의해야 한다.

소환은 매몰재가 충분히 경화될 수 있도록 최소한 한 시간 이후에 개시한다. 단, 24시간이 지난 링의 경우는 약 10분 정도 물에 담갔다가 소환을 개시해야 왁스가 매몰재 내로 흡수되는 것을 방지하고 열전도를 좋게 할 수 있다. 소환로에 링을 위치시킬 때는 왁스 및 가스의 배출이 용이하도록 주입로가 아래를 향하도록 하고 비스듬하게 위치시켜 준다(그림 1-25).

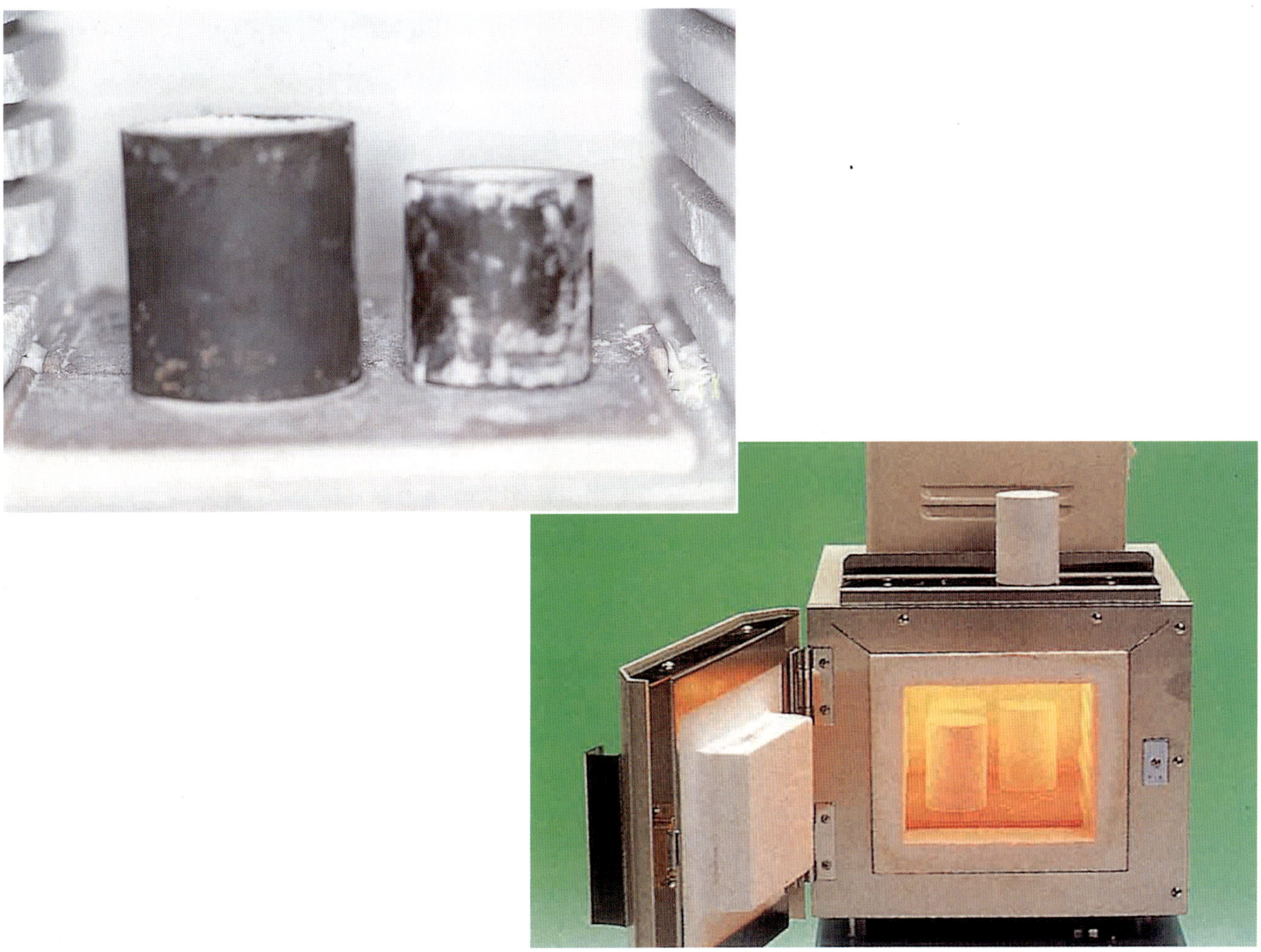

그림 1-25 소환 과정

13 주조

주조(casting)란 용융금속을 주형 내로 주입하고 응고시키는 과정을 말한다.

주조를 할 때는 counterweigt를 시계 방향으로 돌려서 stop rod로 고정하고 bracket 위에 도가니를 올린 후, 그 안에 주조할 금속을 올려놓는다. 이때, 도가니는 소환로에서 예열된 상태가 좋다. Gas torch를 사용할 때는 불꽃의 환원층을 사용하도록 한다. 그 이유는 환원층의 불꽃이 가장 높은 온도를 내면서도 산화 발생이 낮기 때문이다.

주의할 점은 불꽃을 점화시킬 때와 불꽃을 끌 때 밸브를 열고 잠그는 순서이다. 불꽃을 점화할 때는 가스를 열고 나서 산소를 열어야 하고, 불꽃을 끌 때는 산소를 먼저 잠그고, 가스를 잠가야 한다. 주조가 완료된 링은 냉각시키고 나서 매몰재를 제거한다(그림 1-26).

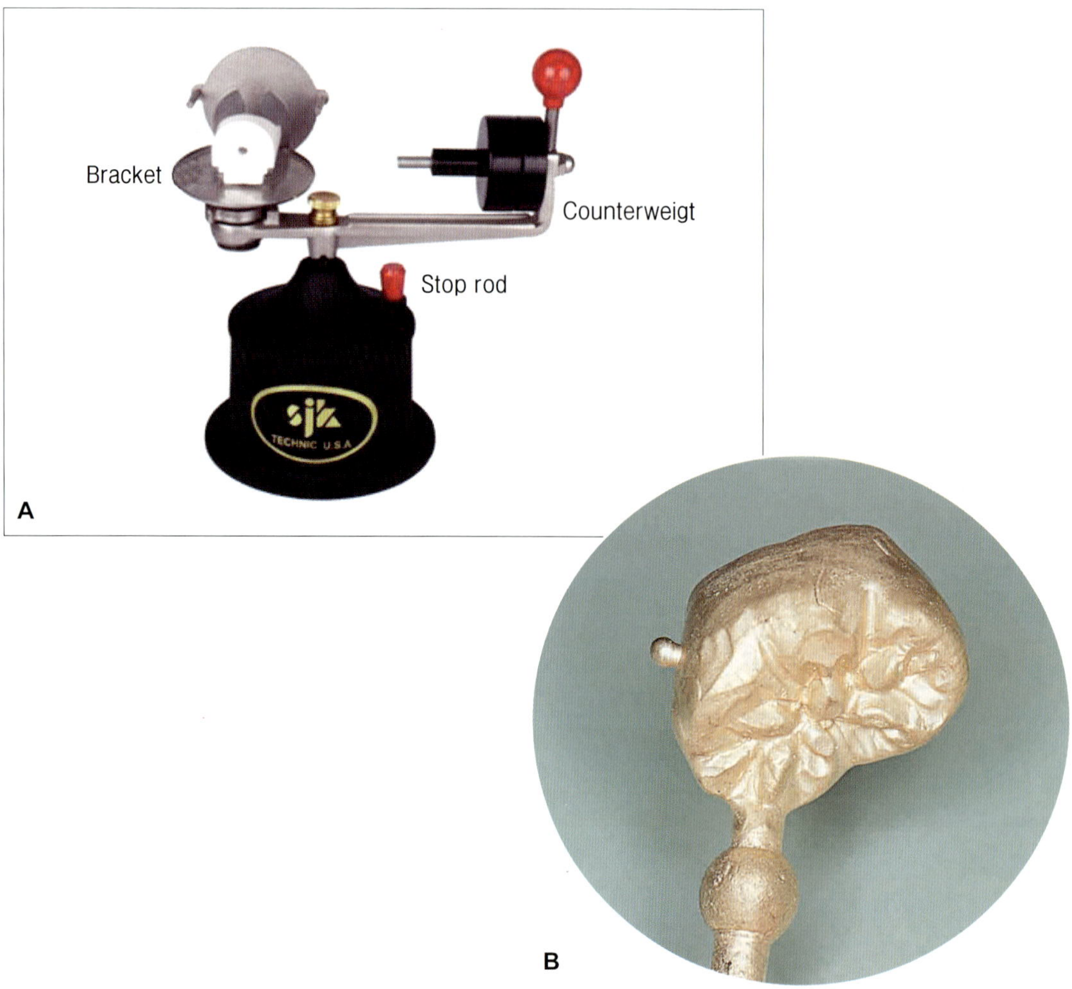

그림 1-26 주조기(Maysun Dental Equipment CO., LTD)(A)와 매몰재가 제거된 주조체(B)

14 연마 및 마무리

연마 및 마무리(finishing and polishing) 과정에서는 먼저 주조체를 열처리하고 나서 세척을 한다. 그 후에 산욕과정을 통해 금속 표면의 산화막을 제거한다. 그리고 치형에서 적합을 보고, 금속 표면을 매끈하게 한다. 특히 주조체의 내면은 환자의 구강에 합착하기 위하여 기포 없이 치형에 완전하게 장착되어야 한다. 또한 시멘트 공간이 부여되어 있으면서 시멘트와 결합하기에 적절한 표면으로 형성되어 있어야 한다.

주조체의 외면은 주조체가 손상되지 않는 범위에서 주입선을 최대한 가깝게 제거한 후에 주입선 잔여 부분을 다듬어준다. 그 후에 고도로 연마되어 매끈한 형태여야 하며 교합접촉과 인접접촉이 적절히 유지되어 있어야 한다(그림 1-27).

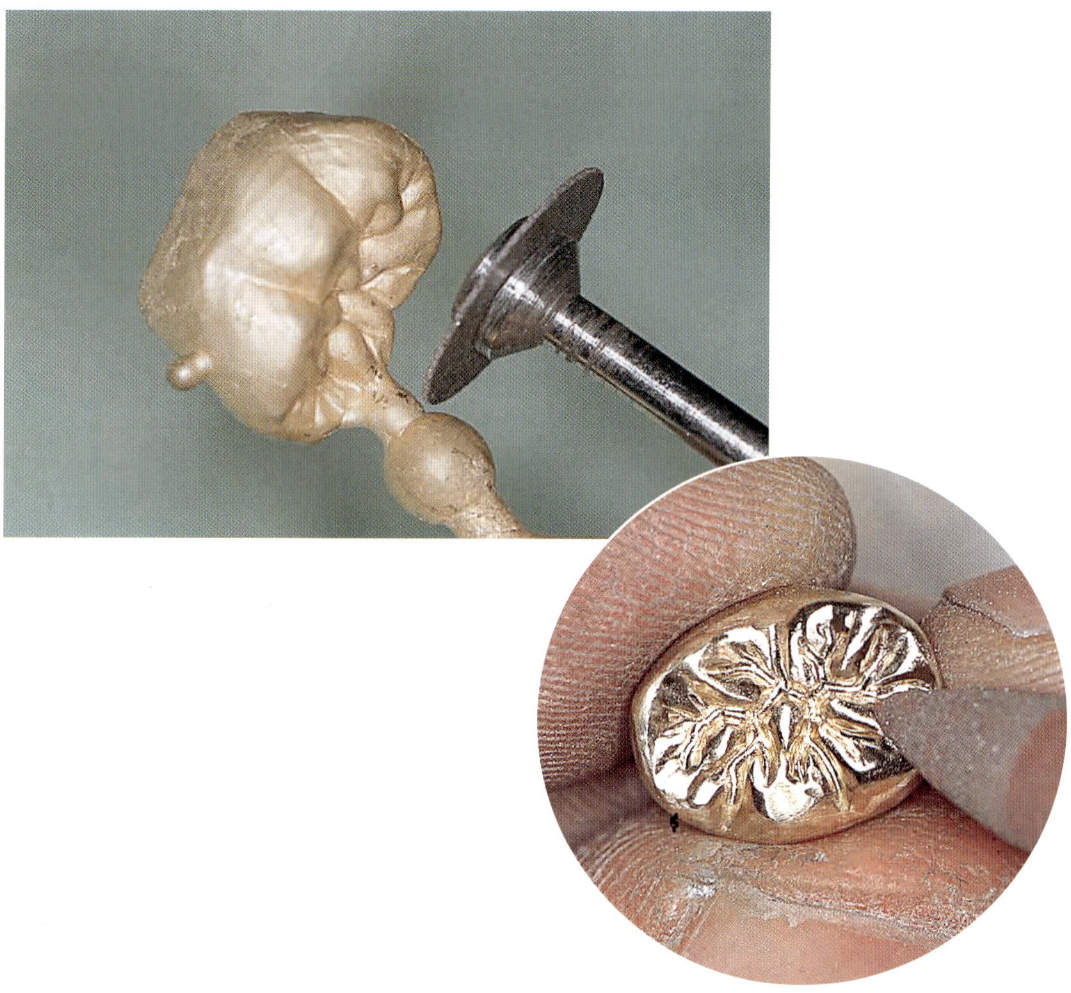

그림 1-27 연마 및 마무리

제작과정 Ⅱ

Crown Process

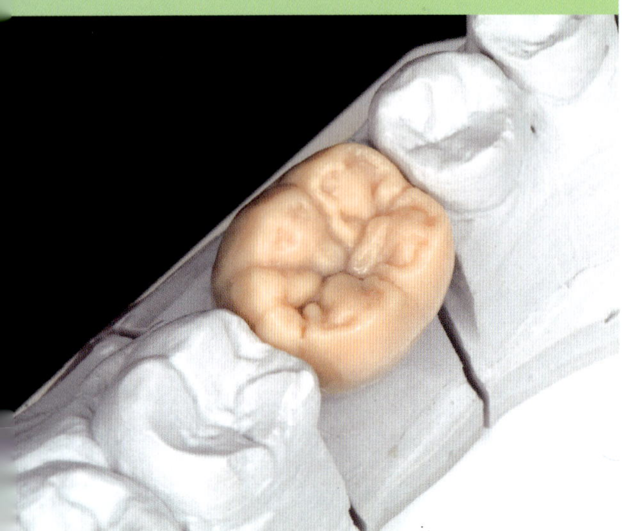

1. Hand mix

2. Vacuum mix

6. Attach pin

7. Model base 1+2

11. Pre-wax up

12. Wax up

3. Model trimming

4. Check pin hole

5. Dril hole

8. Sawing & Margin & DieWork

9. Mounting 1

10. Mounting 2

13. Sprue & Invest

14. Burn out & Cast

15. Sandblast polish

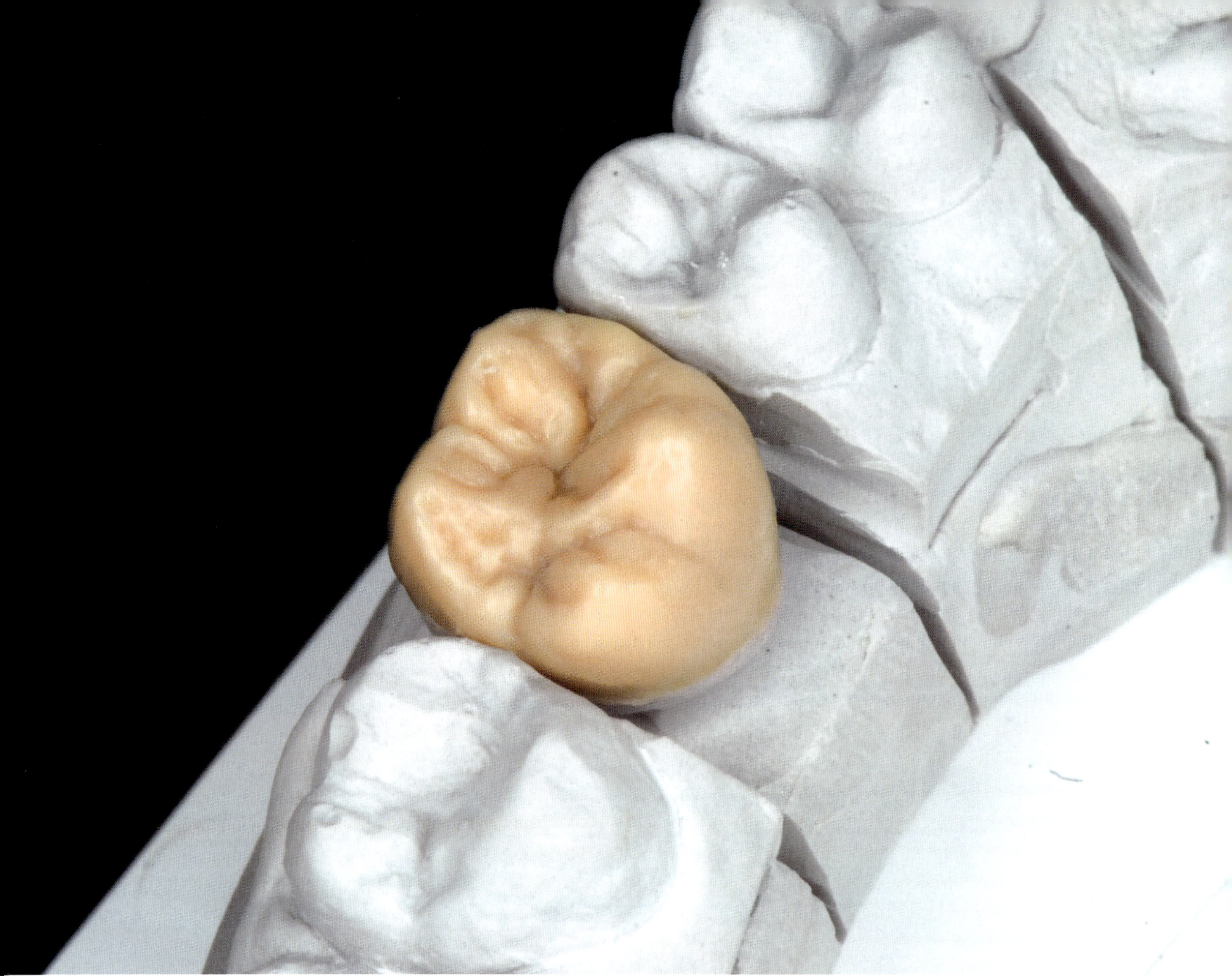

설명할 수 있다면 이해한 것이다.

- 박 연 경, 강 월 -

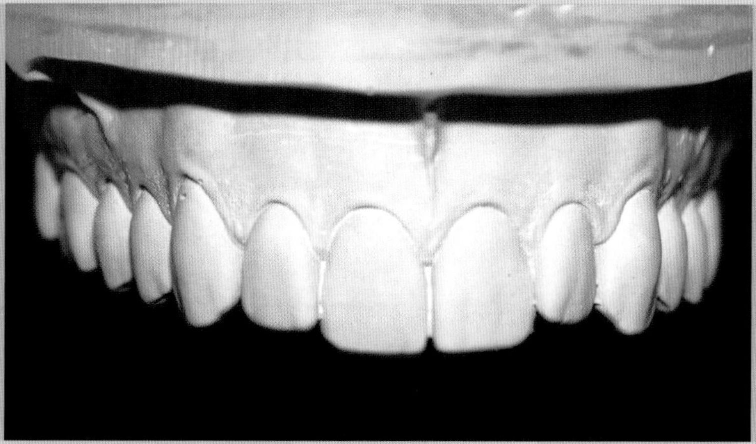

Chapter 02
모델 분석

모델 분석은 각 치아의 특징을 기준으로 분석하여 조화롭고 자연스러운 치과 보철물을 제작하기 위한 것이다.

1. 평균치
2. 모델 분석과 진단

1 평균치

1) 치관의 평균치

치관의 평균치를 알고 나면 각 치아의 비교되는 특징을 숙지할 수 있다(표 2-1, 그림 2-1, 2-2).

표 2-1 치관의 평균치

<table>
<tr><th rowspan="2">악궁</th><th rowspan="2">치아</th><th colspan="2">치관의 길이</th><th rowspan="2">치관의 근원심경</th><th rowspan="2">치관의 순협설경</th></tr>
<tr><th>순면</th><th>구개면</th></tr>
<tr><td rowspan="2">상악</td><td>중절치</td><td colspan="2">10.5</td><td>8.5</td><td>7.0</td></tr>
<tr><td>측절치</td><td colspan="2">9.0</td><td>6.5</td><td>6.0</td></tr>
<tr><td rowspan="2">하악</td><td>중절치</td><td>9.0</td><td>9.5</td><td>5.0</td><td>6.0</td></tr>
<tr><td>측절치</td><td>9.5</td><td>10.0</td><td>5.5</td><td>6.5</td></tr>
<tr><td>상악</td><td>견치</td><td colspan="2">10.0</td><td>7.5</td><td>8.0</td></tr>
<tr><td>하악</td><td>견치</td><td colspan="2">11.0</td><td>7.0</td><td>7.5</td></tr>
<tr><td rowspan="2">상악</td><td>제1소구치</td><td colspan="2">8.5</td><td>7.0</td><td>9.0</td></tr>
<tr><td>제2소구치</td><td colspan="2">8.5</td><td>7.0</td><td>9.0</td></tr>
<tr><td rowspan="2">하악</td><td>제1소구치</td><td colspan="2">8.5</td><td>7.0</td><td>7.5</td></tr>
<tr><td>제2소구치</td><td colspan="2">8.0</td><td>7.0</td><td>8.5</td></tr>
<tr><td rowspan="2">상악</td><td>제1대구치</td><td colspan="2">7.5</td><td>10.0</td><td>11.0</td></tr>
<tr><td>제2대구치</td><td colspan="2">7.0</td><td>9.0</td><td>11.0</td></tr>
<tr><td rowspan="2">하악</td><td>제1대구치</td><td colspan="2">7.5</td><td>11.0</td><td>10.5</td></tr>
<tr><td>제2대구치</td><td colspan="2">7.0</td><td>10.5</td><td>10.0</td></tr>
</table>

Dr. Russel C. Wheeler (단위: mm)

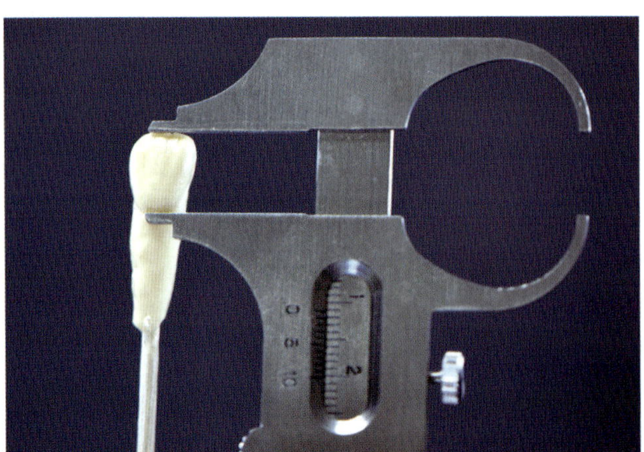

그림 2-1 치관 길이

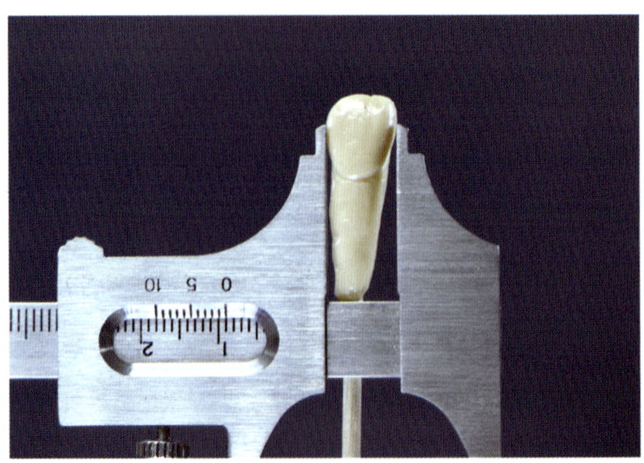

그림 2-2 치관의 근원심경

2) 교두의 비율

납형을 제작할 때, 교두의 비율을 제대로 형성해 주는 것만으로도 각 치아의 특징을 살려줄 수 있다(표 2-2, 그림 2-3, 2-4).

표 2-2 교두의 비율

악궁	치아	협설측 교두비	설측 근원심 교두비	협측 근원심 교두비
상악	제1소구치	3 : 2		
	제2소구치	1 : 1		
하악	제1소구치	3 : 1		
	제2소구치	2 : 1	4 : 3	
상악	제1대구치		7 : 3	5 : 5
	제2대구치		8 : 2	5 : 5
하악	제1대구치		4.5 : 4.5	5 : 4 : 2
	제2대구치		4.5 : 4.5	5 : 5

Dr. Russel C. Wheeler (단위: mm)

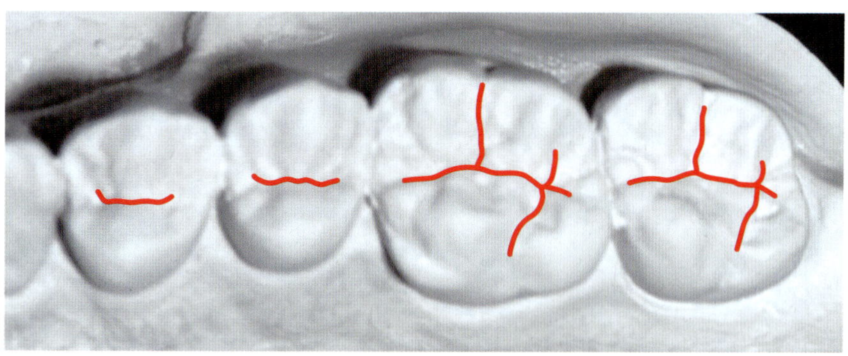

그림 2-3 상악 교두비

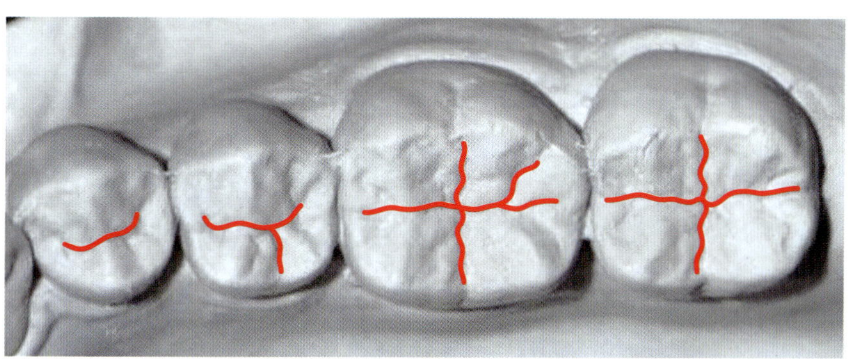

그림 2-4 하악 교두비

3) 치근의 평균치

치근의 평균치 또한 각 치아의 특징을 숙지하는데 도움이 된다(표 2-3, 그림 2-5, 2-6).

표 2-3 치근의 평균치

악궁	치아	치관 길이 협근 설근	치경부 근원심경	치경부 순협설경	근심부 치경선 높이	원심부 치경선 높이
상악	중절치	13.0	7.0	6.0	3.5	2.5
	측절치	13.0	5.0	5.0	3.0	2.0
하악	중절치	12.5	3.5	5.3	3.0	2.0
	측절치	14.0	4.0	5.8	3.0	2.0
상악	견치	17.0	5.5	7.0	2.5	1.5
하악	견치	16.0	5.5	7.0	2.5	1.0
상악	제1소구치	14.0	5.0	8.0	1.0	0.0
	제2소구치	14.0	5.0	8.0	1.0	0.0
하악	제1소구치	14.0	5.0	6.5	1.0	0.0
	제2소구치	14.5	5.0	7.0	1.0	0.0
상악	제1대구치	12.0 13.0	8.0	10.0	1.0	0.0
	제2대구치	11.0 12.0	7.0	10.0	1.0	0.0
하악	제1대구치	14.0	9.0	9.0	1.0	0.0
	제2대구치	13.0	8.0	9.0	1.0	0.0

Dr. Russel C. Wheeler (단위: mm)

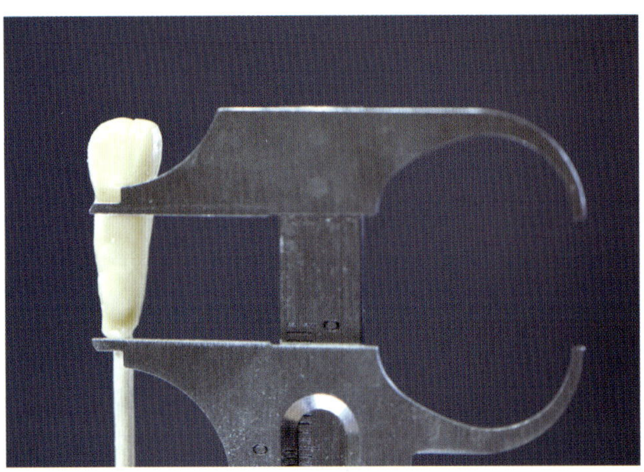

그림 2-5 치근 길이

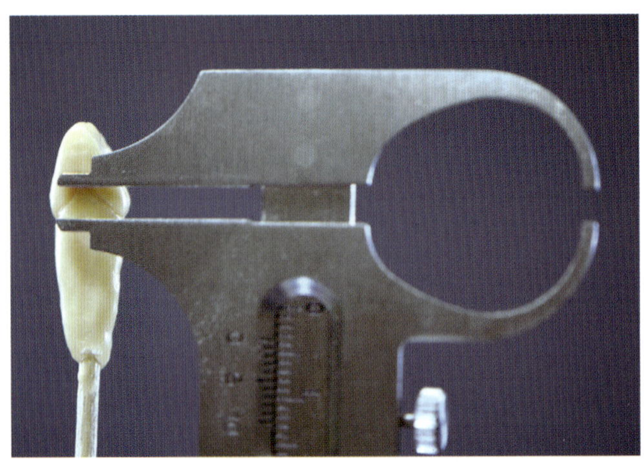

그림 2-6 치경선 높이

2 모델 분석과 진단

1) 정중선

정중선은 미간과 코끝, 인중, 턱 끝을 연결하여 나타나는 가상선으로 대개 좌·우측 중절치 사이를 통과할 때 이상적이다. 좌우 눈의 중심을 관통하는 직선(동공간선)과 수직을 이루면서 안모의 중앙에 위치할수록 조화로운 정중선이라고 여겨진다. 그러나 좌·우측 중절치 사이에 있는 절치간선을 중절치에 일치시키기 어려운 경우에는 절치간선을 정중선으로부터 4mm 이내에만 위치시키면 무난하다(그림 2-7).

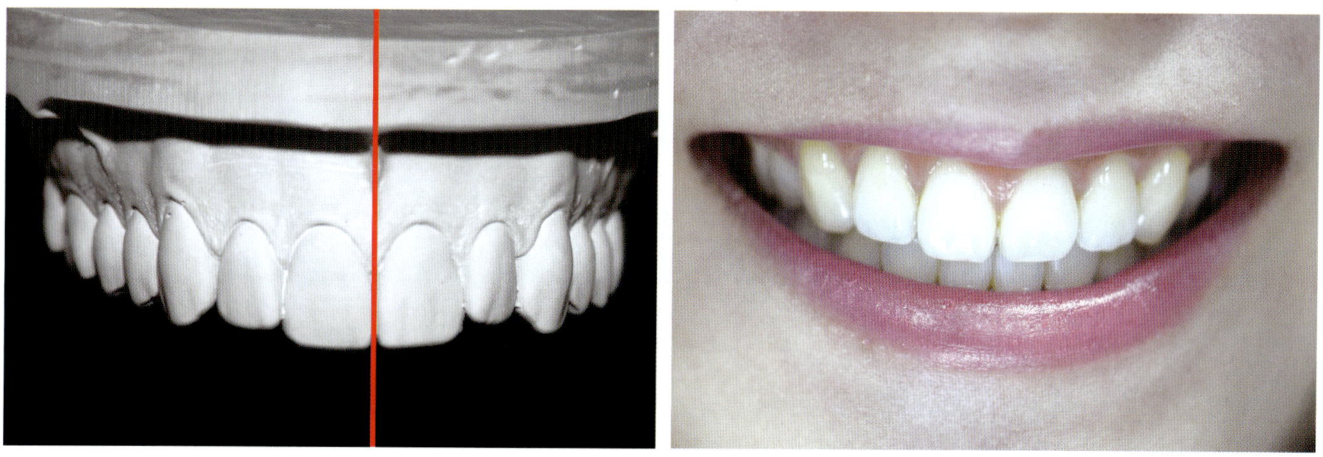

그림 2-7 정중선

정중선과 상악의 절치간선은 심미적으로 일치시키는 것이 이상적이지만, 상악의 절치간선과 하악의 절치간선은 일치하는 경우가 드물기 때문에 무리하게 상악과 하악의 절치간선을 일치시키려 하기보다는 하악 절치간선과 치축 경사를 수직적으로 유지하는 것이 보다 자연스럽다(그림 2-8).

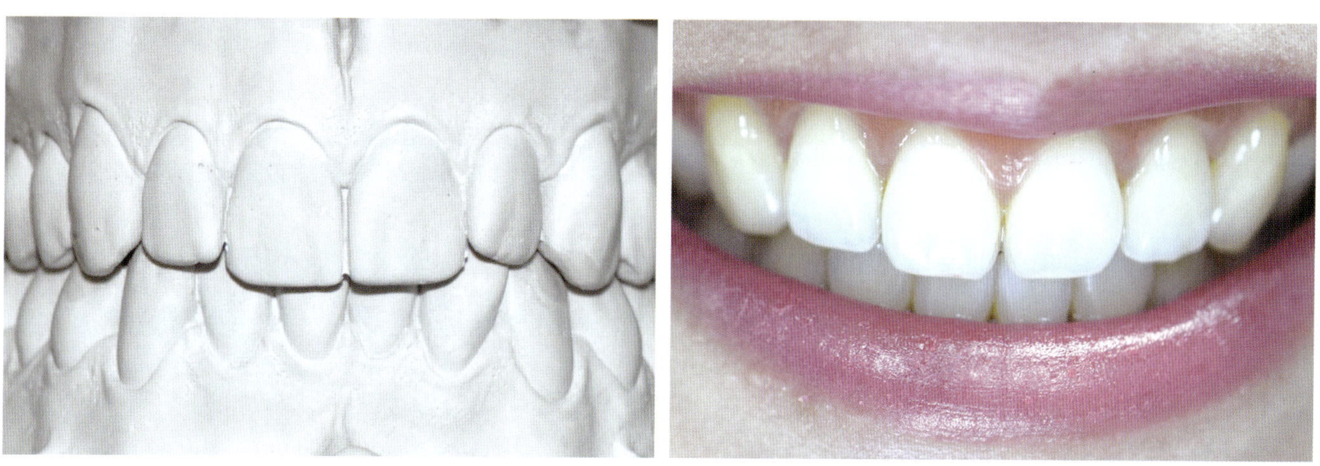

그림 2-8 상·하악 절치간선

2) 절단연

정면에서 관찰했을 때 절단연 연결선은 하순의 오목한 가상선과 일반적으로 일치한다(그림 2-9). 그러나 마모에 의해 절단연 연결선이 직선적으로 나타낼 때가 있다. 이러한 경우에는 교합에 장애가 되지 않는 선에서 전치부 길이를 늘려줌으로써 이상적인 절단연 연결선을 회복할 수 있다.

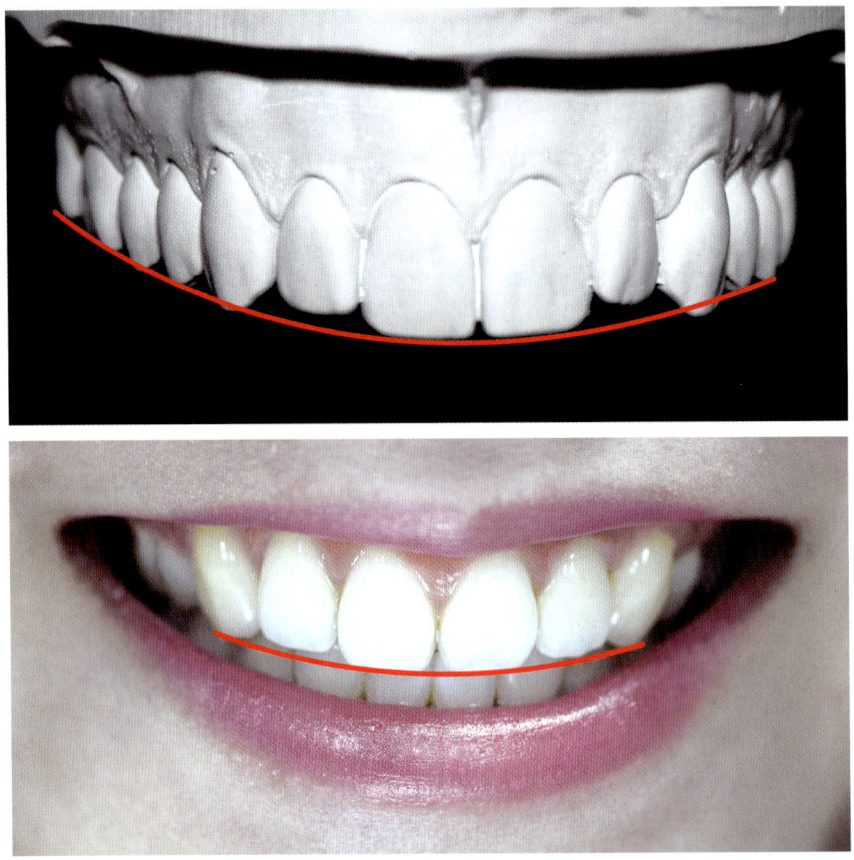

그림 2-9 절단연

3) 치축

치축은 일반적으로 정중선을 기준으로 절단부는 근심경사, 치근부는 원심경사를 이룬다. 상악은 중절치에서 견치로 갈수록 치축의 각도가 작아지면서 좌우 대칭을 이루는 것이 이상적이지만 측절치에서 약간의 비대칭성은 심미적으로 허용된다(그림 2-10). 반면에 하악은 치근부의 원심경사가 뚜렷하지 않고 불규칙적인 경우가 많다(그림 2-11).

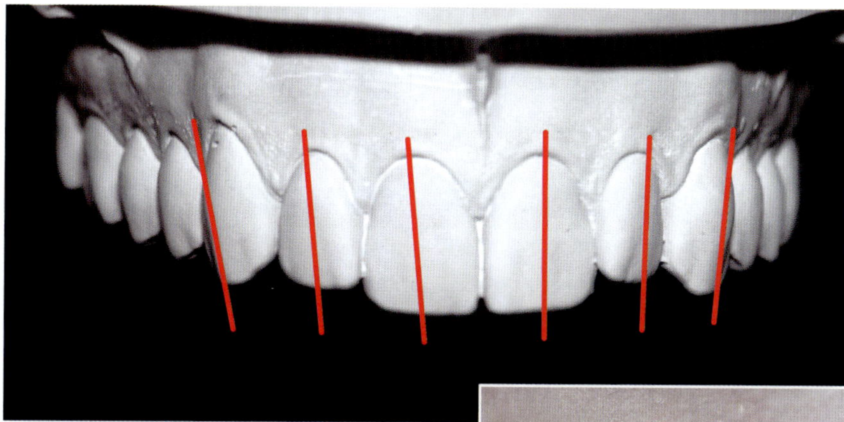

그림 2-10 상악 치축

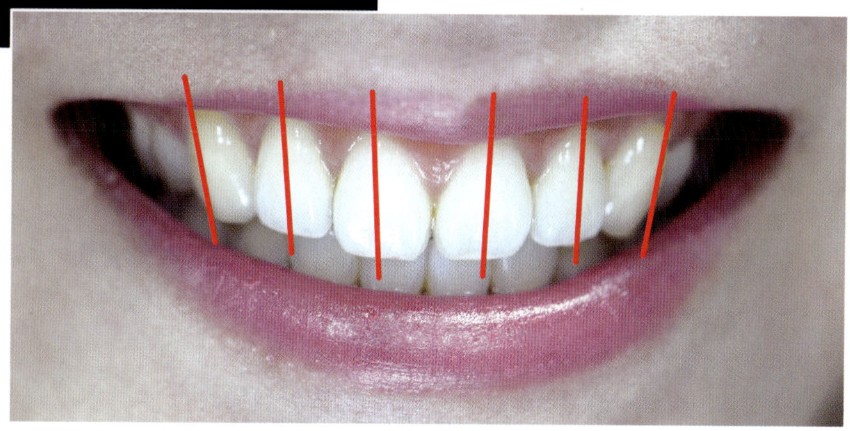

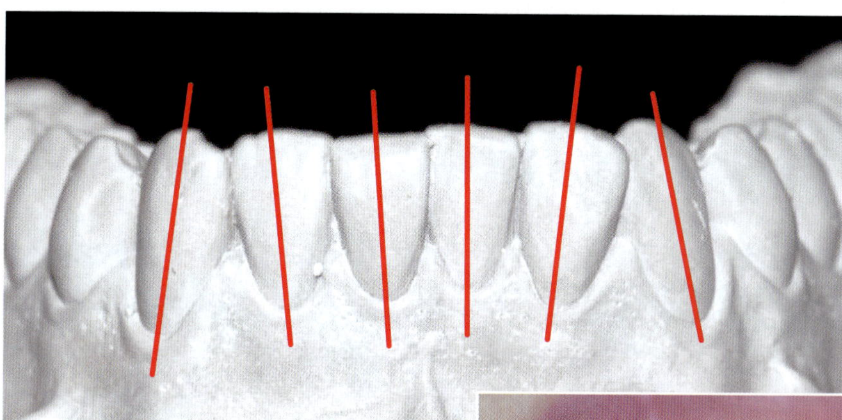

그림 2-11 하악 치축

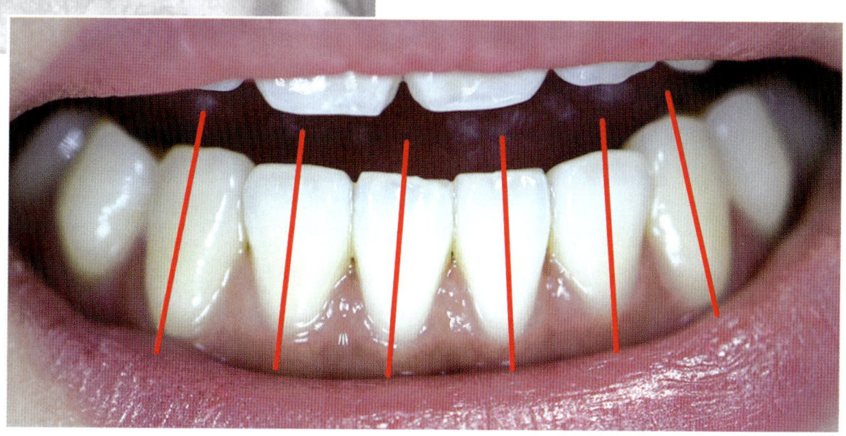

4) Zenith

각 치아의 치은에 있는 정점을 zenith라고 하며, 일반적으로 치축의 원심쪽에 위치하는데 보통 상악 중절치에서 뚜렷하게 나타난다(그림 2-12). 반면에 치축이 거의 수직적으로 나타나는 하악 전치에서는 zenith의 뚜렷한 특징을 찾기 어렵다.

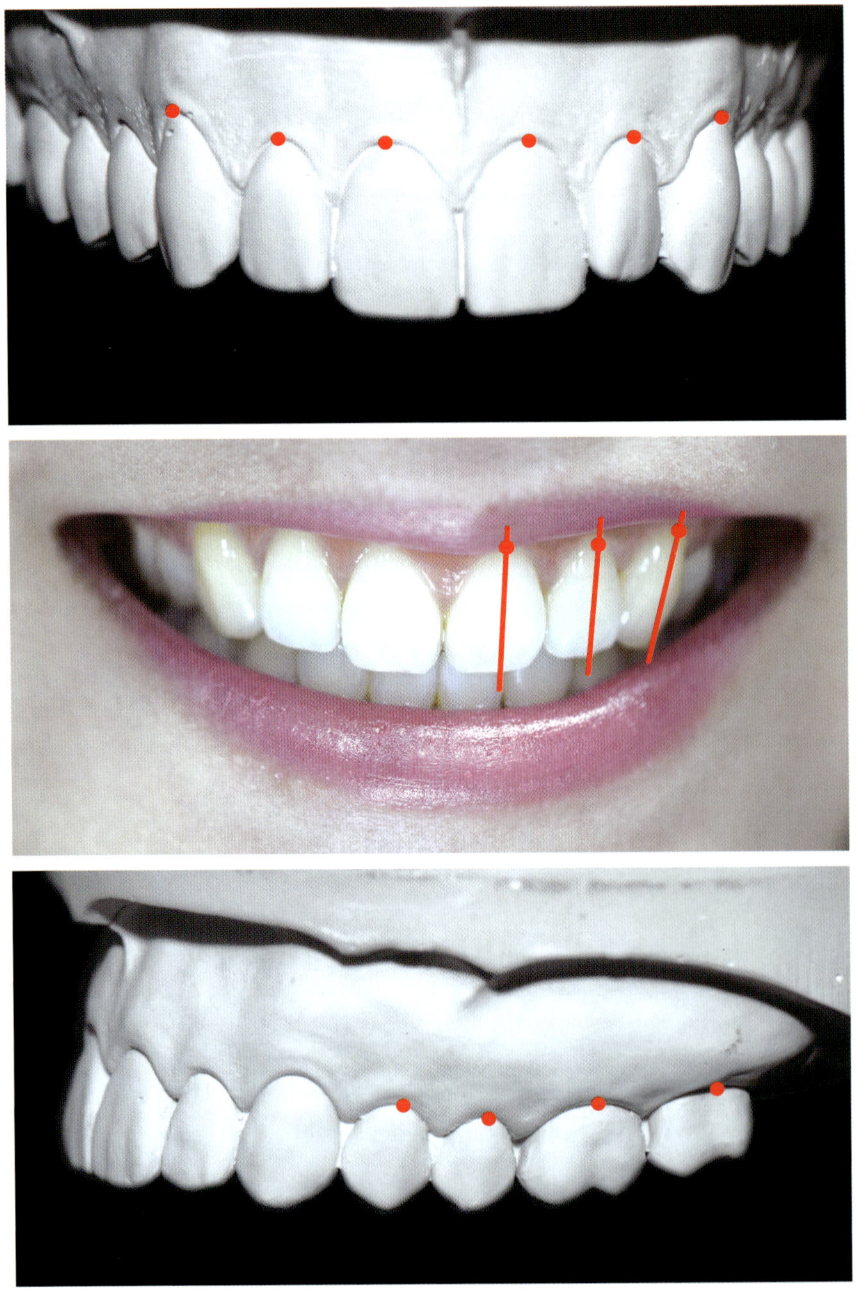

그림 2-12 Zenith

5) Embrasure

전치부 embrasure는 상악 중절치에서 견치로 갈수록 embrasure의 각도가 커지는 양상을 볼 수 있으며, 마모된 치아일수록 이 각도가 좁아지는 경향이 있기 때문에 지대치 조각에 앞서 인접치와 동명치의 embrasure를 확인해야 한다(그림 2-13).

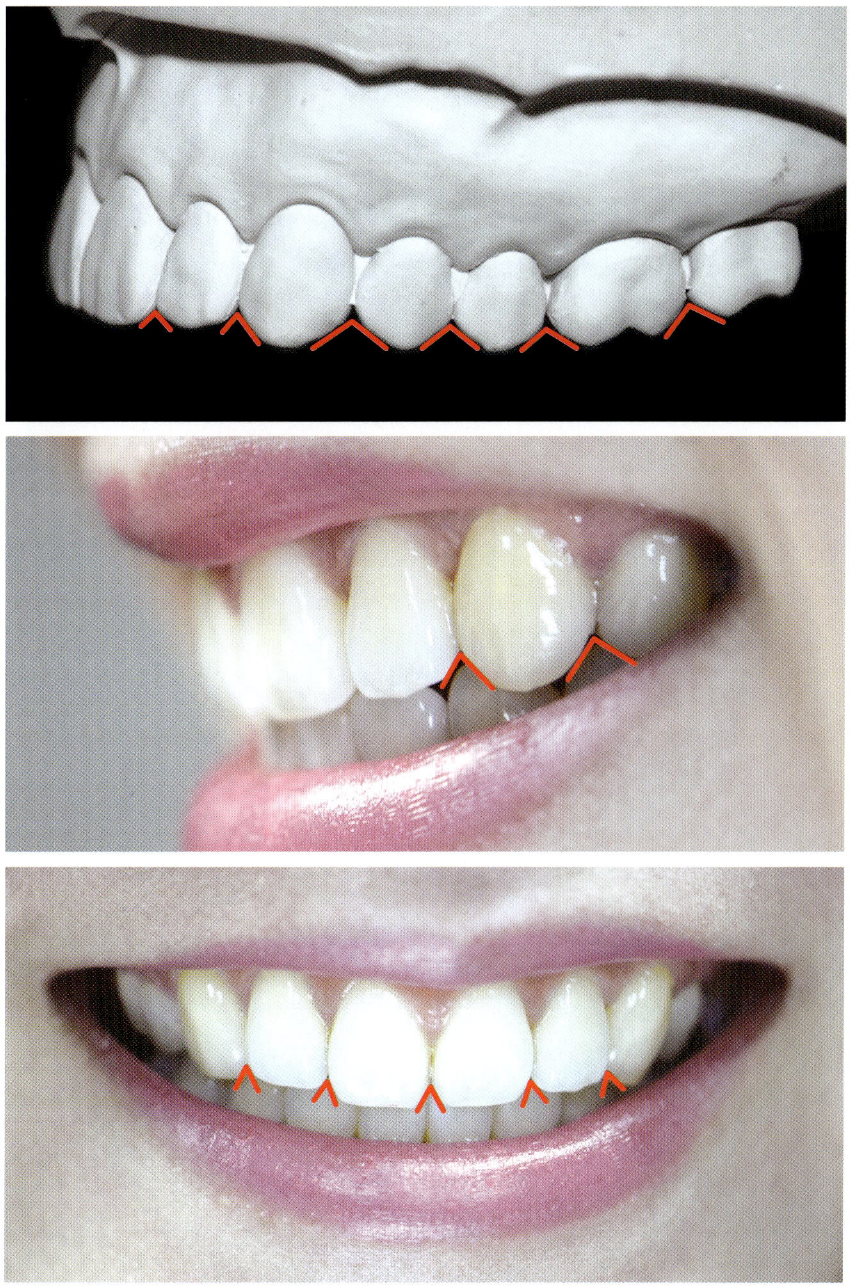

그림 2-13 Embrasure

6) 미소선

미소선(smile line)이란 웃는 동안 전치부와 치은의 노출 정도를 평가한 것이다(그림 2-14). 일반적으로 이상적인 미소선이란 웃는 동안 상악 치아가 보이고, 치은이 약 1mm 노출되는 것이다. 그러나 치은이 1mm 이상 노출되더라도 2~3mm 이내에 있는 노출은 자연스러운 것으로 보고 있다.

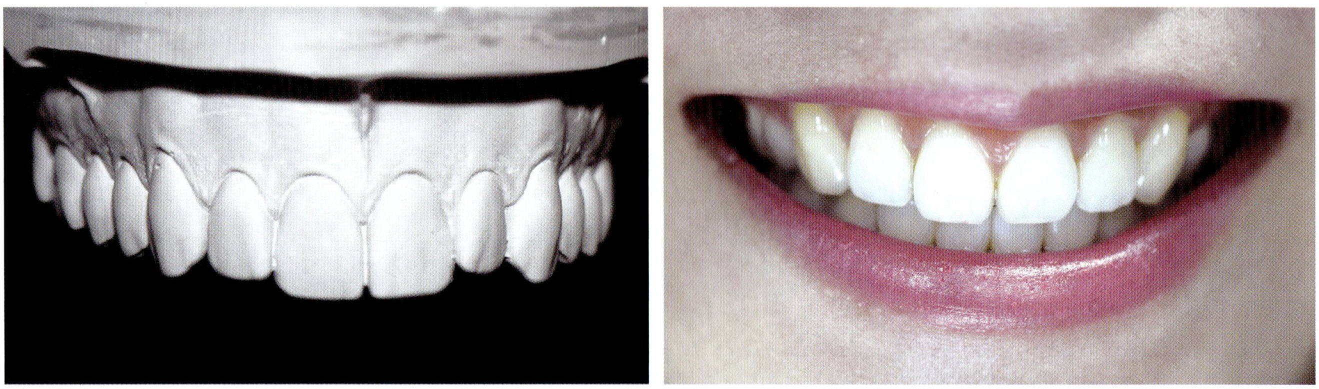

그림 2-14 미소선

7) 순협면 풍융도

지대치 융선의 풍융도는 인접치나 반대편 동명치의 풍융도와 일치시켜 주는 것이 자연스럽다(그림 2-15). 특히, 정면에서 관찰했을 때 견치에서 상악 제1대구치 협면융선 중 어느 한 치아가 풍융도의 조화로움에서 벗어나지 않도록 유의해야 한다.

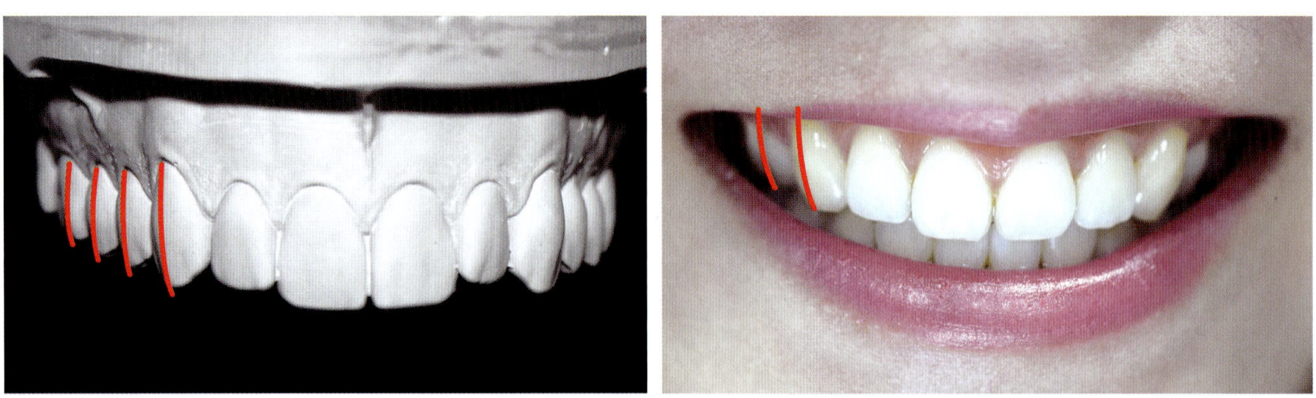

그림 2-15 융선

8) 성장곡선

치아 순면을 관찰해보면 치축을 중심으로 수직적으로 지나가는 가로융선이 존재한다. 이를 성장곡선(횡주융선, imbrication line)이라고 한다(그림 2-16). 성장곡선은 보통 젊은 치아의 순면에서 관찰되며, 시간이 지나 중·장년층의 치아에서는 거의 관찰되지 않는다. 일반적으로 절단부에서 치경부로 갈수록 성장곡선의 간격은 좁고, 깊이는 더 깊어지는 특징을 가지고 있다.

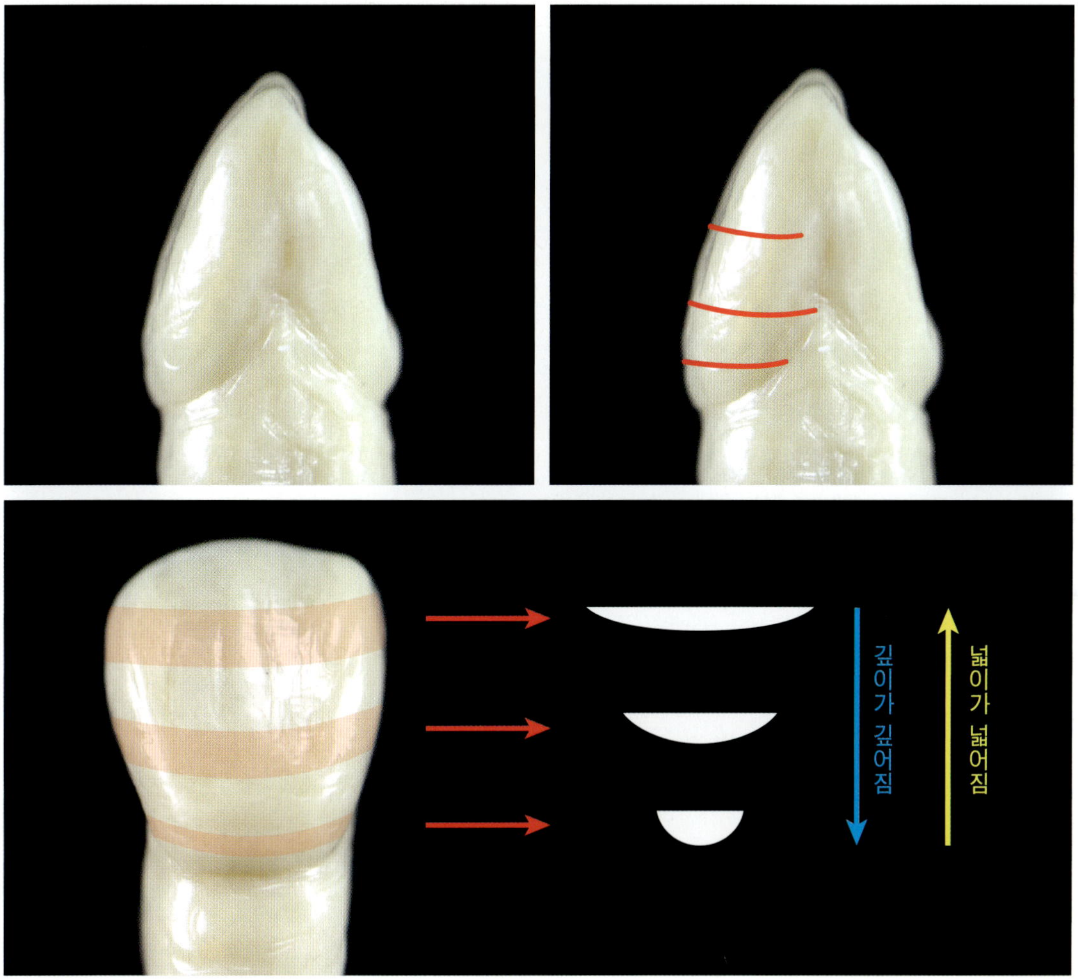

그림 2-16 성장곡선

9) 치은

지대치를 제작하기에 앞서 치은의 상태를 평가하는 것도 중요하다. 지대치 부위의 치은에 수복물이 적절한 압박을 주지 않으면 자연스러운 치은 형태를 나타낼 수 없기 때문이다(그림 2-17).

인공치를 제작할 경우에는 더욱 중요한 사항이다. 그러므로 작업모형을 제작할 때 tissue gum을 이용하여 인공적으로 치은의 상태를 재현해 주는 것도 좋은 방법이다. 특히, 수복물과 치은 부위의 자연스러움을 위해 치아와 골 등에 부착된 부착치은을 제외한 가동성 조직인 유리치은을 잘 활용해야 한다.

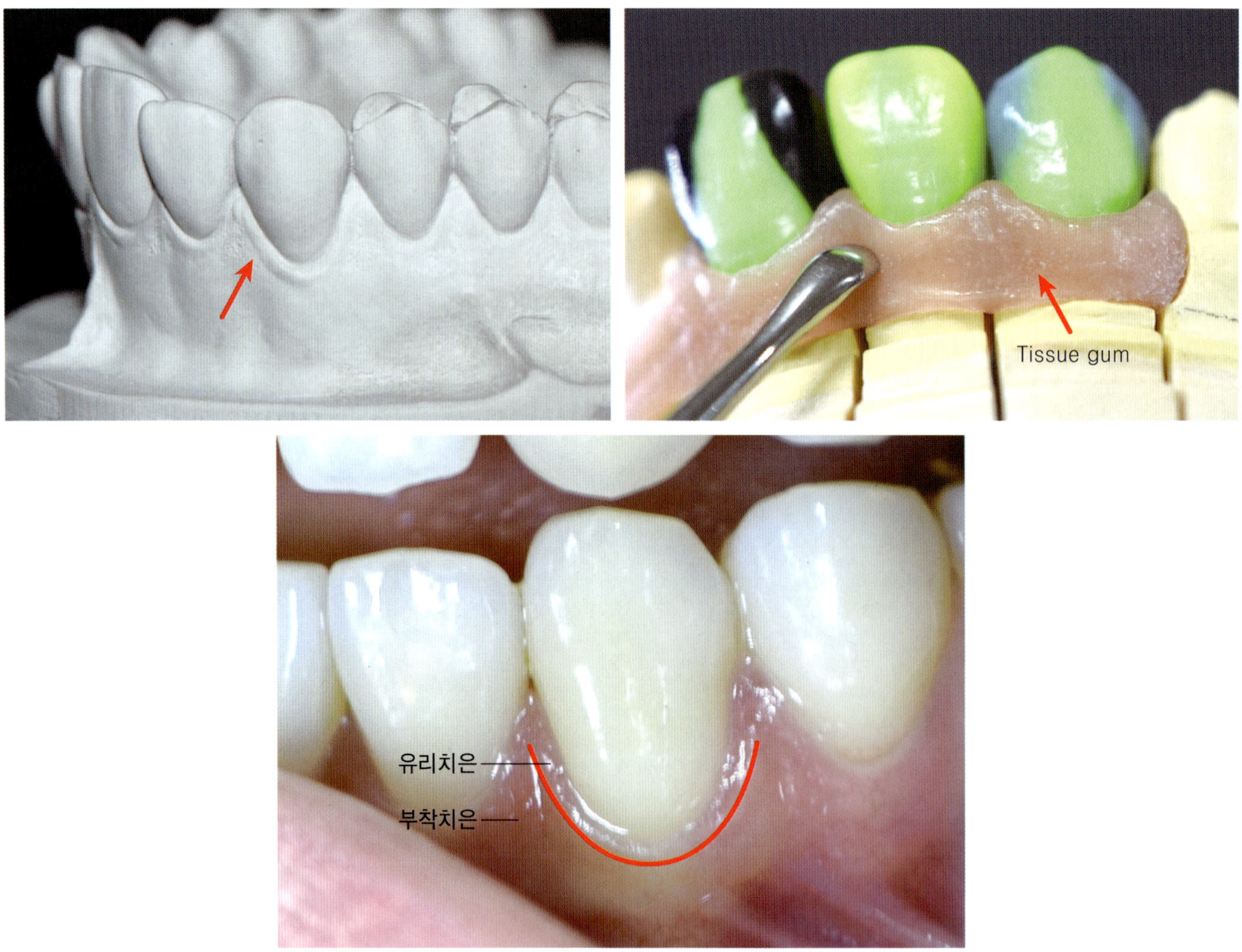

그림 2-17 치은

10) 교두 높이와 각도

제1소구치에서 2대구치로 갈수록 협측 교두정에서 중심소와까지 교두 각도가 점점 작아지는 경향이 있다(그림 2-18, 2-19).

협측 교두정에서 중심와까지의 교두 높이는 구치부가 약 3mm 정도인 것에 비해 제1소구치만 3.5mm 정도로 가장 높게 나타난다. 그러므로 동명치의 교두 높이와 각도를 확인하고, 교합에 장애가 되지 않는 한도에서 인접치와 조화되는 교두 높이와 각도를 형성해 주어야 한다.

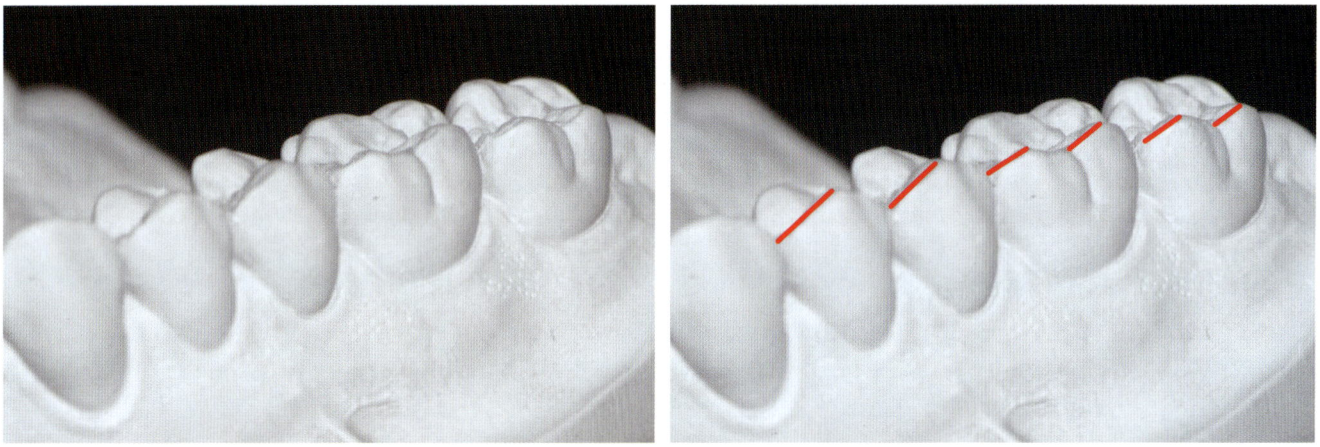

그림 2-18 교두 높이

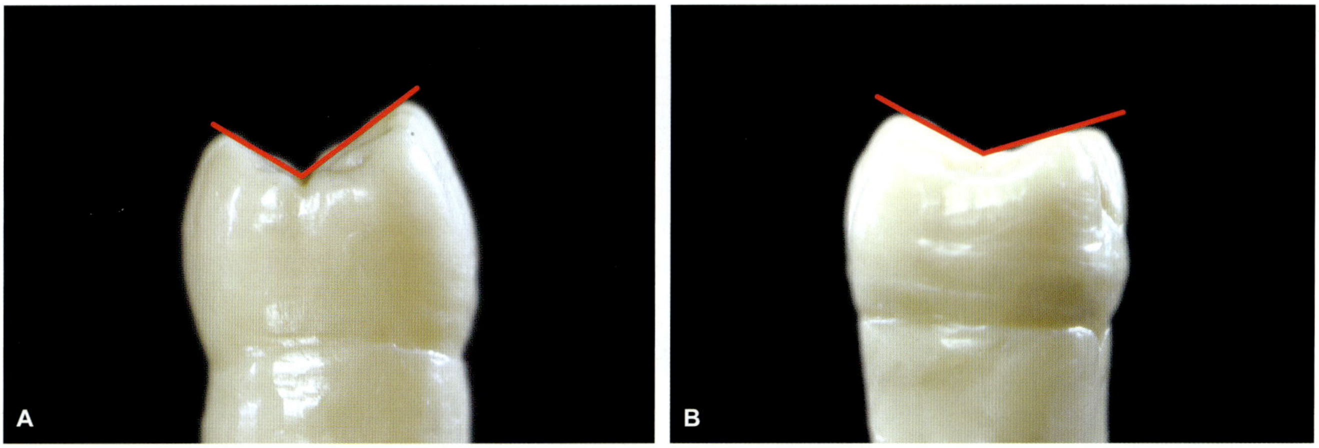

그림 2-19 상악 제2소구치 교두각(A)과 상악 제2대구치 교두각(B)

11) 악궁

교합면에서 관찰했을 때 치아의 순측과 협측면 넓이는 설측면 넓이보다 넓게 나타난다. 또한 대구치의 협면을 연결한 가상선은 소구치 협면을 연결한 가상선에 대해 6° 정도 설측으로 경사지게 나타난다(그림 2-20).

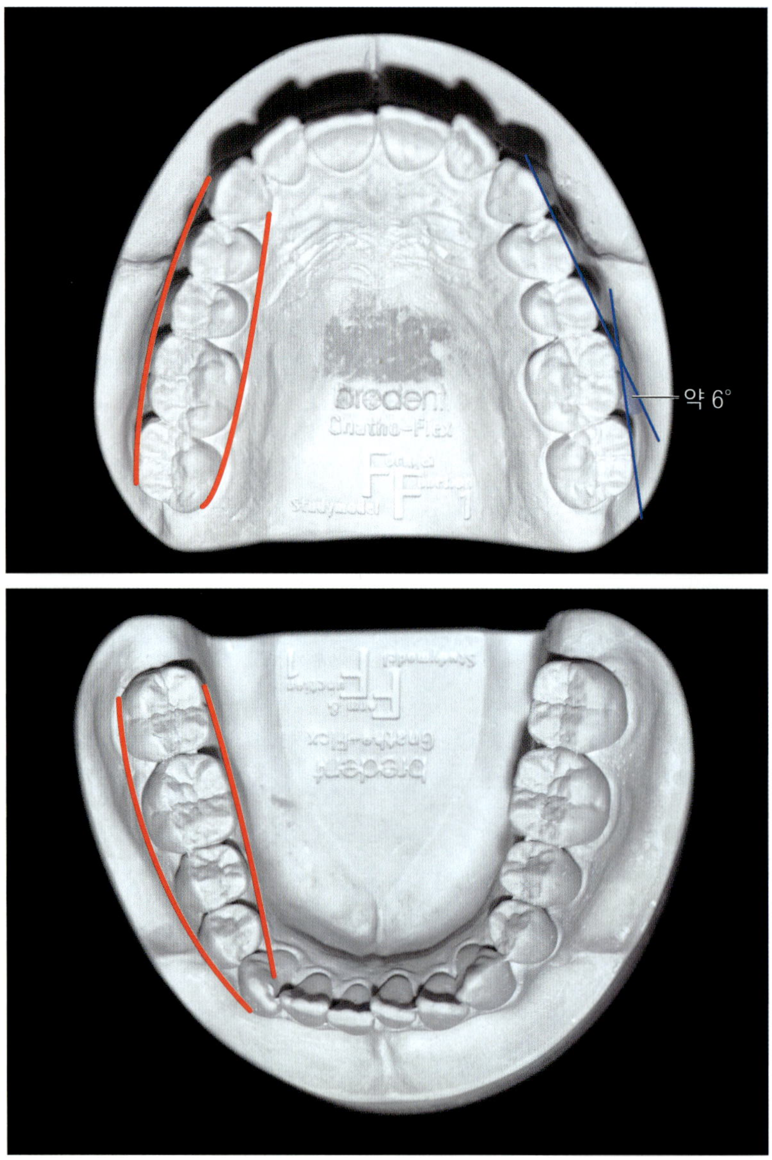

그림 2-20 상·하악의 악궁

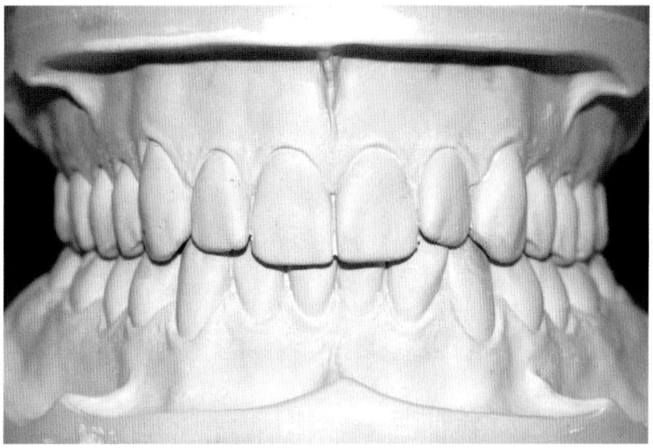

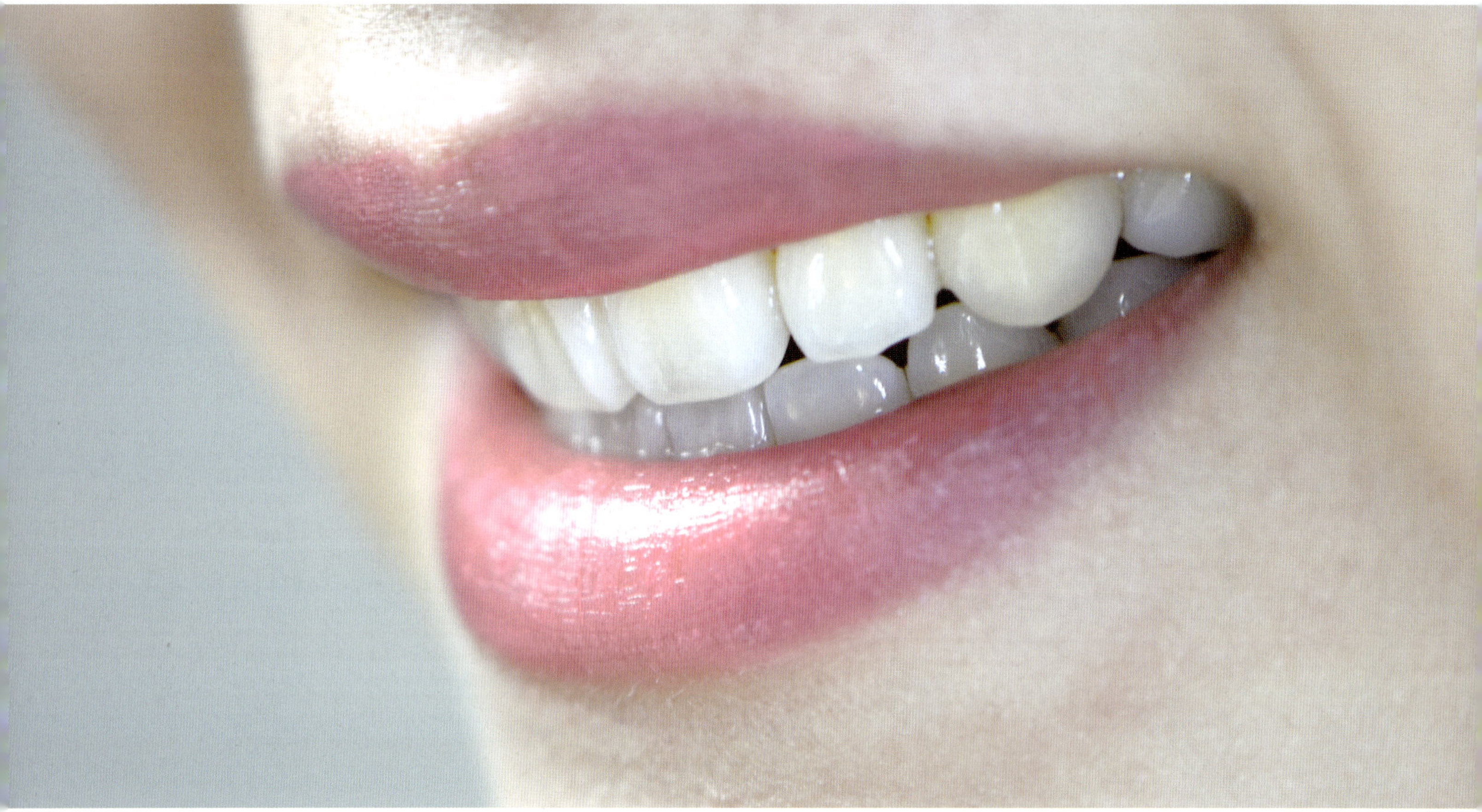

자연치를 관찰하는 것은 치아 형태를 이해할 수 있는 지름길이다.

- 박 연 경 -

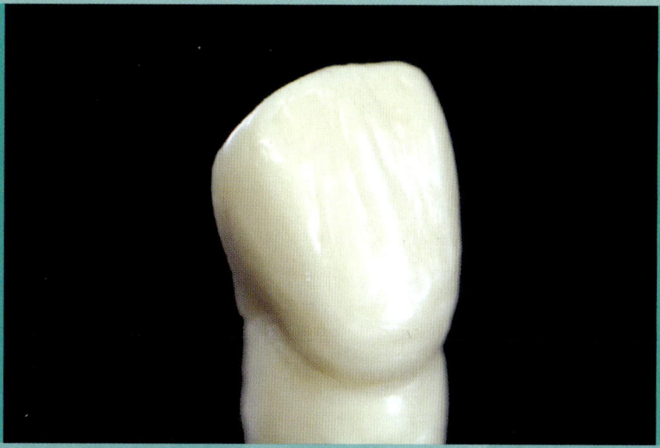

Chapter 03

상악 전치부

Ⅰ. 상악 중절치
Ⅱ. 상악 측절치
Ⅲ. 상악 견치
Ⅳ. 상악 전치부 교의치

I. 상악 중절치

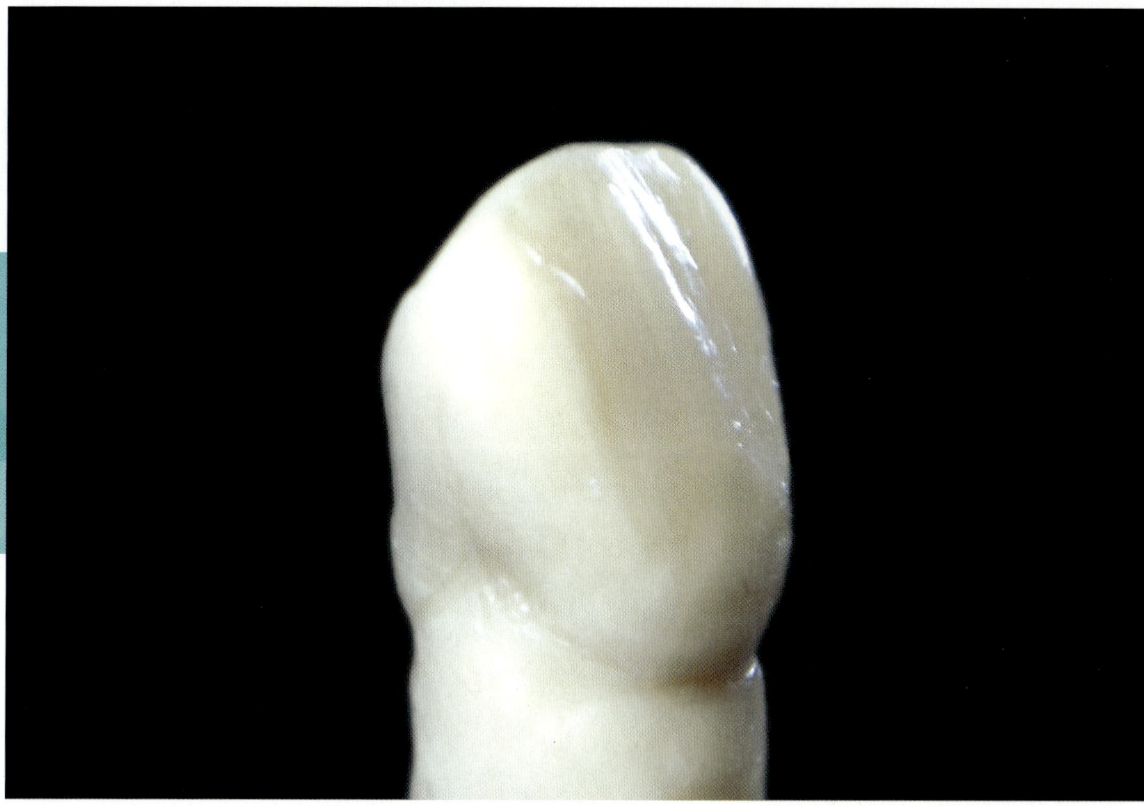

중절치는 대문니라고도 하는데, 이는 가정집의 대문처럼 치아의 한 가운데에 자리 잡고 있기 때문에 붙여진 명칭이다.
대문과 마찬가지로 눈에 가장 잘 띄는 치아이기 때문에 임상적으로 심미성뿐만 아니라 외형에 있어서도 중요한 치아이다.

상악 좌측 중절치

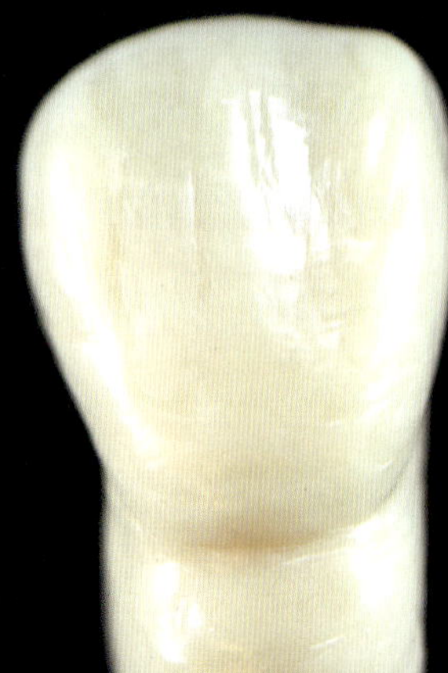

La

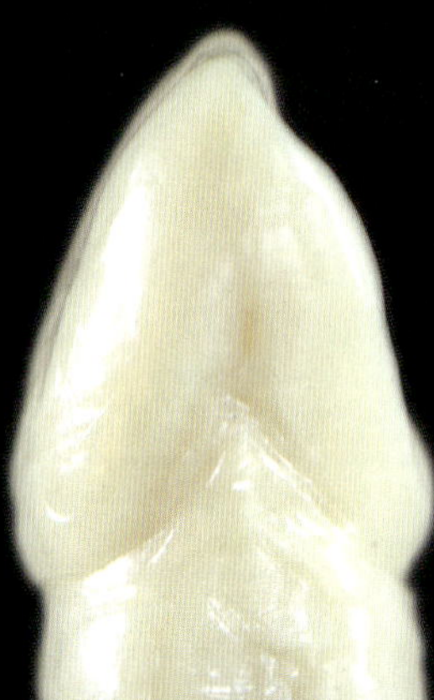

M

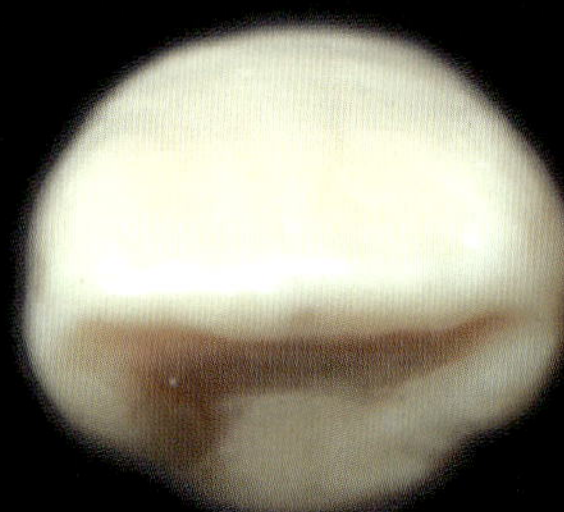

In

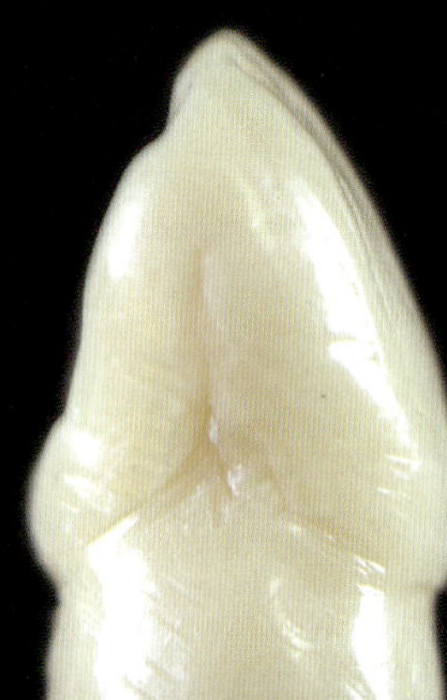

D

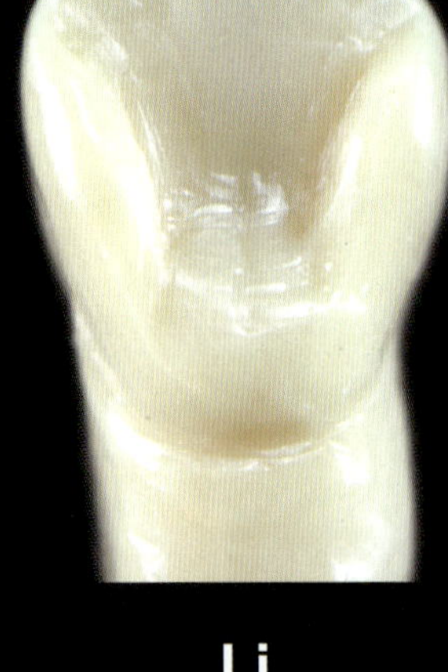

Li

1 상악 좌 · 우측 중절치

1) 외형과 교합

정중선을 중심으로 좌·우측으로 1개씩 있는 상악 중절치는 정면에서 관찰했을 때 가장 눈에 띄는 치아이기 때문에 구강 내에서의 심미성뿐만 아니라 외형의 조화가 중요한 치아이다. 외형의 조화를 이루기 위해서는 배열과 치관의 크기, 형태 및 교합과 같은 많은 요소가 필요하다. 특히 중절치 외형을 이해하기 위해서는 치관의 기본 3형태를 알아야 한다(그림 3-1).

중절치의 외형은 크게 원형, 방형, 첨형의 세 가지 형태로 나누는데 송재원의 연구에서 한국인들은 원형(48%)이 가장 많이 나타나고, 그 다음으로 방형(29%), 첨형(23%)의 순서로 나타난다고 하였다. 그러므로 임상에서 다양한 외형의 중절치를 제작하기 위해서는 치관의 기본 3형태를 이해하는 것이 중요하다.

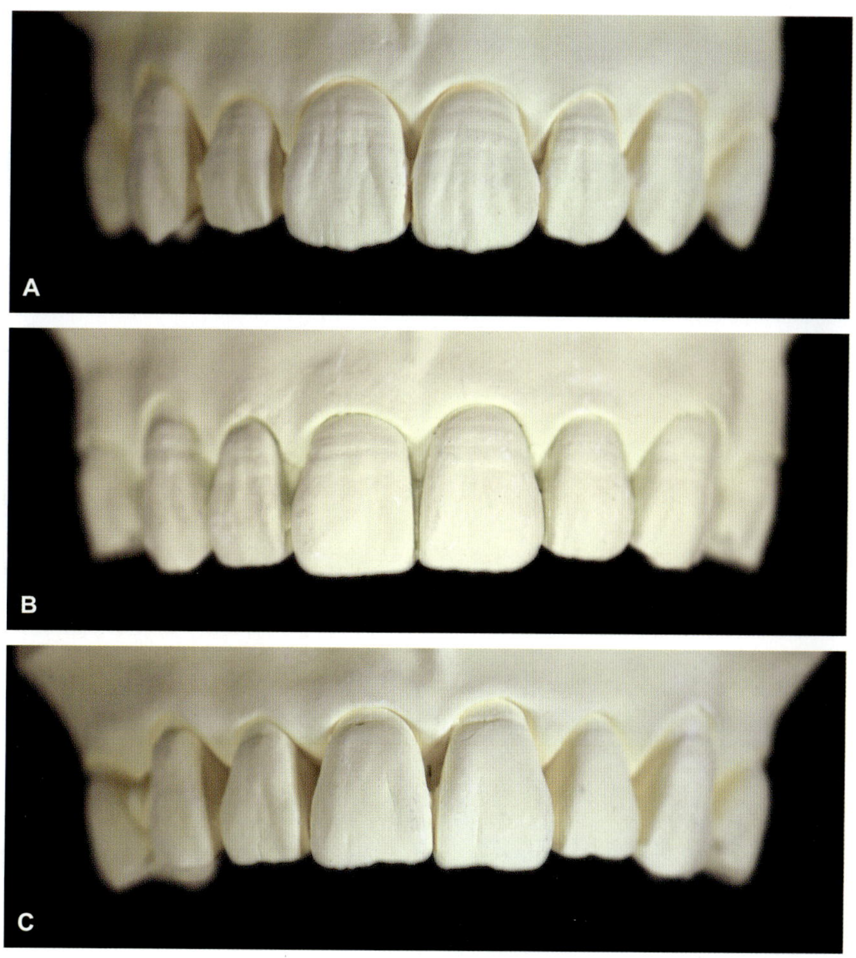

그림 3-1 원형(A), 방형(B), 첨형(C)

순면의 외형은 근심순측엽, 중앙순측엽, 원심순측엽으로 융합되어 있으며, 그 중에서 중앙순측엽이 가장 발달하면 원형의 형태가 되고, 근심순측엽과 원심순측엽이 발달하면 첨형의 형태, 모든 순측엽이 고르게 발달하면 방형의 형태가 된다. 이러한 3개의 엽이 융합되면서 절단부에는 절단결절이 형성되고, 순측엽의 발달 정도에 따라서 절단연도 다르게 나타난다(그림 3-1).

엽의 가장 풍융한 곳을 근심순면융선, 중앙순면융선, 원심순면융선으로 지정하고 있는데, 융선이 끝나는 지점에는 근심순면구와 원심순면구가 형성된다. 순면구는 융선이 갈라지게 되는 지점에서 형성되며, 마치 산과 산이 만나는 곳에 골짜기가 있는 것처럼 형성되어 있다. 그러므로 구를 형성할 때는 조각도로 구를 파는 게 아니라 융선과 융선이 만나서 자연스럽게 구가 형성되도록 한다(그림 3-2).

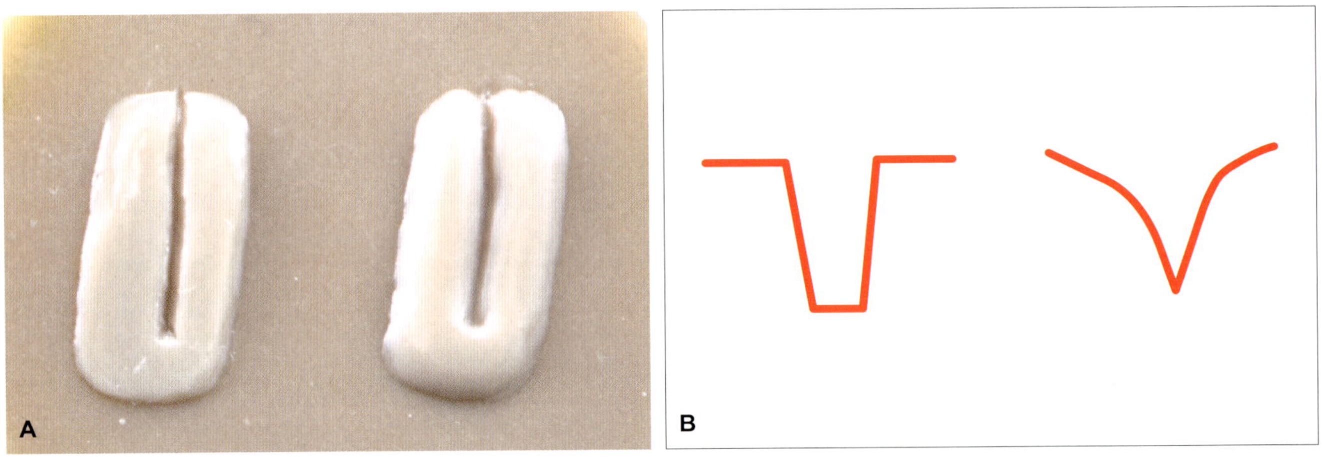

그림 3-2 조각도로 판 것(A)과 왁스 업 단면(B)

순면융선이 모여 있는 치경부는 순면부에서 가장 풍융하며, 근심면에서 관찰했을 때, 길게 뻗은 근심순면융선은 설측엽이 받쳐주기 때문에 절단을 향해 솟아있는 듯한 형태이고, 원심면에서 관찰했을 때, 원심순면융선은 설측엽이 받쳐주지 못하기 때문에 약간 설측으로 쓰러져 있는 듯한 형태로 근심순면융선보다 짧고 곡선적으로 나타난다.

순면에 나타나는 발육구와 융선의 형태는 치경부쪽에서는 좁고 깊게 나타나며, 절단부쪽으로 갈수록 넓고 얕게 나타나는 특징을 가지고 있다(그림 3-3).

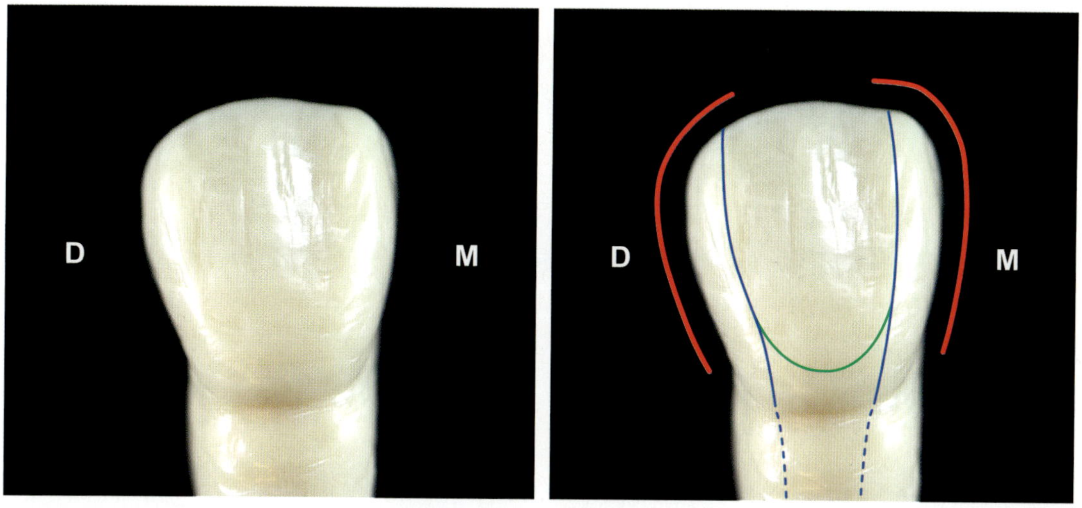

그림 3-3 상악 좌측 중절치 순면

근심순측엽과 설측엽이 만나서 이루어지는 근심면은 엽과 엽 사이에 약간의 오목한 함몰부가 형성된다. 마찬가지로 원심면도 원심순측엽과 설측엽이 만나서 이루어지는데, 근심순측엽이 원심순측엽에 비해 발달이 크고, 근심측 설측엽의 발달로 인해서 근심절단부에 각이 형성된다. 이를 근심절단우각이라고 한다.

원심절단우각은 원심측 설측엽이 원심순측엽을 근심순측엽만큼 받쳐주지 못하고 원심순측엽이 설면으로 쓰러져 있는 듯한 외형으로 근심절단우각에 비해 둔각을 나타낸다. 이와 같이 근심절단우각이 원심절단우각에 비해 예리한 특징을 우각상징이라고 한다(그림 3-4).

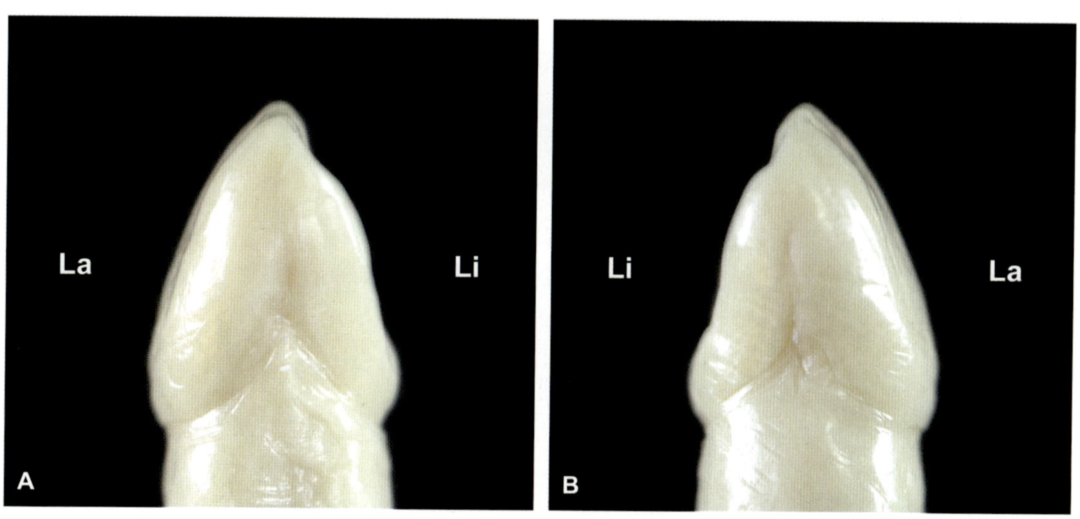

그림 3-4 상악 좌측 중절치 근심면(A)과 원심면(B)

설측면은 하나의 설측엽에 의해 형성되며 순면의 형태와 비슷하나 치경부가 좁고, 근심변연융선과 원심변영융선 사이의 중앙 부위에 오목한 형태의 설면와를 가지고 있다. 근심변연융선과 원심변연융선 사이에는 돌출된 설면결절이 존재하며, 설면와로 향하는 극돌기가 존재한다. 이 설면결절과 변연융선 사이에는 함몰부가 형성되며 이곳이 음식의 배출로 역할을 하게 된다. 또한 절단부에서는 근심변연융선과 원심변연융선이 끝나는 지점에 설면와의 빠짐이 발생하면서 이곳에서도 음식물의 배출이 이루어지게 된다(그림 3-5).

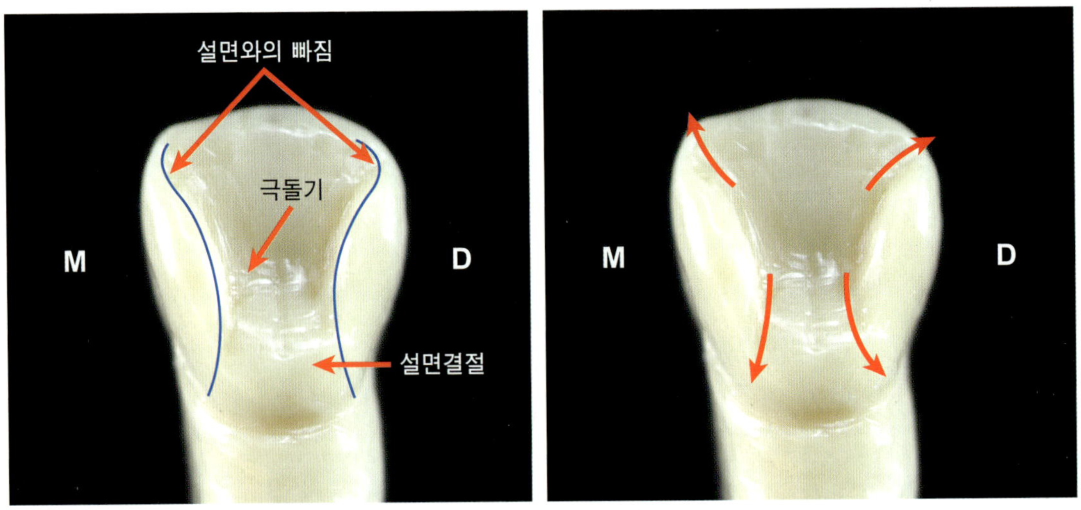

그림 3-5 상악 좌측 중절치 설면

절단연에서 관찰했을 때, 순측의 근원심 line angle과 설측의 근원심 line angle은 절단연에서 만난다. Line angle이란 두 개의 면이 만나서 형성되는 선상의 각진 부분을 말한다(그림 3-6).

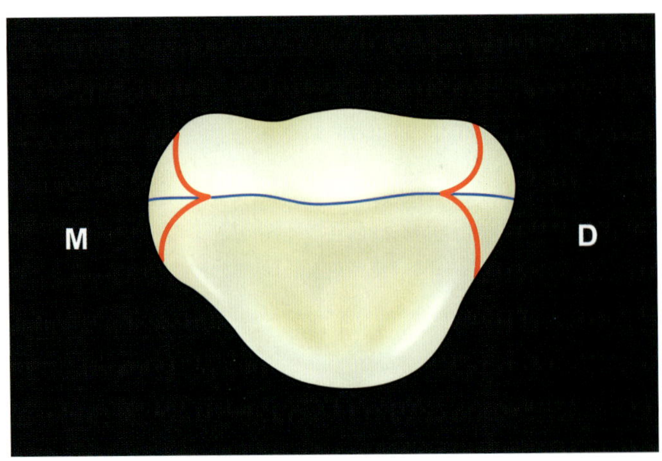

그림 3-6 상악 좌측 중절치 절단면

2) Live wax up

상악 중절치의 외형을 숙지하고 모델 분석을 통해 기본 정보를 취득한 후, 조각을 위한 기본 골격을 만들어 준다. 근심순측엽, 중앙순측엽, 원심순측엽의 골격을 형성하고 나서 골격에 살을 붙여준다는 느낌으로 왁스를 적층해 준다(그림 3-7).

단계별 왁스 업 과정은 오른쪽 아래에 있는 QR코드를 통해 확인할 수 있다.

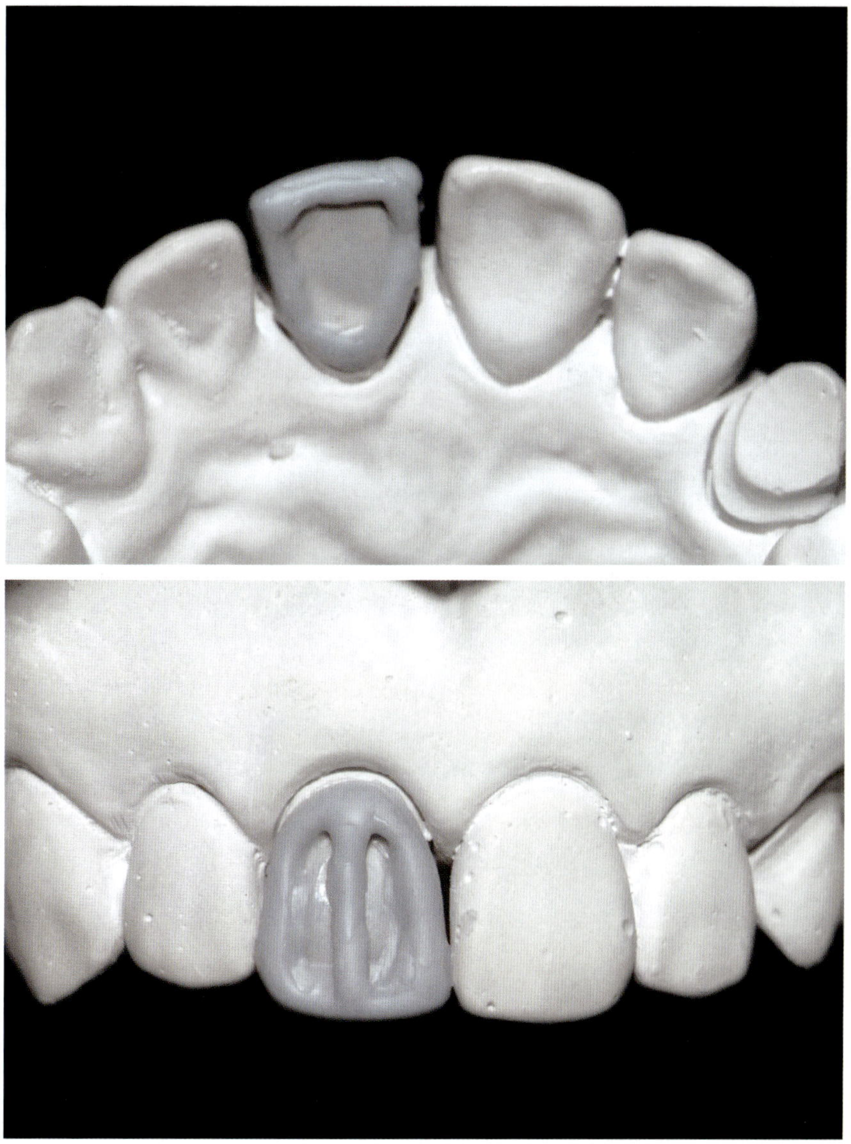

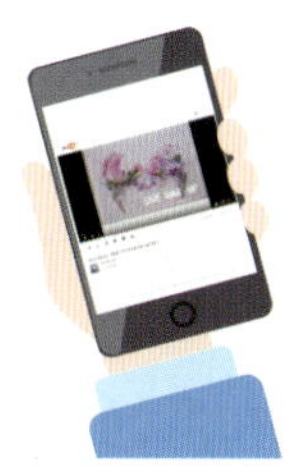

그림 3-7 상악 우측 중절치 형성

3) 실전 check point

인접면에서 관찰했을 때, 순측연은 보통 3개나 4개의 연으로 나누어진다(그림 3-8). 일반적으로 치경측 연, 중앙측 연, 절단측 연의 3개 또는 중앙측 연이 2개로 나누어진 4개의 연으로 이루어진다.

대부분 중앙측 연은 인접면에서 봤을 때 치은연과 거의 일치하고, 절단측 연은 중앙측 연 안으로 꺾이게 된다. 이때 임상 케이스에서 중앙측 연이 치은연과 일치하지 않고 순측 방향으로 벗어나게 되면 뻐드렁니가 될 수 있고, 설측 방향으로 벗어나면 옥니가 될 수 있다. 그러므로 실전에서 치은연과 중앙측 연의 일치도를 확인하는 것이 중절치의 순면을 형성하는 노하우 중의 하나이다.

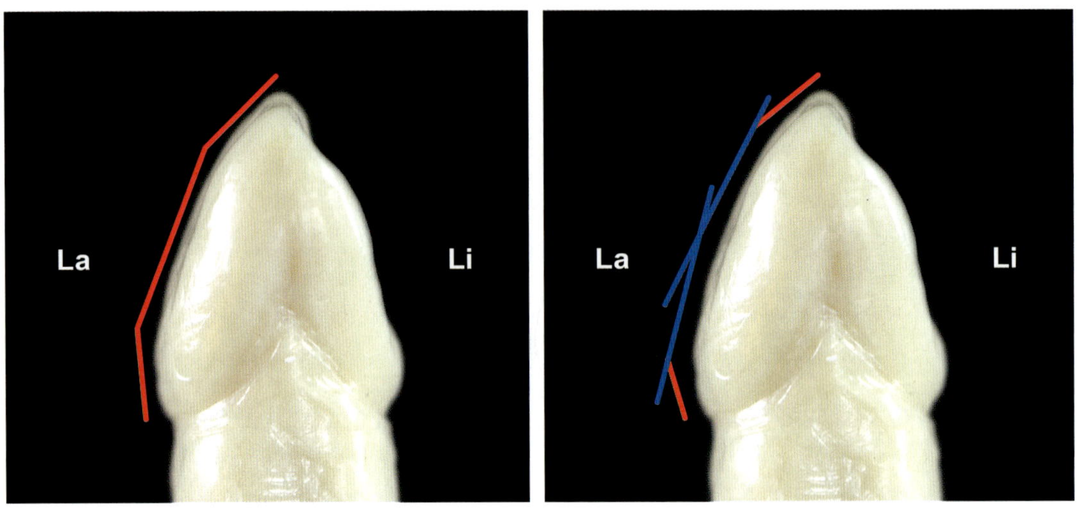

그림 3-8 상악 좌측 중절치 순측연

착시 현상을 활용하여 같은 공간에서도 치아가 달라 보이게 제작할 수 있다. 제한된 공간 내에서 치관의 길이와 근원심 폭경의 차이를 통해 임상에 접목시킬 수 있다. 치관의 길이가 길어 보이게 제작할 경우에는 치경선을 치근 방향에 가깝게 설정하면 되고(그림 3-9A), 치관의 길이가 짧아 보이게 제작할 경우에는 치경선을 절단 방향에 가깝게 설정하면 된다(그림 3-9B). 치관의 근원심 폭경을 좁아 보이게 제작할 경우에는 순면의 근원심 line angle 간의 거리를 좁게 제작하여 좁은 'U'자 모양의 흐름을 형성시키고(그림 3-9C), 치관의 근원심 폭경을 넓어 보이게 제작할 경우에는 반대로 근원심 line angle 간의 거리를 넓게 제작하여 넓은 'U'자 모양의 흐름을 형성시킨다(그림 3-9D).

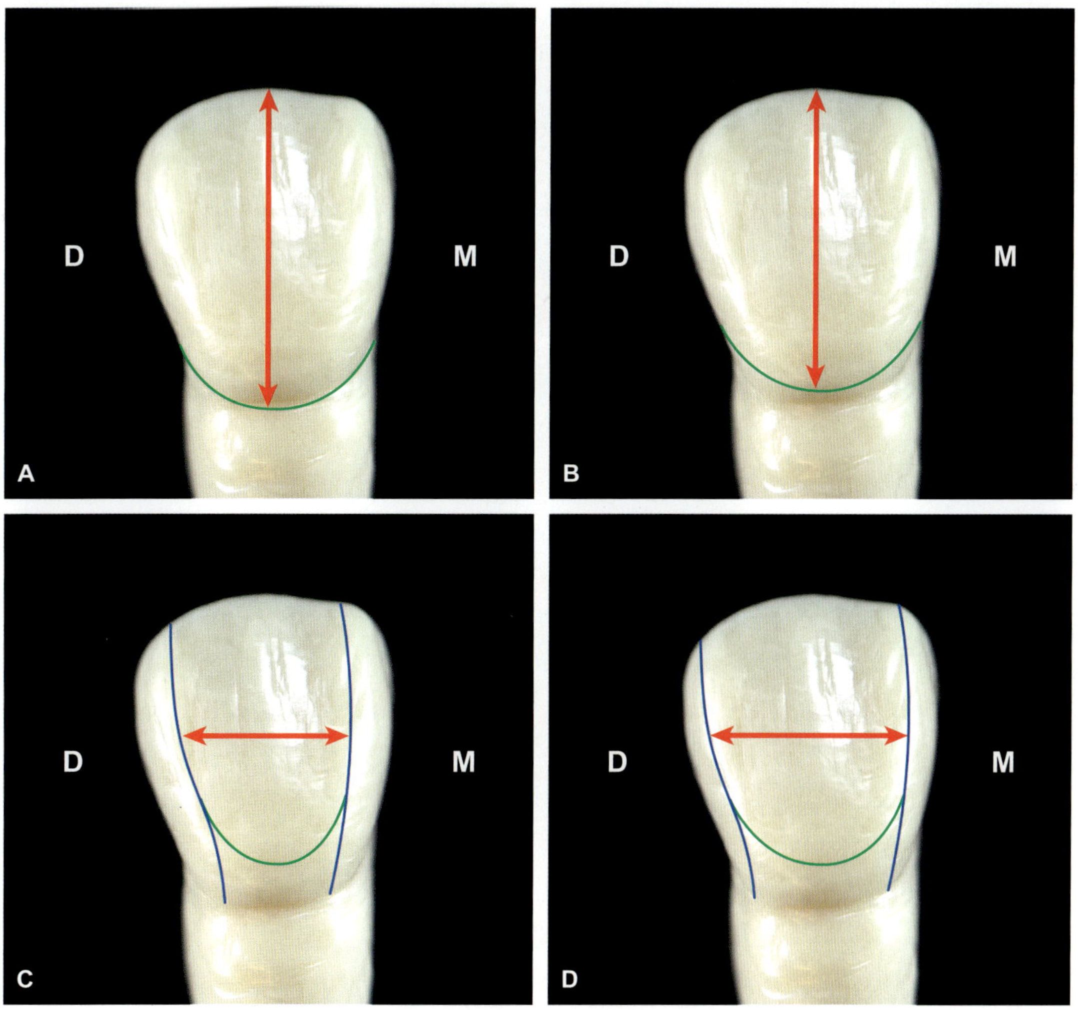

그림 3-9 순면의 근원심 line angle

4) 외형 check point

1. 전체적 외형은 반대측 동명치와 같다.
2. 순설측 풍융부는 치경 1/3 부위이다.
3. 순측에서 근심변연융선은 인접치와 동일한 높이에 있다.
4. 순측에서 원심변연융선은 측절치보다 약간 높다.
5. 중앙순면융선은 중앙에서 약간 원심에 위치한다.
6. 절단연은 근심에서 원심을 향해 치경측으로 경사져 있다.
7. 근심절단우각은 예각이고, 원심절단우각은 둔각이다.
8. 설면결절은 치경 1/3 부위에서 약간 원심측에 위치한다.
9. 설면와는 오목한 형태이다.
10. 설면의 근심변연융선은 직선적이다.
11. 설면의 원심변연융선은 곡선적이다.
12. 극돌기가 형성되어 있다.
13. 절단연에서 보면 근심반부는 돌출되어 있고, 원심반부는 평탄하다.
14. 절단연은 수평적이나 원심 부위가 약간 설측경사되어 있다.
15. 치경연은 중앙에서 약간 원심에 위치해 있다.
16. 근원심 접촉점은 절단 1/3 부위이다.
17. 치간공극은 순측이 설측보다 작고, 절단측이 치은측보다 작다.
18. Over margin이나 under margin이 되지 않았다.
19. 표면이 활택하다.
20. 전체적으로 조화를 이루고 있다.

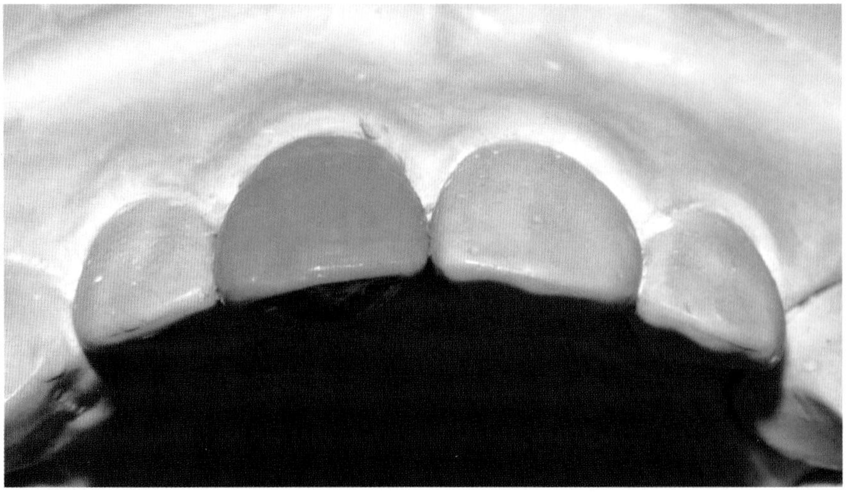

상악 중·측절치 치관의 평균치

악궁	치아	치관의 길이		치관의 근원심경	치관의 순설경
		순면	구개면		
상악	중절치	10.5		8.5	7.0
	측절치	9.0		6.5	6.0

상악 중·측절치 치근의 평균치

악궁	치아	치관 길이		치경부 근원심경	치경부 순설경	근심부 치경선 높이	원심부 치경선 높이
		협근	설근				
상악	중절치	13.0		7.0	6.0	3.5	2.5
	측절치	13.0		5.0	5.0	3.0	2.0

II. 상악 측절치

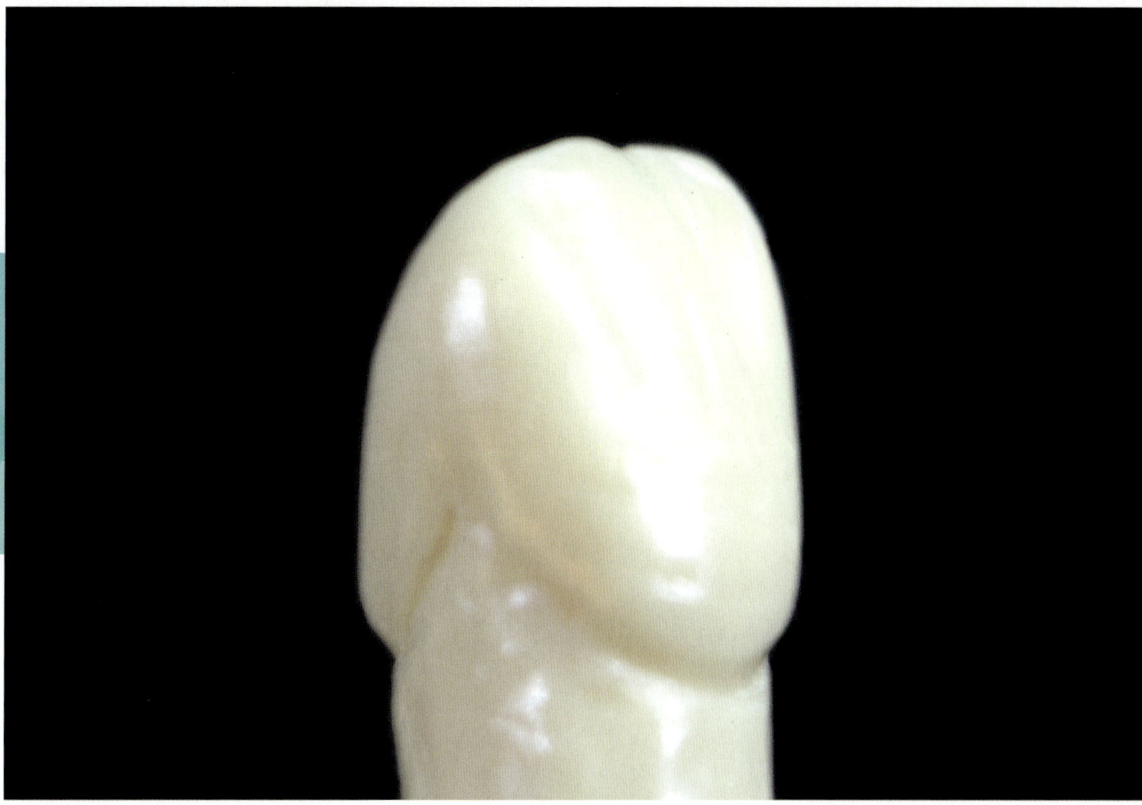

측절치는 치관의 기본 3형태에서 원형에 가까운 중절치의 축소판이라고 할 수 있기 때문에 중절치 형태를 이해하고 측절치의 특징만 기억하고 있다면 쉽게 제작할 수 있는 치아이다.

상악 좌측 측절치

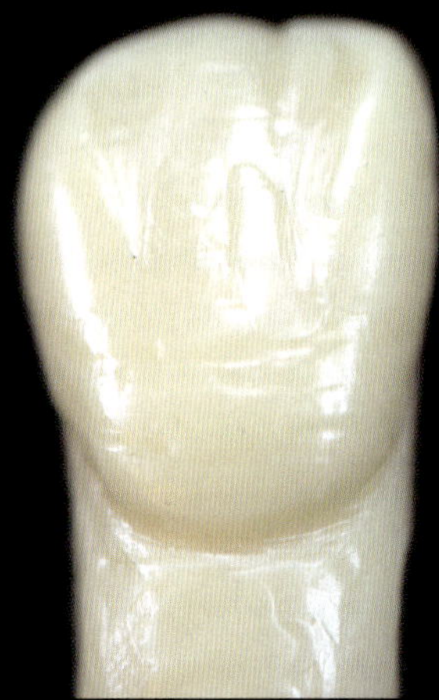

La

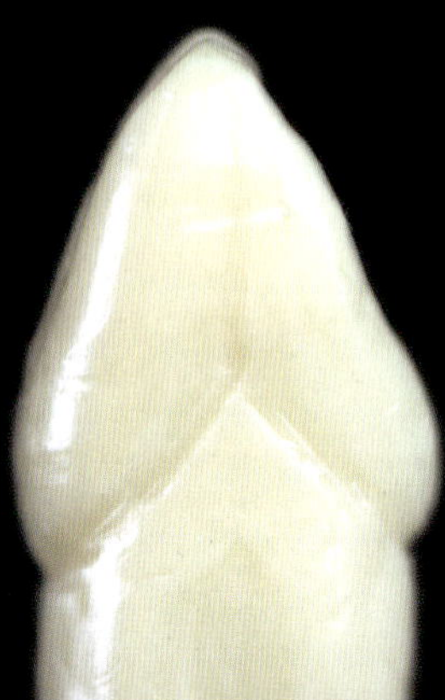

M

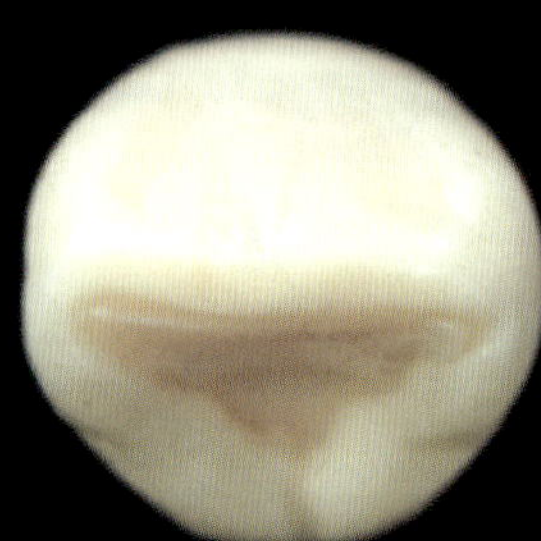

In

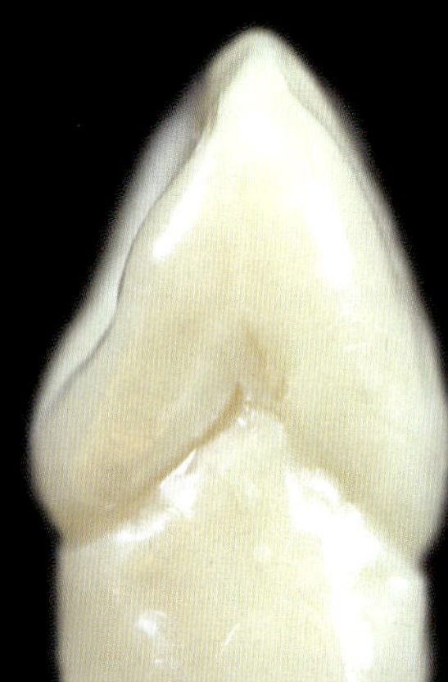

D

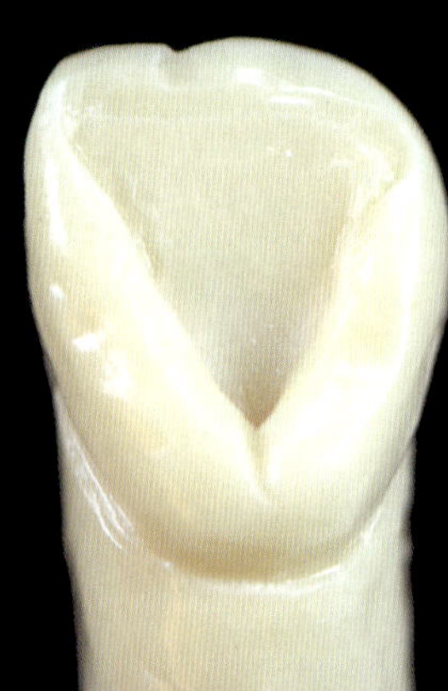

Li

1 상악 좌측 측절치

1) 외형과 교합

측절치는 중절치의 축소판이라고 생각하면 쉽게 접근할 수 있다. 중절치와 구별되는 특징으로는 우각상징과 만곡상징이 더 뚜렷하고, 설면와가 깊으며, 대부분 극돌기는 존재하지 않는다는 것이다.

순면의 외형은 중절치와 비슷하나 대부분 중앙순측엽의 발달로 치관의 기본 3형태 중에서 원형의 형태에 가깝고, 절단연 또한 중앙 부위가 돌출되어 있다. 반면에 융선이나 구의 발육이 약해서 중절치보다 단순한 형태로 제작하는 것이 이상적이다.

중절치 치경부 외형은 치근단을 향해 치경부가 더 넓은 'U'자 형태인 반면에, 측절치는 중절치에 비해 치경부가 더 좁은 'U'자 형태를 나타낸다. 또한 순면의 근원심 line angle 거리도 측절치가 중절치에 비해 일반적으로 더 좁게 나타난다(그림 3-10).

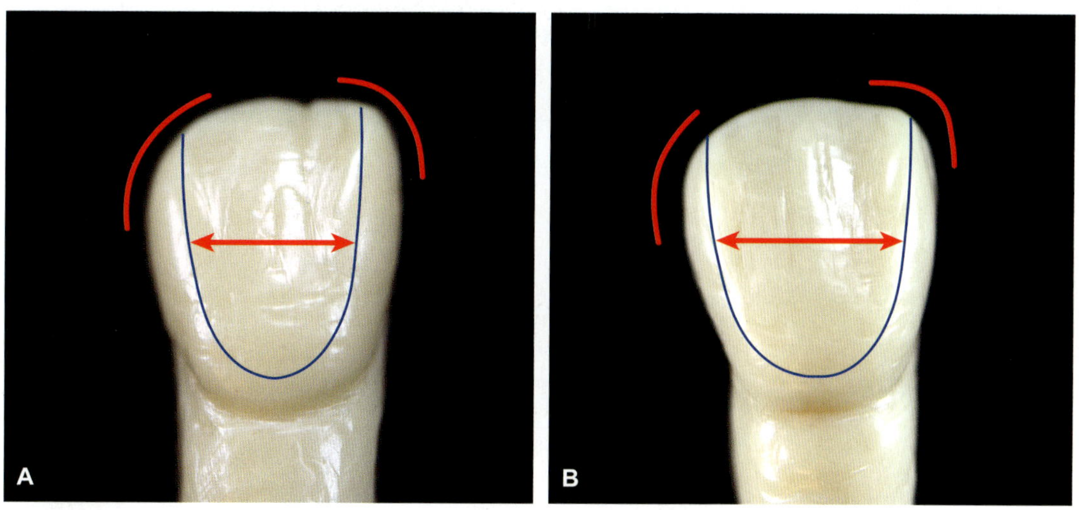

그림 3-10 상악 좌측 측절치 순면(A)과 중절치 순면(B)

근원심면의 외형은 중절치와 비슷하지만 중앙순측엽의 발달로 더 풍융한 형태를 나타낸다. 또한 근심연은 원심연에 비해 더 길고 직선적이며, 원심연은 근심연에 비해 더 짧고 곡선적으로 나타난다(그림 3-11).

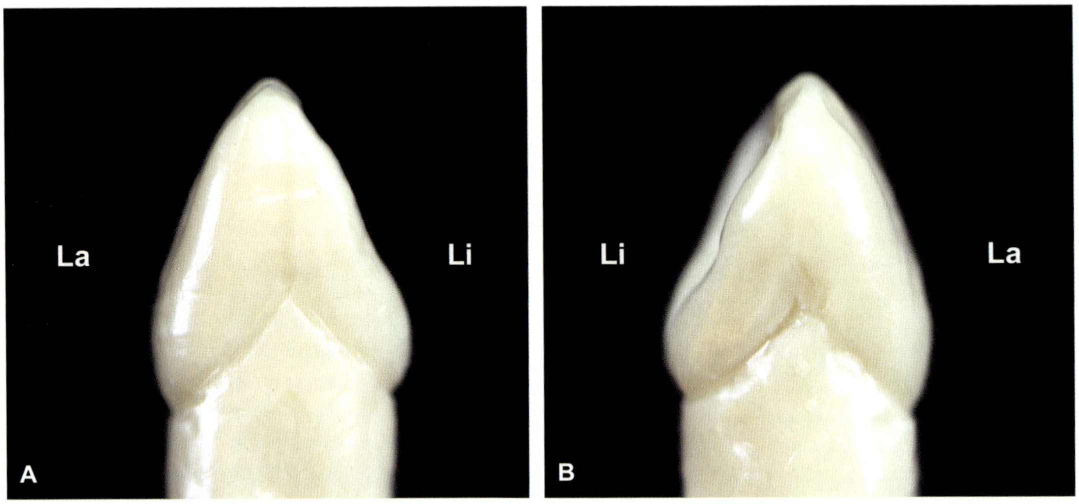

그림 3-11 상악 좌측 측절치 근심면(A)과 원심면(B)

설면의 외형 역시 중절치와 비슷하지만 근원심 변연융선의 발육 상태가 좋아서 중절치에 비해 변연융선이 두꺼운 편이며, 설면와는 좁고 깊게 나타난다(그림 3-12). 설면결절의 발육이 좋은 경우에는 깊은 함몰 부위인 맹공이나 접힌 부위에 구가 나타나는 사절흔이 발생하기도 한다. 그러나 극돌기는 거의 나타나지 않는다.

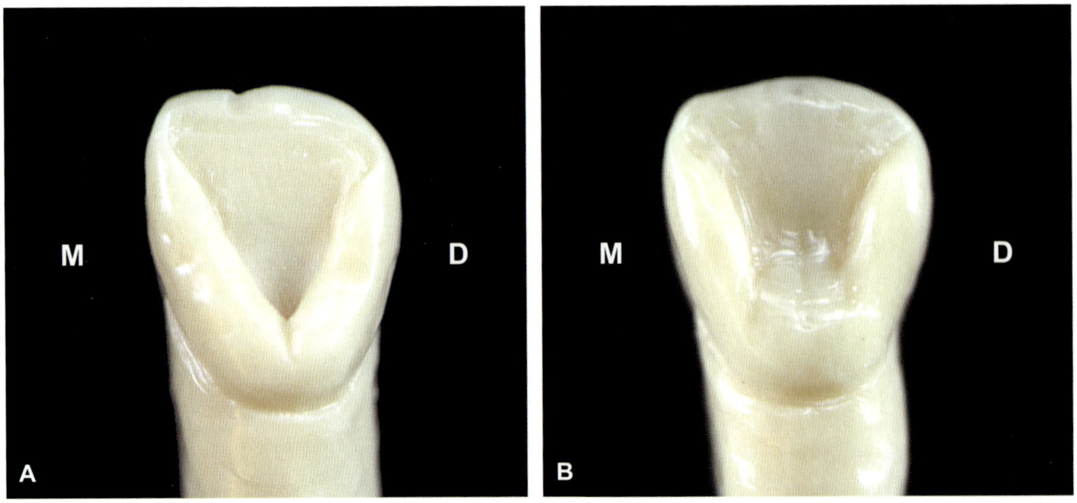

그림 3-12 상악 좌측 측절치 설면(A)과 중절치 설면(B)

2) Live wax up

상악 측절치의 외형을 숙지하기 위해 Root form 형태를 만들어 보는 것도 좋은 방법 중의 하나이다. 특히 중절치와 비교·분석함으로써 두드러지는 차이를 영상을 통해 확인해 보도록 하자(그림 3-13).

단계별 왁스 업 과정은 오른쪽 아래에 있는 QR코드를 통해 확인할 수 있다.

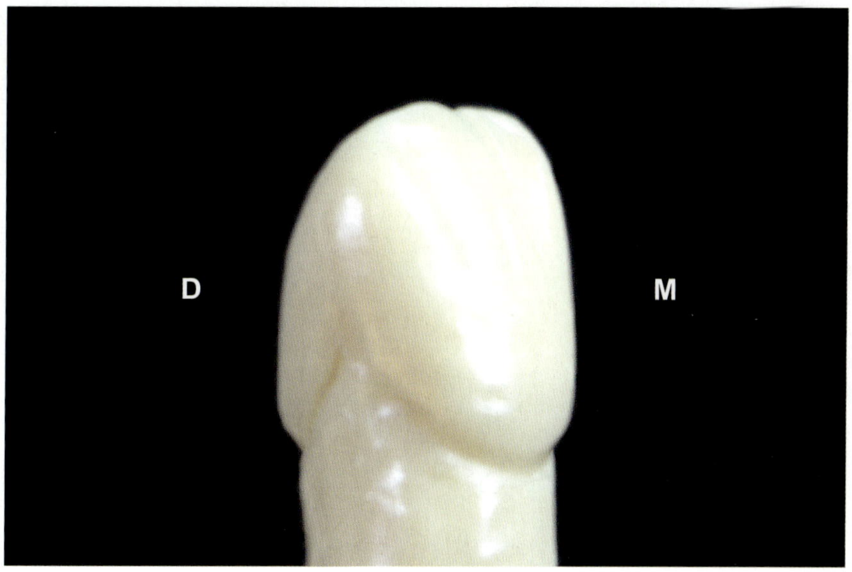

그림 3-13 상악 좌측 측절치 형성

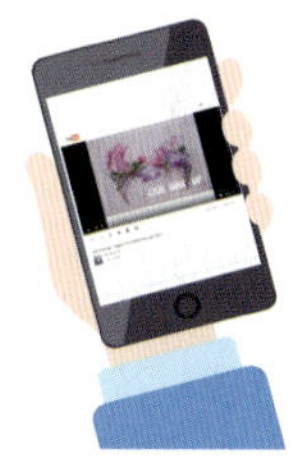

우측

3) 실전 check point

측절치는 치아의 형태 변화가 많이 일어나는 치아 중의 하나이다. 특히 말뚝 모양의 왜소치 또는 좌우 측절치의 형태가 다르게 나타나는 양상이 있으므로 심미 향상을 위한 목적으로 보철물을 하는 환자들이 증가하고 있는 추세이다. 때문에 측절치를 중절치의 축소판으로 여길지라도 중절치와 비교되는 뚜렷한 특징을 숙지해야만 자연치에 좀 더 가까운 조각을 할 수 있을 것이다(표 3-1).

표 3-1. 상악 중절치와 측절치 차이

	상악 중절치	상악 측절치
크기	크다.	작다.
순면	우각상징 만곡상징	중절치보다 우각상징이 뚜렷하다. 중절치보다 만곡상징이 뚜렷하다.
설면	설면와가 얕다. 극돌기가 있다.	설면와가 깊다. 극돌기가 없다.
절단연	직선적	곡선적

임상 케이스에서 유념할 사항으로는 측절치의 길이다. 보통 중절치보다 짧게 나타나는데, 측·전방운동 시 조기접촉이 일어나지 않는 선에서 측절치의 길이를 설정해 주는 것이 보철물의 수명을 유지할 수 있는 중요한 포인트라고 할 수 있다(그림 3-14).

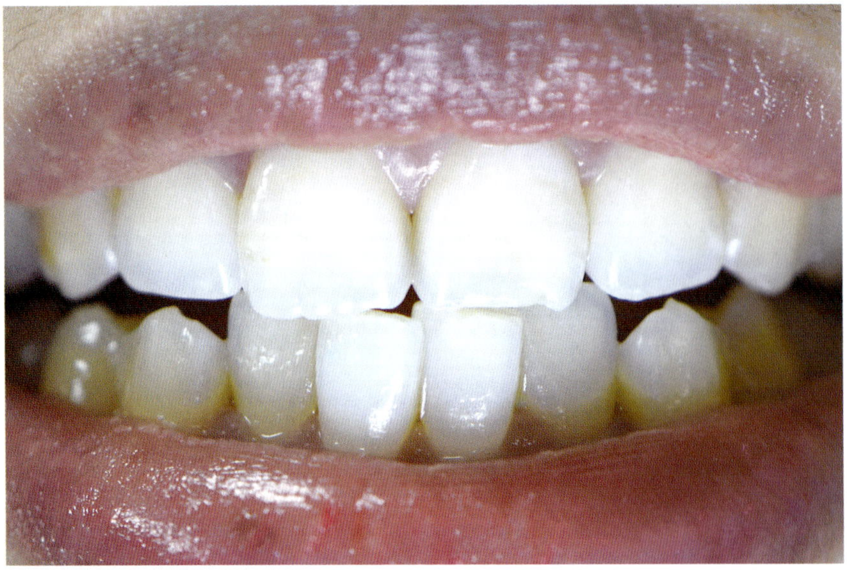

그림 3-14 상악 측절치 전방운동

상악 중·측절치 치관의 평균치

악궁	치아	치관의 길이		치관의 근원심경	치관의 순설경
		순면	구개면		
상악	중절치	10.5		8.5	7.0
	측절치	9.0		6.5	6.0

상악 중·측절치 치근의 평균치

악궁	치아	치관 길이		치경부 근원심경	치경부 순설경	근심부 치경선 높이	원심부 치경선 높이
		협근	설근				
상악	중절치	13.0		7.0	6.0	3.5	2.5
	측절치	13.0		5.0	5.0	3.0	2.0

III. 상악 견치

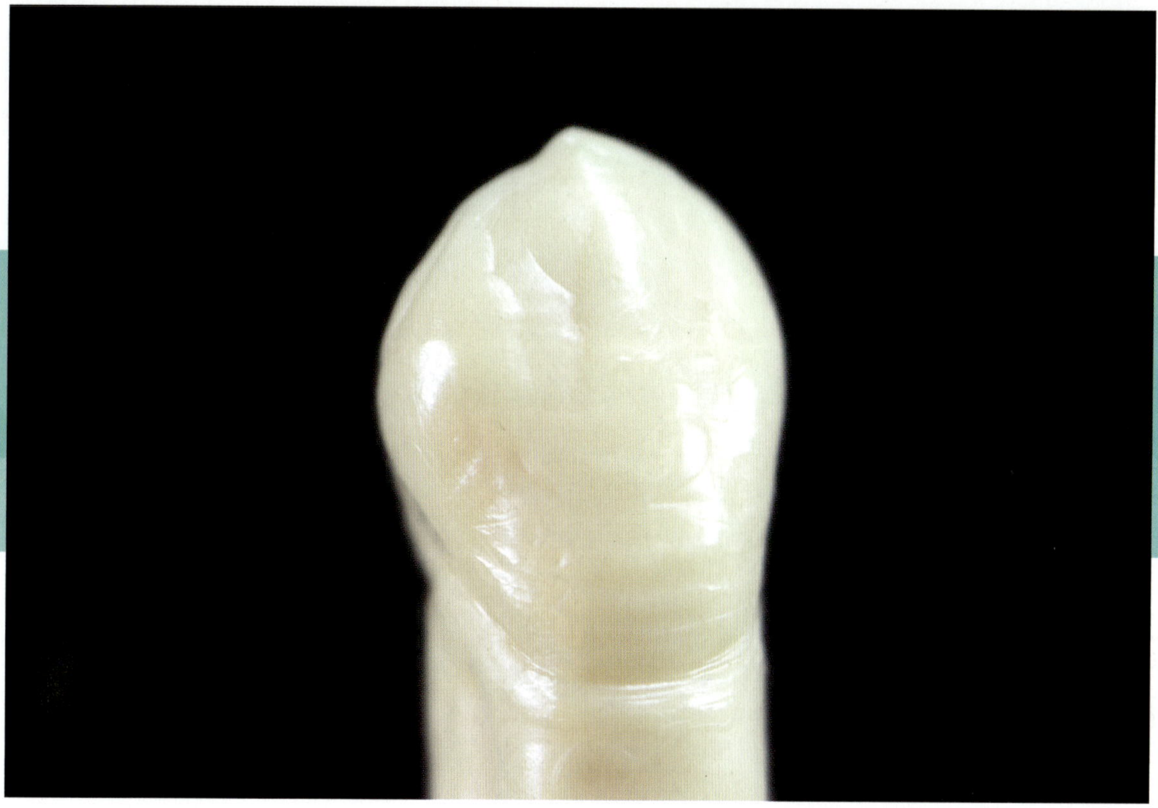

송곳니라고 불리는 견치는 개 견(犬)자를 사용하는데 이는 개의 치아와 닮아서 붙여진 이름이다.

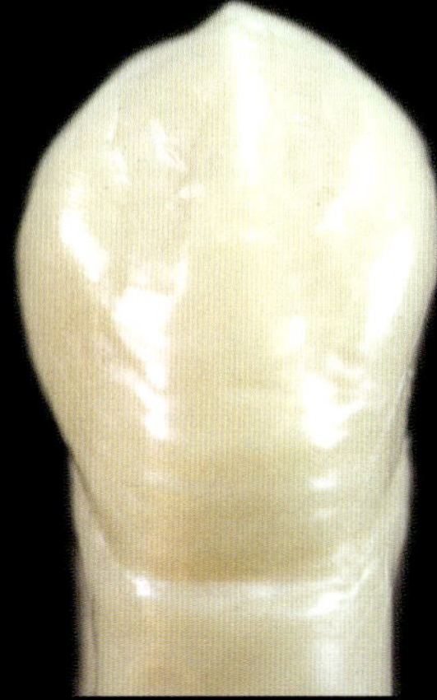

La

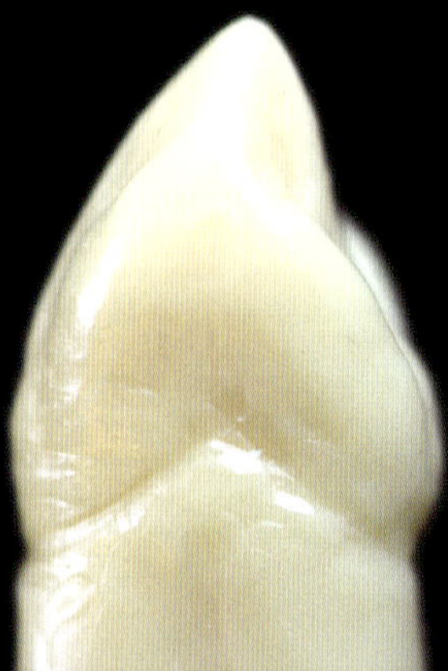

M

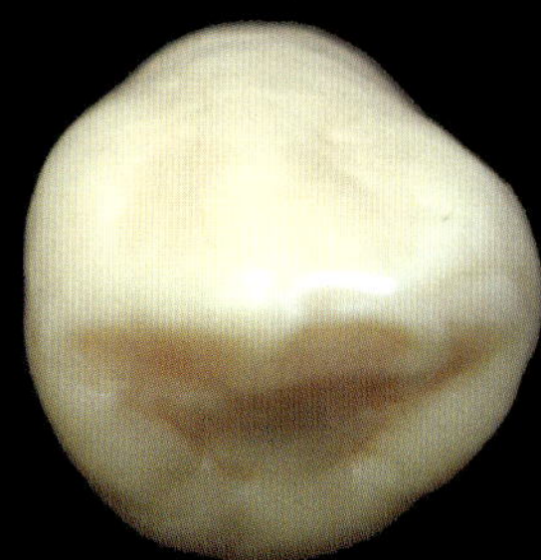

In

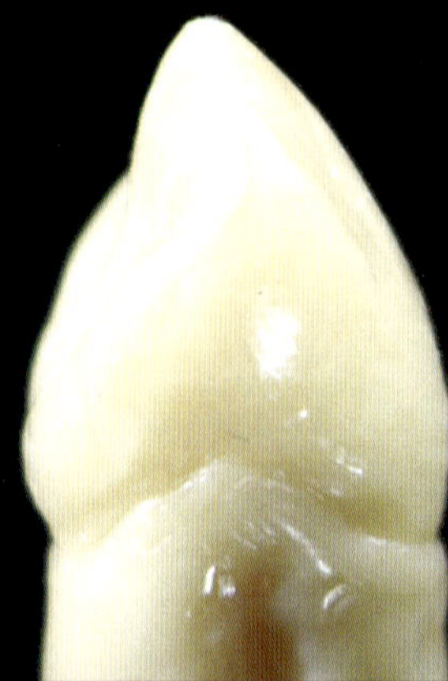

D

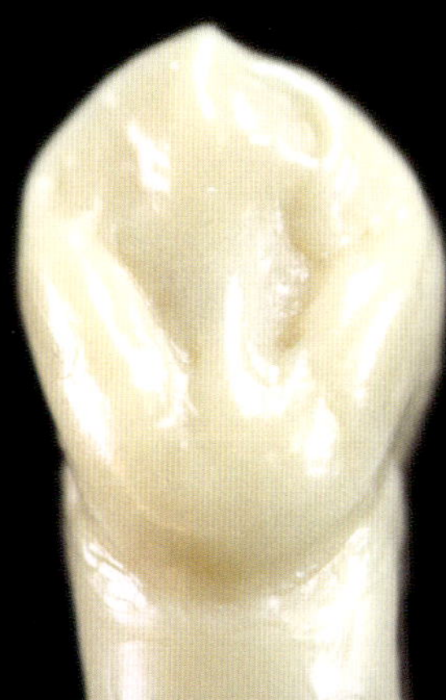

Li

1 상악 좌측 견치

1) 외형과 교합

구각 부위에 위치하는 견치는 절치와 소구치부 사이에 위치해 있기 때문에 기능적으로나 외형적으로 절치와 소구치를 조금씩 닮아있다. 안모의 정면에서 봤을 때는 견치의 근심협면 부위가 관찰되기 때문에 이 부분이 심미적으로 중요하다.

서양인에 비해 상대적으로 돌출입이 많은 동양인은 견치의 치축과 순면의 풍융도를 줄여서 돌출을 완화시켜 줄 수 있다. 그러나 나이가 들어 상순 주위에 주름이 진 경우에는 오히려 견치의 치축을 수직적으로 제작하고 풍융도를 높여줌으로써 주름을 펴주는 효과를 기대할 수도 있다(그림 3-15).

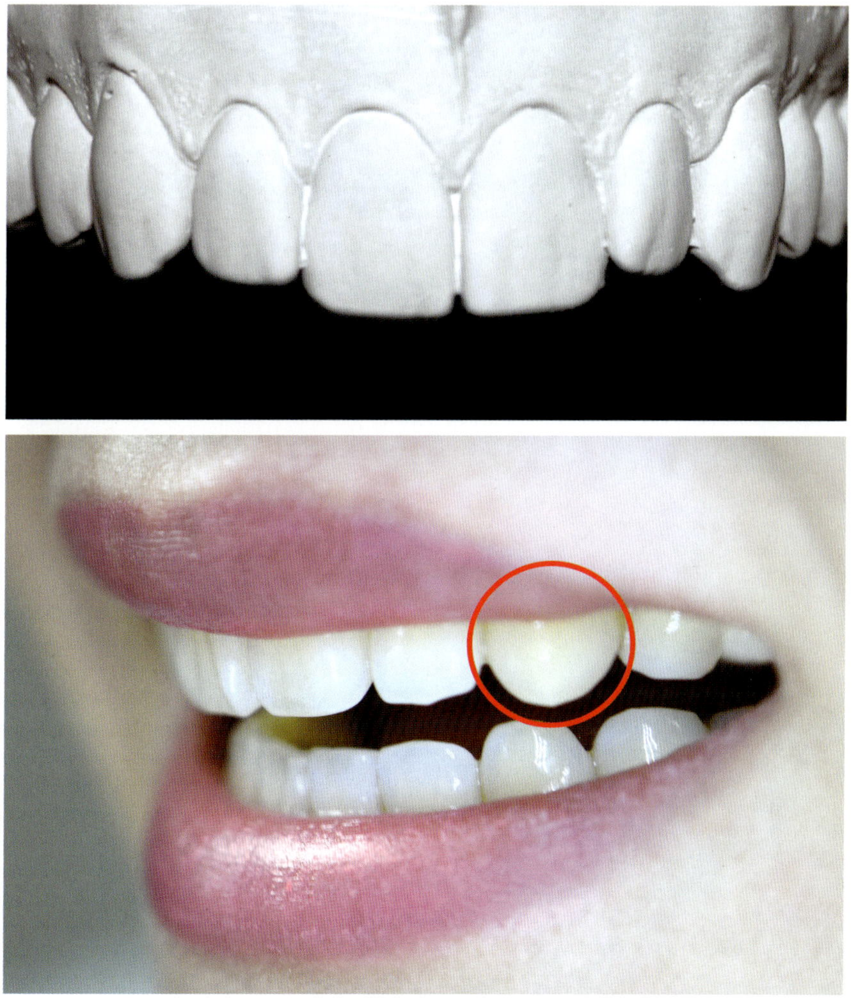

그림 3-15 상악 좌측 견치

순면의 외형은 절치와 달리 절단연 중앙이 돌출된 송곳 형태로 되어 있기 때문에 절단연이 중앙부를 중심으로 근심절단연과 원심절단연으로 나누어져 있으며, 소구치와 접촉하는 원심부의 절단연이 근심절단연에 비해 길게 나타난다(그림 3-16). 그러므로 근심절단우각이 원심절단우각보다 절단측에 가깝고 각이 더 예리하게 나타난다. 또한 순면 중앙융선의 발육이 좋아서 근원심 순면구가 형성되게 된다.

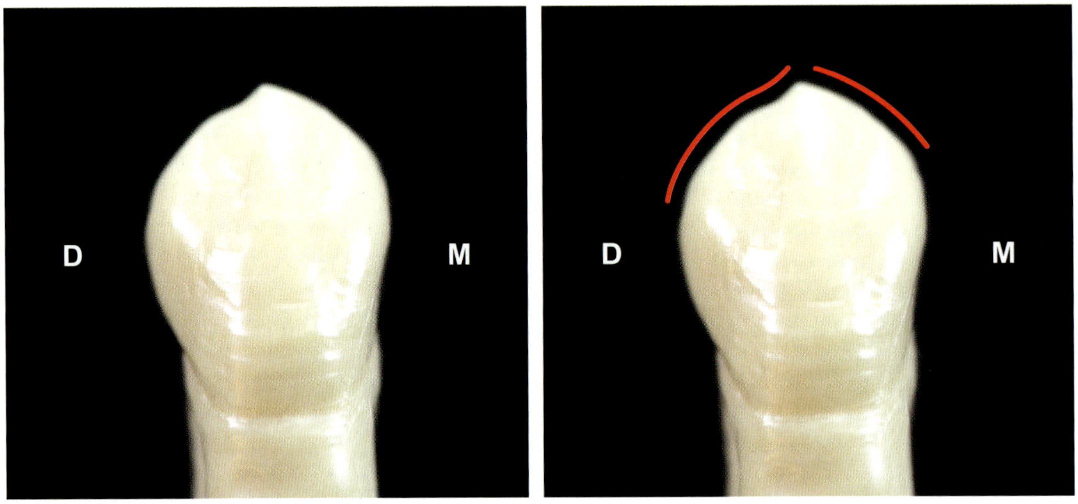

그림 3-16 상악 좌측 견치 순면

근원심면 역시 중앙순측엽의 발달로 절치보다 더 풍융한 형태이다. 절치와 접촉하는 근심면 접촉점은 원심면에 비해 절단부에 위치하고, 소구치부와 접촉하는 원심면 접촉점은 그보다는 중앙부에 위치한다. 또한 근심면은 원심면에 비해 접촉점에서 치경부까지 평평하거나 오목한 형태인데 반해 원심면은 약간 볼록한 형태를 나타낸다(그림 3-17, 3-18).

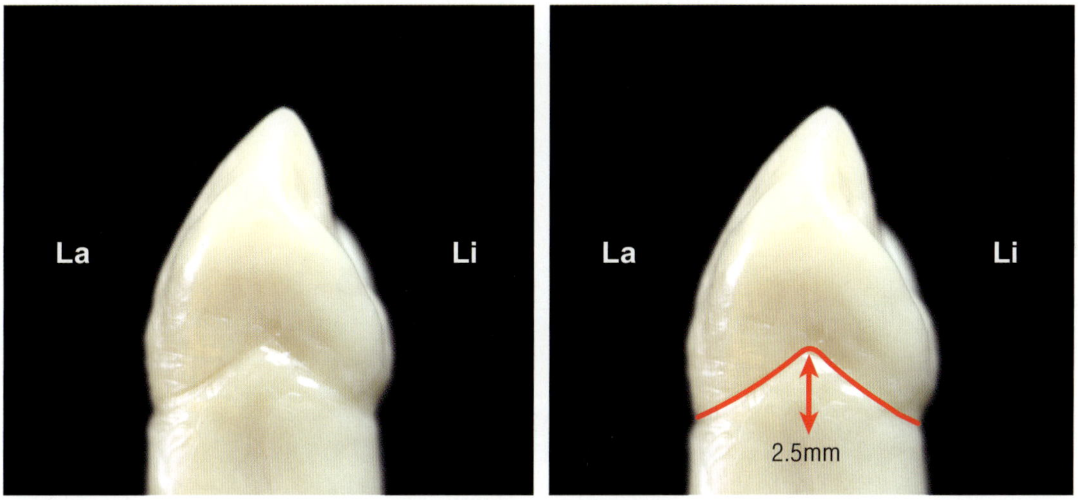

그림 3-17 상악 좌측 견치 근심면

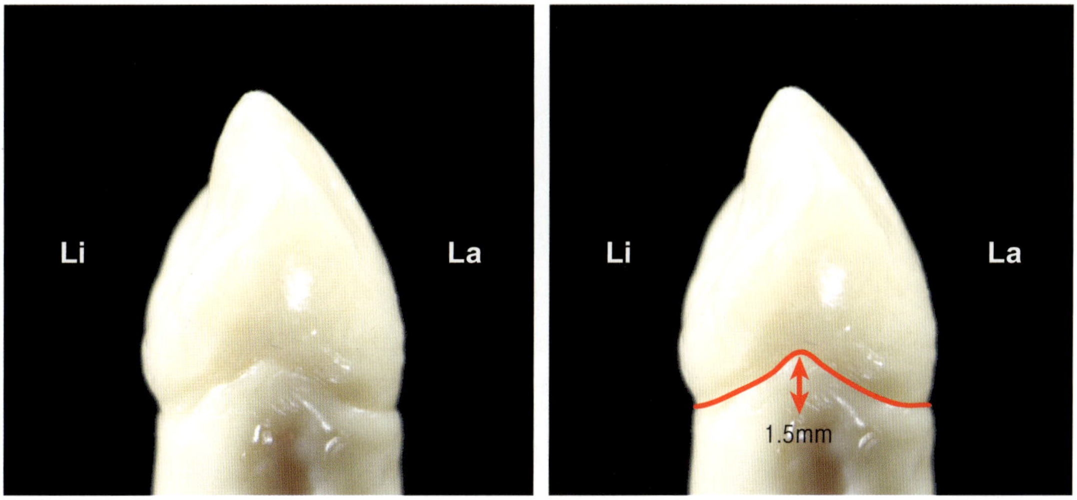

그림 3-18 상악 좌측 견치 원심면

설면의 외형은 순면의 외형과 비교해서 근원심 폭이 좁은 형태이다. 설면결절과 설면융선의 발육이 좋아서 이를 중심으로 근심변연융선과 원심변연융선 사이에 근심설면와와 원심설면와가 나타난다(그림 3-19).

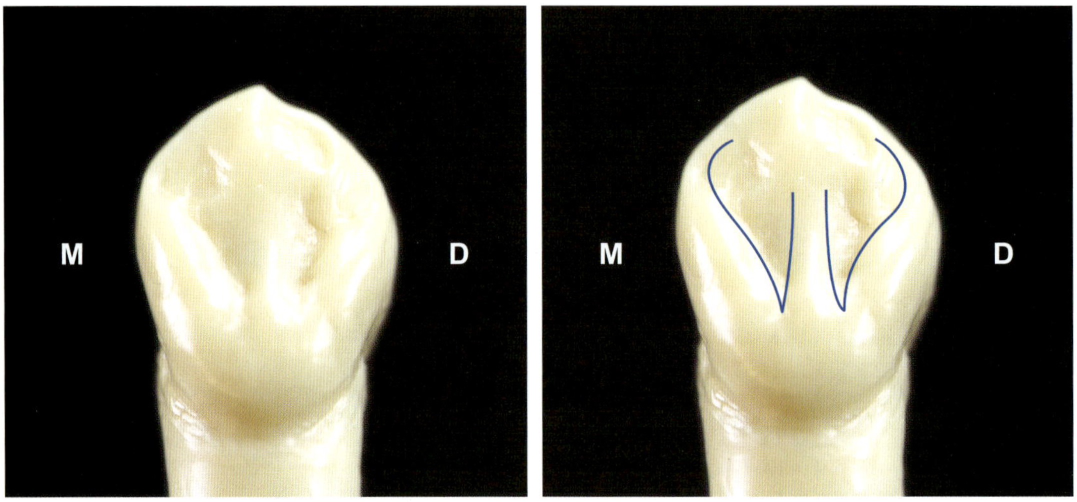

그림 3-19 상악 좌측 견치 설면

2) Live wax up

상악 견치의 외형을 숙지하고 모델을 통해 기본 정보를 취득한 후, 조각을 위한 기본 골격을 만들어 준다. 중앙순측엽의 가장 풍융한 부위에 뼈대를 형성해 주고 그 부위에 살을 붙여준다는 느낌으로 왁스를 적층해 준다(그림 3-20, 3-21).

단계별 왁스 업 과정은 오른쪽 아래에 있는 QR코드를 통해 확인할 수 있다.

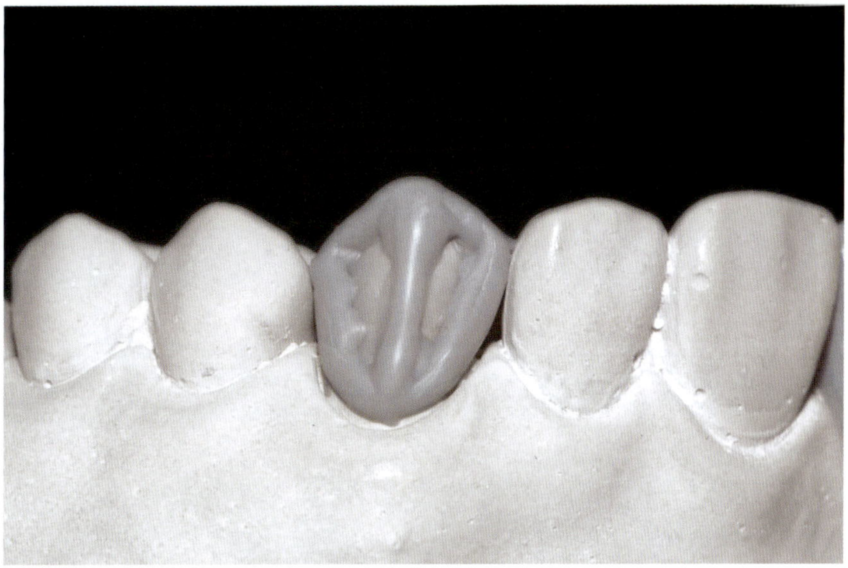

그림 3-20 상악 좌측 견치 골격 형성

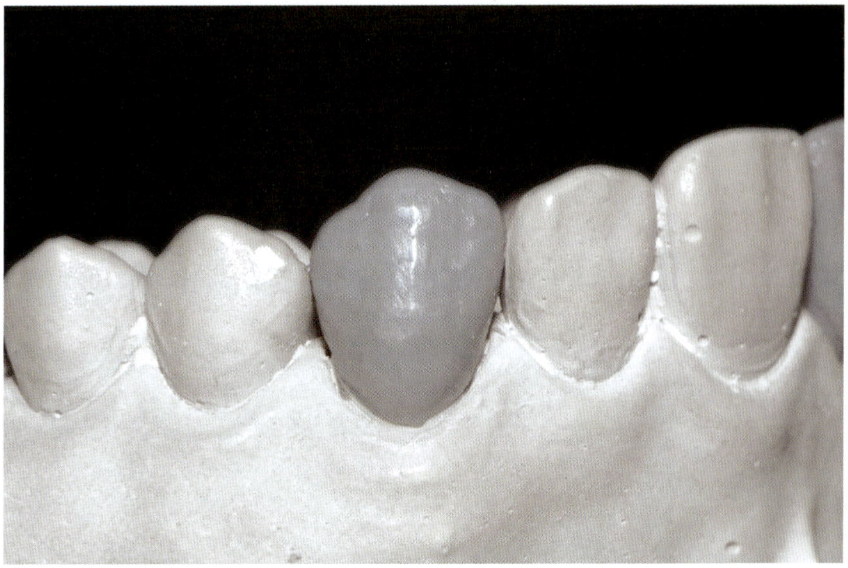

그림 3-21 상악 좌측 견치 형성

3) 실전 check point

임상적으로 견치는 기능, 외형, 심미 모든 분야에서 중요한 역할을 하는 치아이다. 그 중에서 기능적인 측면을 살펴볼 때, 구치는 분지된 치근으로 교합압의 수직적인 힘에는 강한 반면에 치조골이 얇기 때문에 측방압에는 취약한 단점이 있다.

반면에 견치는 구강 내에서 가장 긴 치근을 가지고 있으며, 치근의 근원심면에 발달한 구가 치조골 내에 깊이 안착되어 있다. 또한 조밀한 치조골벽이 있기 때문에 측방압에 잘 견딜 수 있는 구조를 가지고 있다. 이러한 이유로 측방운동을 할 때 견치만 접촉되고 구치는 이개되는 것이 자연치열에 좋다는 “견치 유도 교합”이 있다. 때문에 임상에서 견치를 조각할 때에는 가능한 한 견치 유도 교합을 형성해 주는 것이 이상적이다(그림 3-22).

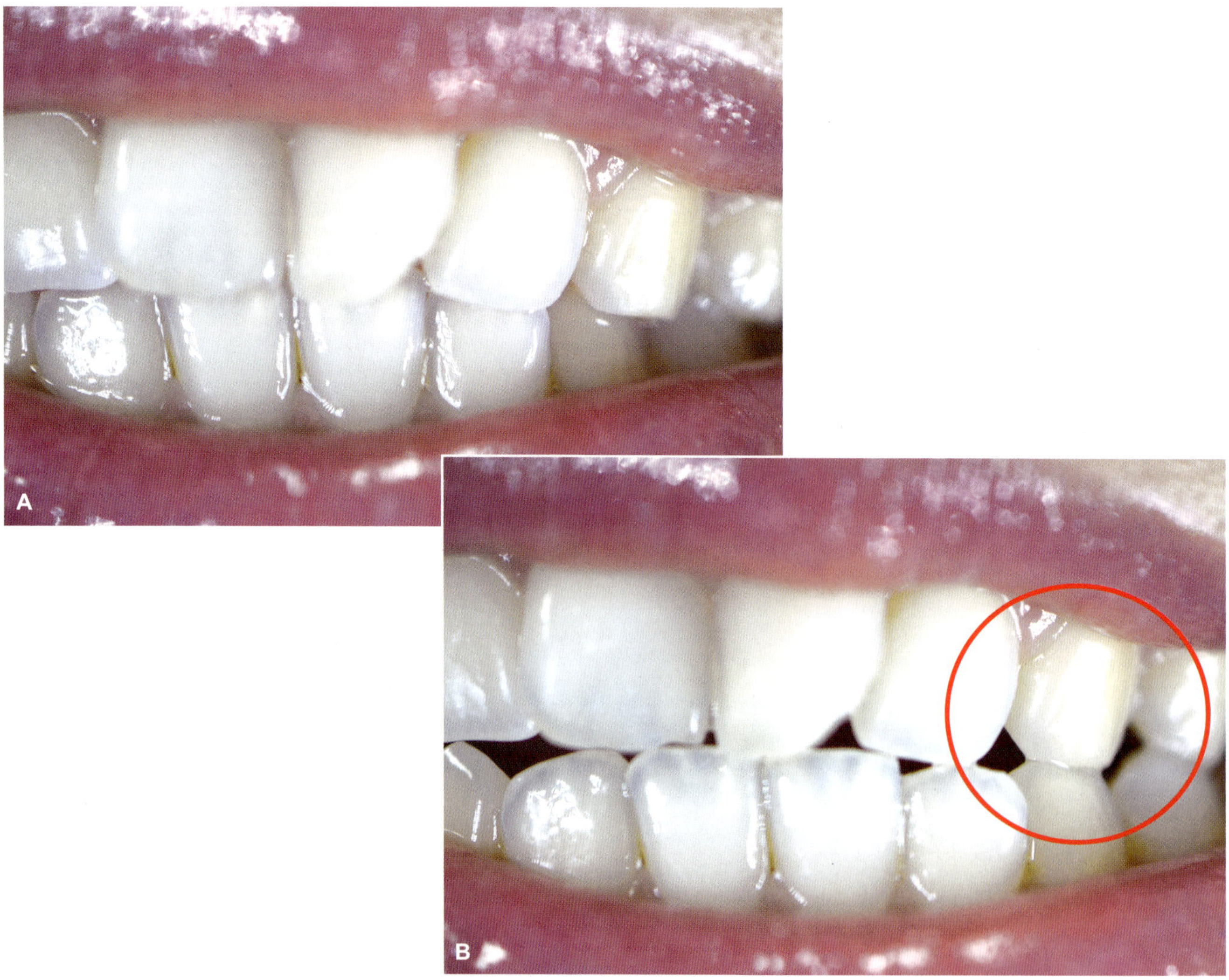

림 3-22 상악 좌측 견치 중심교합(A)과 측방운동(B)

4) 외형 check point

1. 전체적 외형은 반대측 동명치와 같다.
2. 순설측 풍융부는 치경 1/3 부위이다.
3. 순면의 외형은 오각형의 형태이다.
4. 순면에서 볼 때 근심절단우각은 예각에 가깝고 원심절단우각은 둔각에 가깝다.
5. 순면융선은 근심, 중앙, 원심으로 나누어져 있으며, 중앙순면융선의 발달이 가장 좋고 약간 근심에 위치해 있다.
6. 순면에 근심순면구와 원심순면구가 있다.
7. 순면의 치경 1/3 부위에 imbrication line이 있다.
8. 설면결절은 치경 1/3 부위에서 약간 원심측에 위치한다.
9. 설면의 외형은 마름모꼴의 형태이다.
10. 설면의 근심변연융선은 직선적이다.
11. 설면의 원심변연융선은 곡선적이다.
12. 설면융선이 있다.
13. 절단연에서 보면 근심반부는 돌출되어 있고, 원심반부는 평탄하다.
14. 근심절단연보다 원심절단연이 길고 경사도가 크며 설측으로 경사져 있다.
15. 첨두는 순설경 중앙에서 약간 순측에 위치하고 근원심경의 중앙에서 약간 근심측에 위치한다.
16. 근원심 접촉점은 절단 1/3 부위이다.
17. 치간공극은 순측이 설측보다 작고, 절단측이 치은측보다 작다.
18. Over margin이나 under margin이 되지 않았다.
19. 표면이 활택하다.
20. 전체적으로 조화를 이루고 있다.

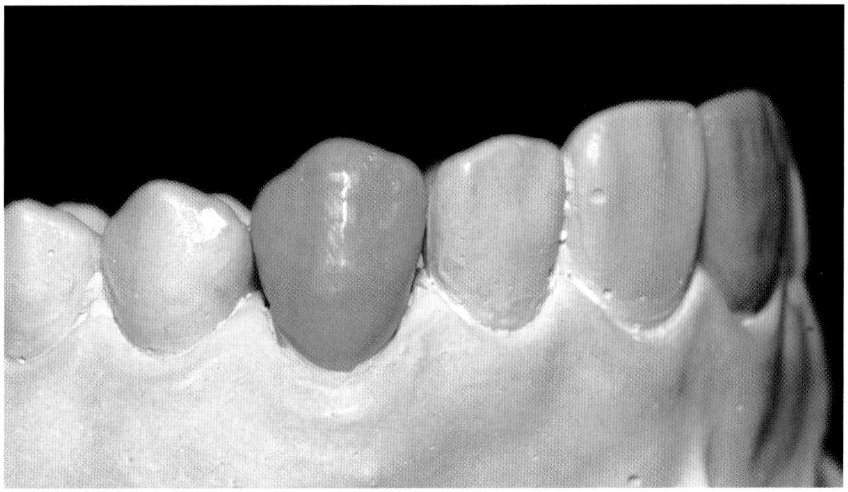

Chapter 03

상·하악 견치 치관의 평균치

<table>
<tr><th rowspan="2">악궁</th><th rowspan="2">치아</th><th colspan="2">치관의 길이</th><th rowspan="2">치관의 근원심경</th><th rowspan="2">치관의 순설경</th></tr>
<tr><th>순면</th><th>구개면</th></tr>
<tr><td>상악</td><td>견치</td><td colspan="2">10.0</td><td>7.5</td><td>8.0</td></tr>
<tr><td>하악</td><td>견치</td><td colspan="2">11.0</td><td>7.0</td><td>7.5</td></tr>
</table>

상·하악 견치 치근의 평균치

<table>
<tr><th rowspan="2">악궁</th><th rowspan="2">치아</th><th>치관 길이</th><th rowspan="2">치경부
근원심경</th><th rowspan="2">치경부
순설경</th><th rowspan="2">근심부
치경선 높이</th><th rowspan="2">원심부
치경선 높이</th></tr>
<tr><th>협근 설근</th></tr>
<tr><td>상악</td><td>견치</td><td>17.0</td><td>5.5</td><td>7.0</td><td>2.5</td><td>1.5</td></tr>
<tr><td>하악</td><td>견치</td><td>16.0</td><td>5.5</td><td>7.0</td><td>2.5</td><td>1.0</td></tr>
</table>

IV. 상악 전치부 교의치

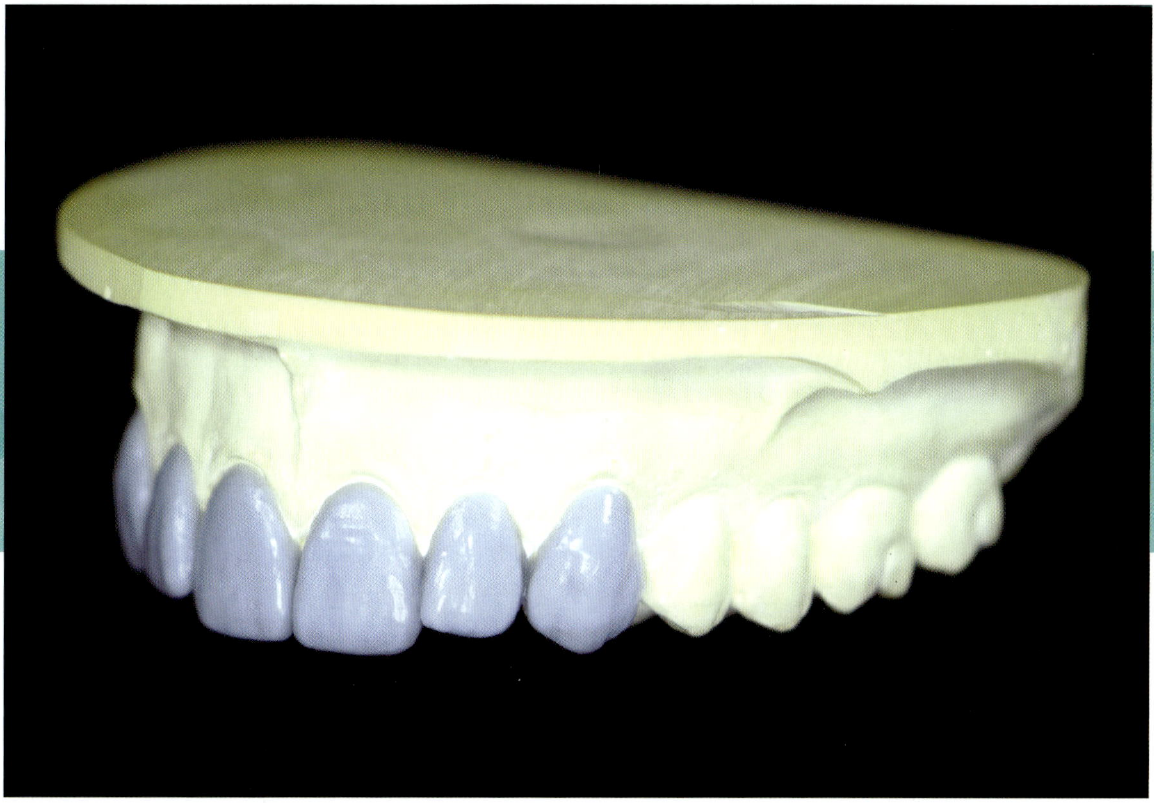

심미성이 중요해진 현대에는 전치부 보철물이 증가하였다.

1 상악 좌측 전치부 교의치

1) 외형과 교합

상악 전치부 교의치(bridge)를 순면에서 관찰해보면 근심절단우각은 예리하고, 원심절단우각은 둥근 외형을 가지고 있다. 측절치가 중절치, 견치에 비해 치축의 경사가 약간 크게 나타나고, 절단연이 교합평면에서 약 0.5mm 치경부 방향으로 짧게 나타난다. 전치부 교의치 설면은 일반적으로 근심변연융선이 직선적으로 주행하고, 원심변연융선은 곡선적으로 주행한다(그림 3-23).

Chapter 03

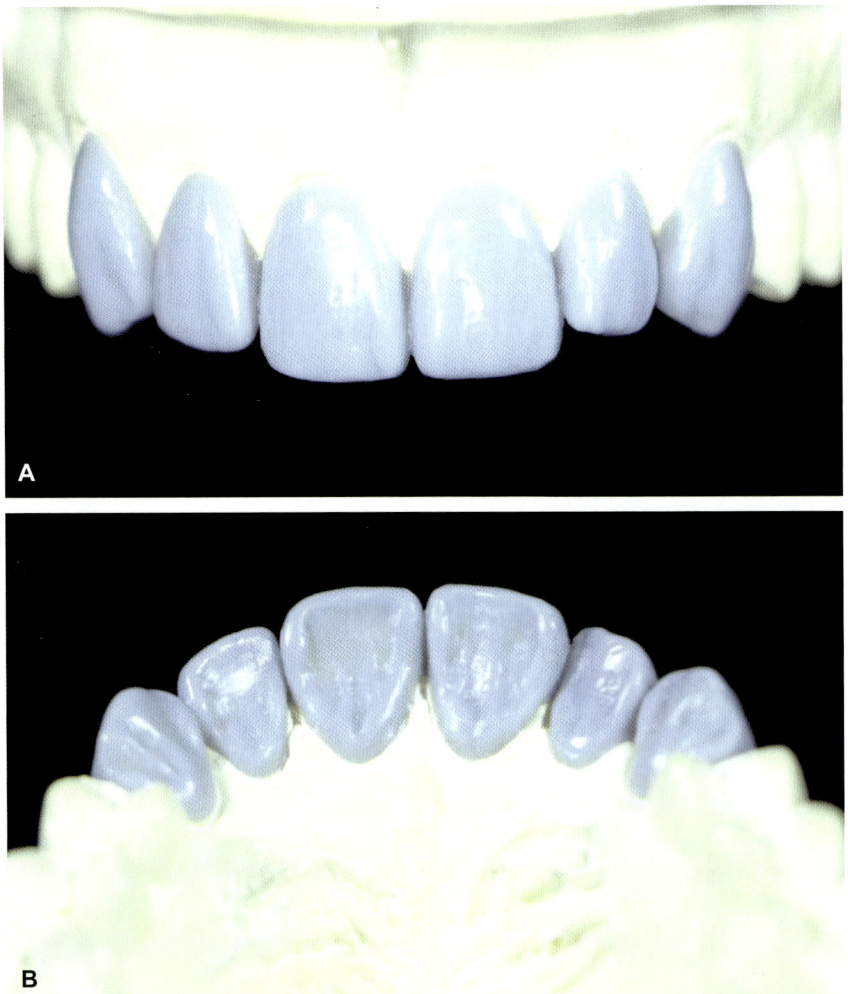

그림 3-23 상악 전치부 교의치 순면(A)과 설면(B)

전치부 교의치의 좌·우측을 관찰해보면 측절치 근심변연융선이 중절치 원심변연융선보다 순측으로 돌출해 있는 것을 볼 수 있다(그림 3-24). 이와 같이 상악 측절치는 형태와 위치변화가 많이 일어나는 치아이므로 임상에서 전치부 교의치를 제작할 경우, 반대측 동명치의 형태를 참고해야 한다.

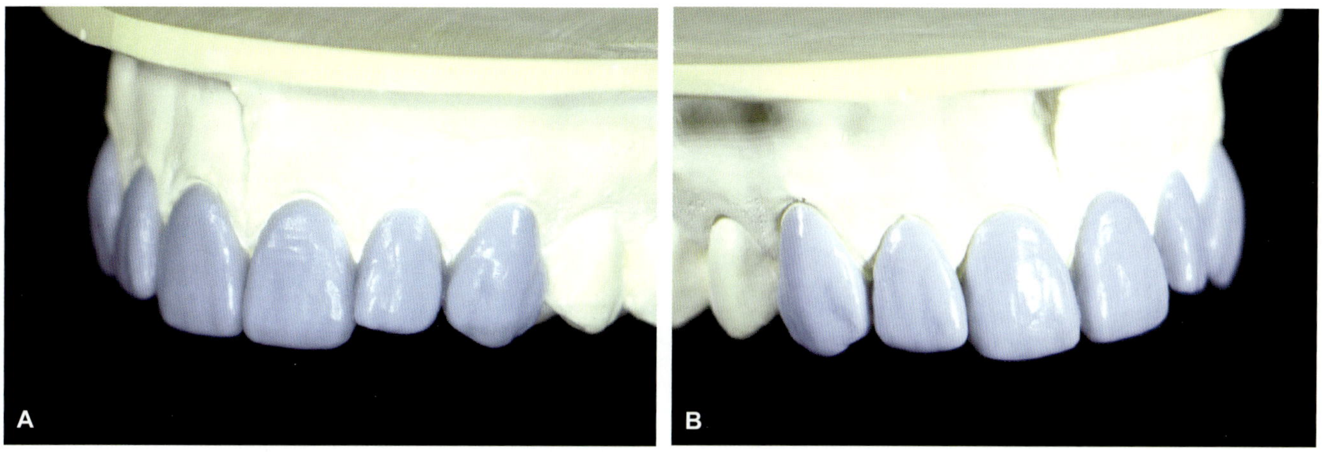

그림 3-24 상악 전치부 교의치 좌(A)와 우(B)

상악 중절치의 근원심 접촉점의 위치는 치관의 절단 1/3 부위이고, 측절치는 근심접촉부가 치관의 절단 1/3, 원심접촉점이 치관의 절단과 중앙 1/3 부위이다. 견치는 근심접촉점이 치관의 절단 1/3과 중앙 1/3의 경계 부위에 위치하고, 원심접촉점은 치관의 중앙 1/3 부위에 위치함으로써 전치부 교의치의 접촉점은 중절치에서 견치로 갈수록 치경부 방향으로 점점 높아진다. 또한 embrasure의 크기도 중절치에서 견치로 갈수록 그 각도가 점점 커진다(그림 3-25).

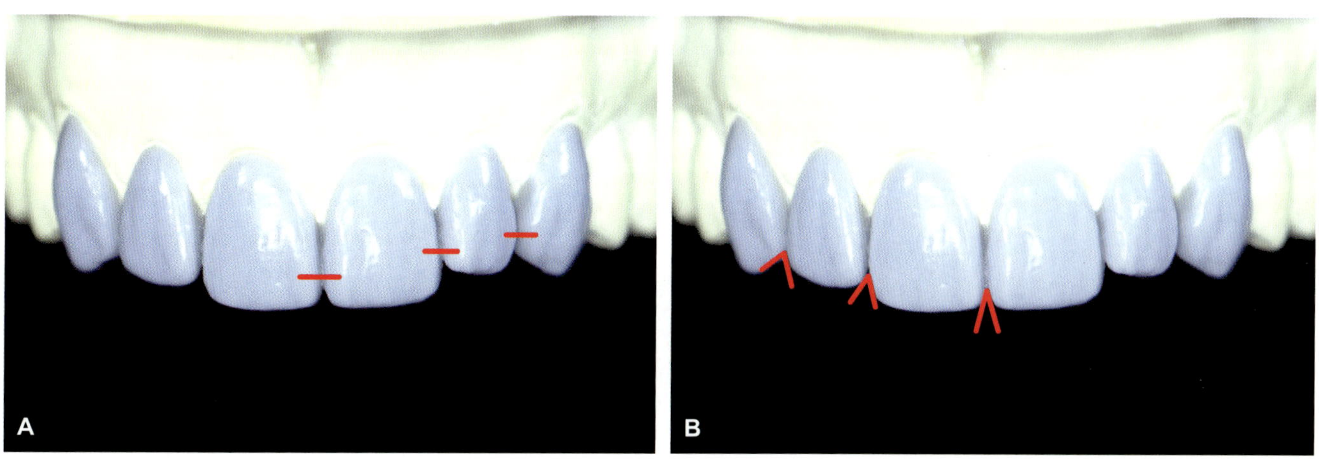

그림 3-25 상악 전치부 교의치 접촉점(A)과 embrasure(B)

2) Live wax up

상악 좌측 전치부 교의치의 외형을 숙지하고 모델을 통해 기본 정보를 취득한 후, 조각을 위한 기본 골격을 만들어 준다. 중앙순측엽의 가장 풍융한 부위에 뼈대를 형성해 주고 그 부위에 살을 붙여 주는 느낌으로 왁스를 적층한다(그림 3-26).

단계별 왁스 업 과정은 아래에 있는 QR코드를 통해 확인할 수 있다.

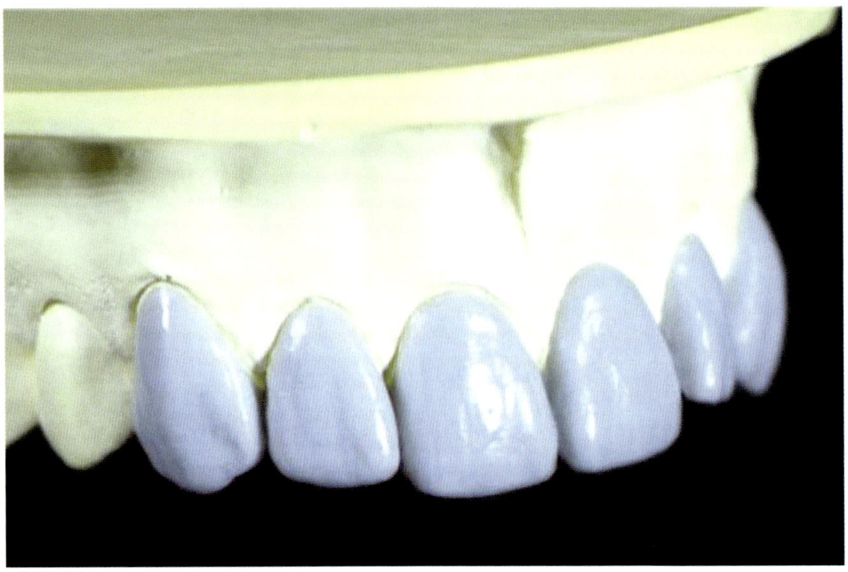

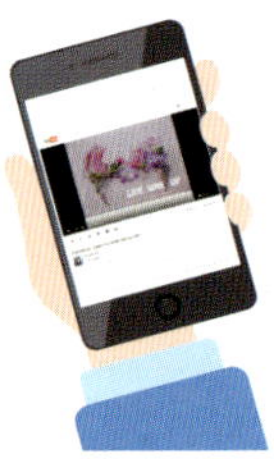

골격 영상　　완성 영상

그림 3-26 상악 좌측 전치부 교의치 형성

3) 외형 check point

1. 전체적 외형은 반대측 동명치와 같다.
2. 순설측 풍융부는 치경 1/3 부위이다.
3. 중절치 근심변연융선은 인접치와 동일한 높이이고, 원심변연융선은 측절치보다 약간 높다.
4. 측절치 근심변연융선은 중절치 원심변연융선보다 약간 낮게 형성되며, 원심변연융선도 견치의 근심변연융선보다 약간 낮게 형성되어 있다.
5. 견치 근심변연융선은 측절치 원심변연융선보다 약간 낮게 형성되며, 원심변연융선은 제1소구치 근심변연융선보다 높지 않게 형성되어 있다.
6. 중절치 중앙순면융선은 중앙에서 약간 원심이고, 견치의 중앙순면융선과 첨두는 약간 근심이며, 순면에 구를 형성해 주었다.
7. 중절치와 측절치의 절단연은 근심에서 원심을 향해 치경측으로 경사져 있는데, 측절치는 더 둥근 형태로 경사져 있다.
8. 근심절단우각은 예각이고, 원심절단우각은 둔각인데, 측절치는 전반적으로 중절치보다 더 둥근 형태이다.
9. 중절치와 측절치에 imbrication line을 형성한다.
10. 설면결절은 치경 1/3 부위에서 약간 원심측에 위치한다.
11. 설면와는 오목하고, 중절치 설면의 근심변연융선은 직선적이며, 설면의 원심변연융선은 곡선적이다.
12. 중절치는 극돌기를 형성하고, 견치는 중앙설면융선을 형성한다.
13. 절단연에서 보면 근심반부는 돌출되어 있고, 원심반부는 평탄하다.
14. 절단연은 수평적이나 원심 부위가 약간 설측경사지고, 견치의 절단연은 근심연보다 원심연이 더 길다.
15. 중절치와 측절치의 치경연은 중앙에서 약간 원심에 위치해 있다.
16. 중절치의 근원심 접촉점은 절단 1/3 부위이고, 측절치의 근심은 절단 1/3이며, 원심은 절단과 중앙 1/3 부위이고, 견치의 근심은 절단과 중앙 1/3이며, 원심은 중앙 1/3 부위에 위치한다.
17. 치간공극은 순측이 설측보다 작고, 절단측이 치은측보다 작다.
18. Over margin이나 under margin이 되지 않았다.
19. 표면이 활택하다.
20. 전체적으로 조화를 이루고 있다.

상·하악 전치부 치관의 평균치

악궁	치아	치관의 길이		치관의 근원심경	치관의 순설경
		순면	구개면		
상악	중절치	10.5		8.5	7.0
	측절치	9.0		6.5	6.0
하악	중절치	9.0	9.5	5.0	6.0
	측절치	9.5	10.0	5.5	6.5
상악	견치	10.0		7.5	8.0
하악	견치	11.0		7.0	7.5

상·하악 전치부 치근의 평균치

악궁	치아	치관 길이 협근 설근	치경부 근원심경	치경부 순설경	근심부 치경선 높이	원심부 치경선 높이
상악	중절치	13.0	7.0	6.0	3.5	2.5
	측절치	13.0	5.0	5.0	3.0	2.0
하악	중절치	12.5	3.5	5.3	3.0	2.0
	측절치	14.0	4.0	5.8	3.0	2.0
상악	견치	17.0	5.5	7.0	2.5	1.5
하악	견치	16.0	5.5	7.0	2.5	1.0

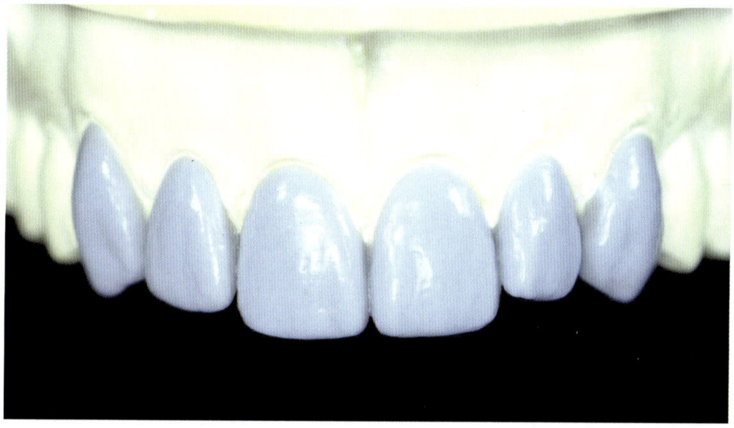

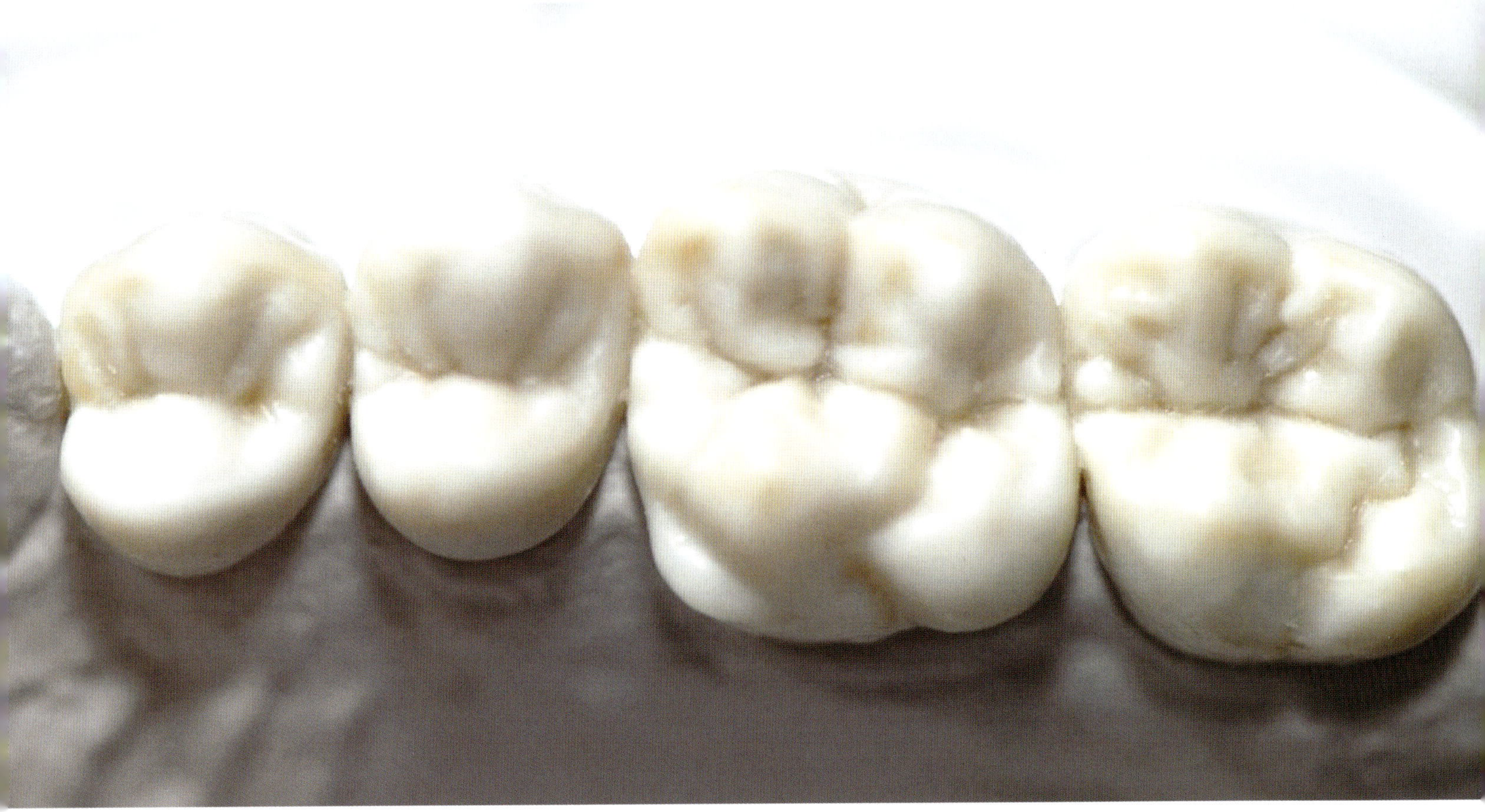

Occlusion Shows course of people's life

교합은 그 사람이 살아온 발자취를 보여준다.

- 박 연 경 -

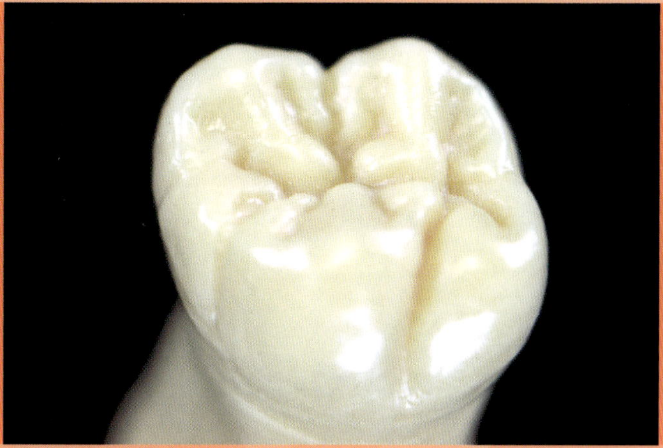

Chapter 04 상악 구치부

Ⅰ. 상악 제1소구치
Ⅱ. 상악 제2소구치
Ⅲ. 상악 제1대구치
Ⅳ. 상악 제2대구치
Ⅴ. 상악 구치부 교의치

I. 상악 제1소구치

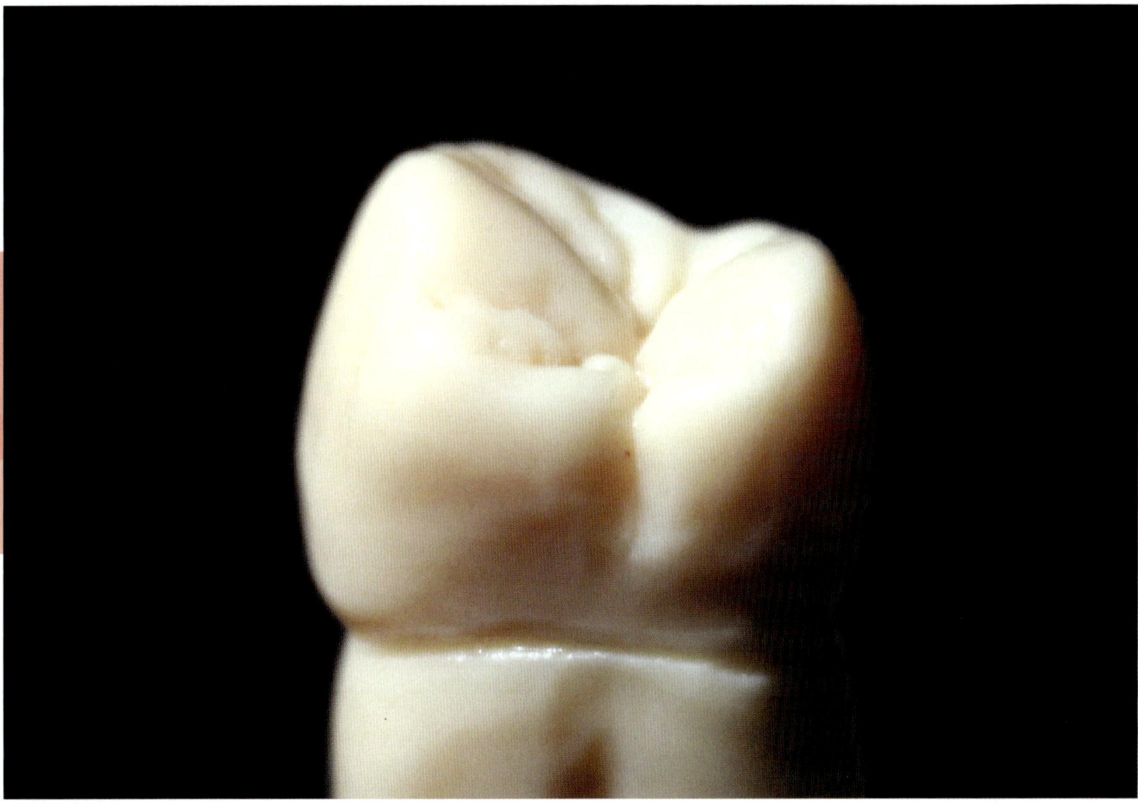

근심으로는 전치부를, 원심으로는 구치부를 잇는 제1소구치는 전치부와 같은 심미적인 외형을 포함해서 구치부와 같은 기능적인 면이 조화롭게 어우러지도록 해야 한다.

상악 좌측 제1소구치

제작과정

Production process

Live wax up

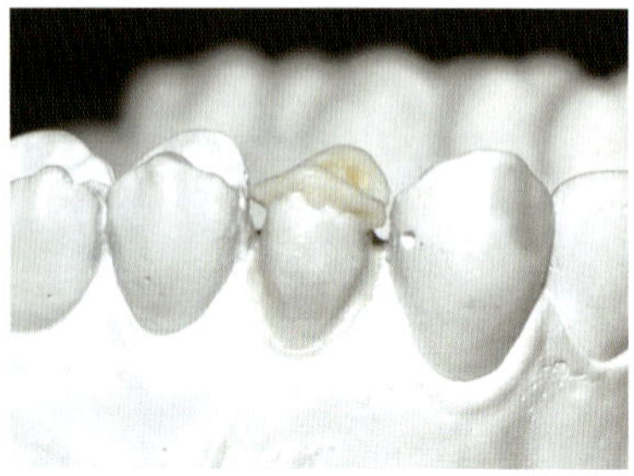

1. 교합면 외형 협면

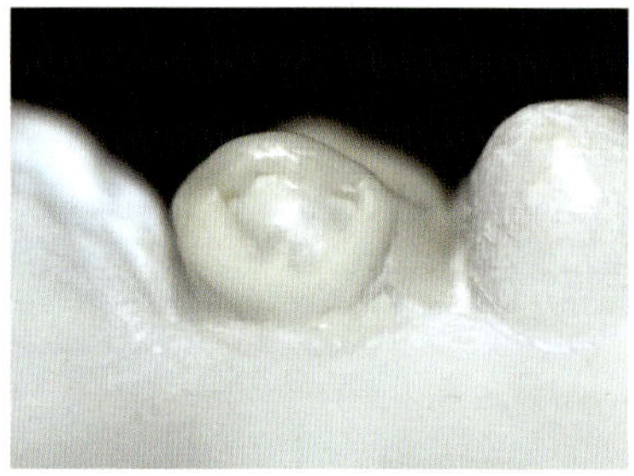

5. 설면 외형

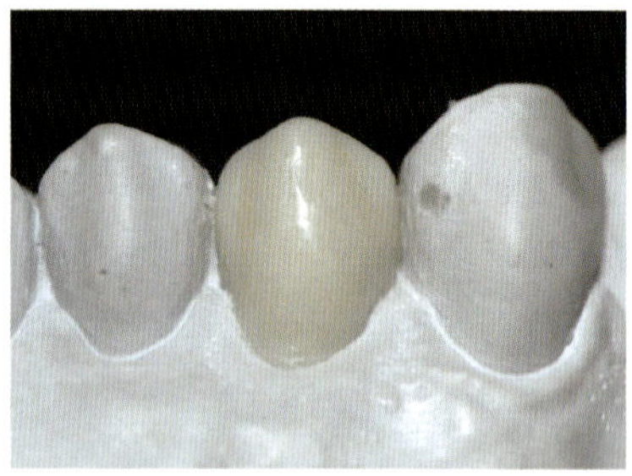

9. 협면 완성

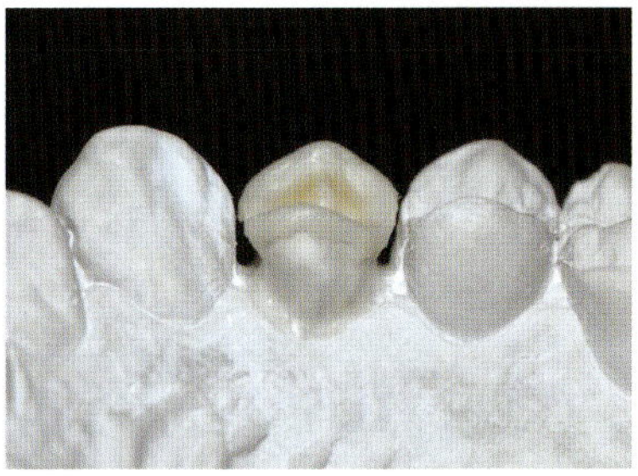

2. 교합면 외형 설면

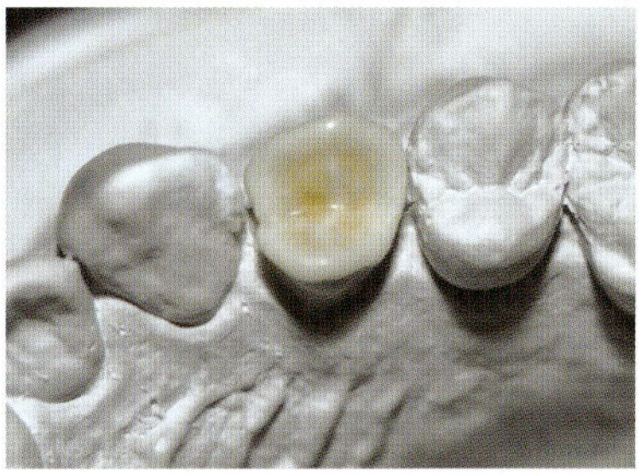

3. 교합면 외형

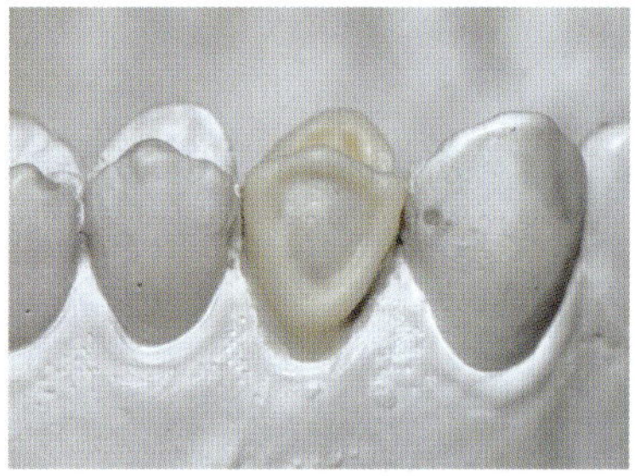

4. 협면 외형

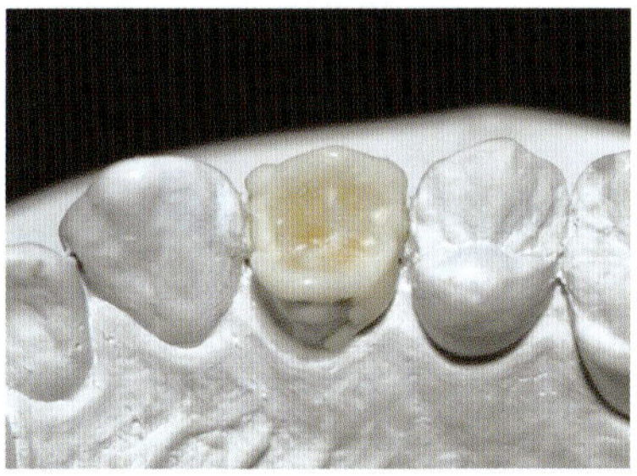

6. 교합면 우각

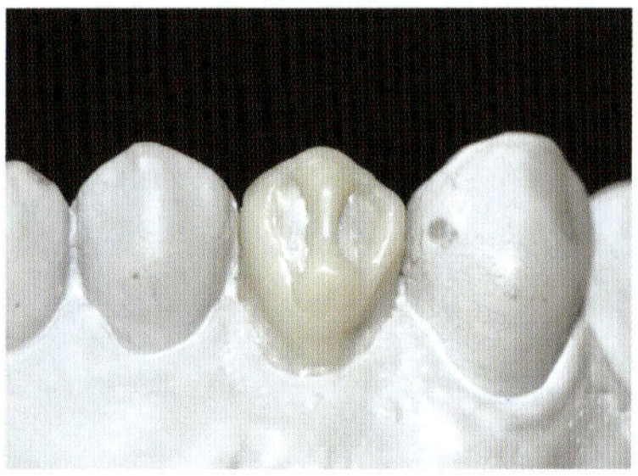

7. 협면 중앙융선

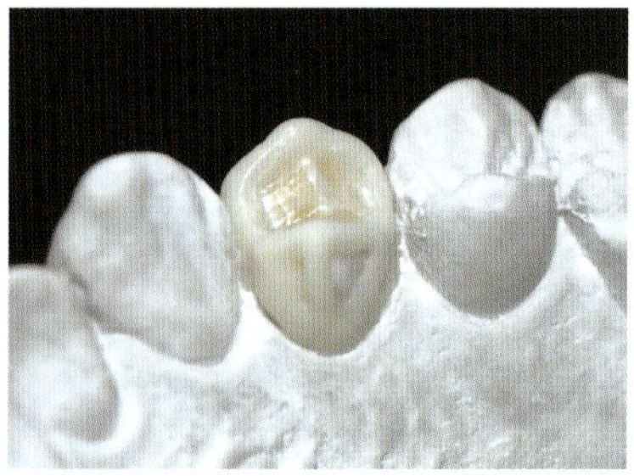

8. 설면 중앙융선

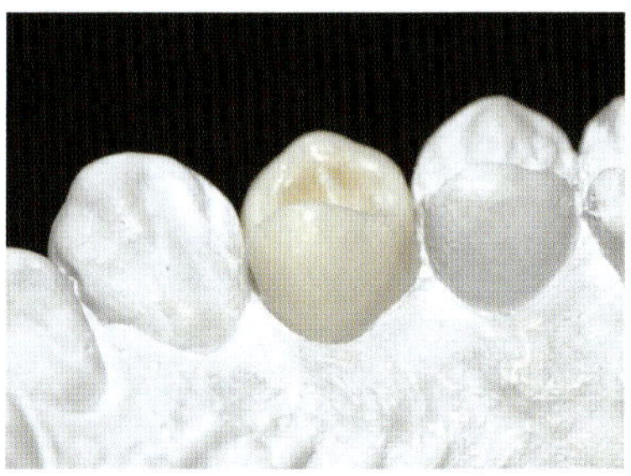

10. 설면 형성

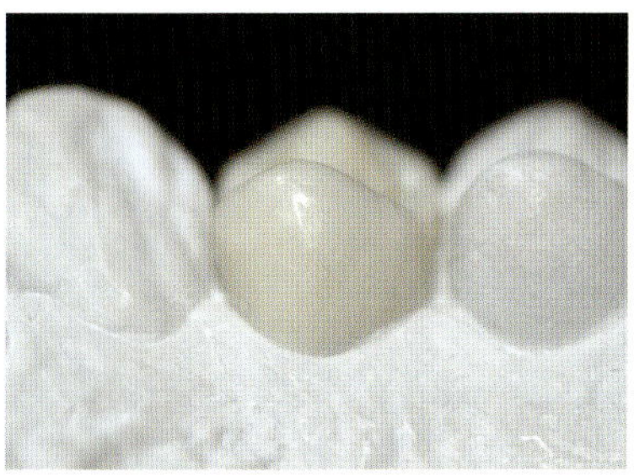

11. 설면 완성

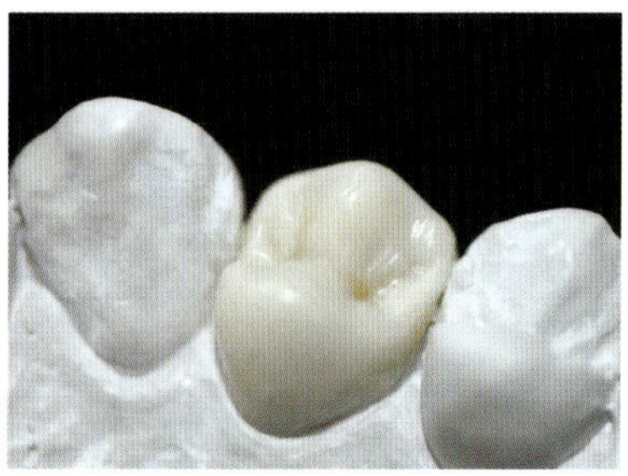

12. 교합면 완성

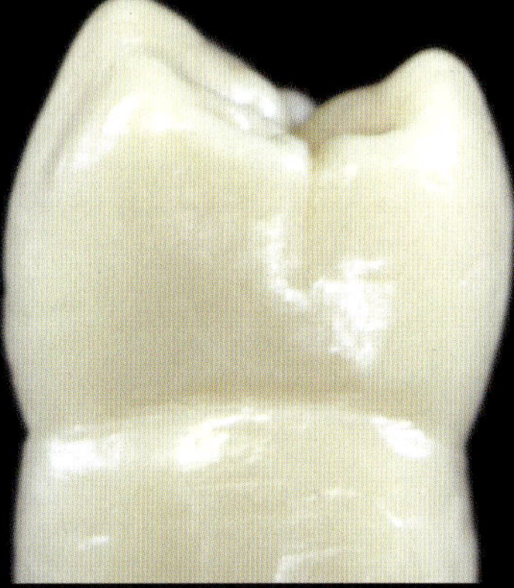

M

Live wax up

1 상악 좌측 제1소구치

1) 외형과 교합

대부분 치아의 심미적인 외형을 언급할 때는 중절치에서 견치까지만 생각한다. 그러나 상악 제1소구치는 스마일 라인상에서도 관찰되는 치아이기 때문에 협측 외형 제작을 소홀히 여겨서는 안 된다(그림 4-1).

스마일 라인에서 관찰했을 때 제1소구치의 눈에 띄는 외형을 크게 4부분으로 나누어 볼 수 있다. 협면 중앙융선과 근심 협면구, 치경부 허리 부분의 슬림함, 마지막으로 교합연을 확인할 수 있다. 교합연은 협측교두에서 나오는 융선이 교합연을 향해 경사져 있는 것을 볼 수 있다. 그림 4-2를 보면 빨간색 선이 협면 중앙융선, 화살표가 가리키는 곳은 치경부 허리, 화살표가 가리키는 방향에 있는 치아의 협면에 근심 협면구가 존재하고 있다.

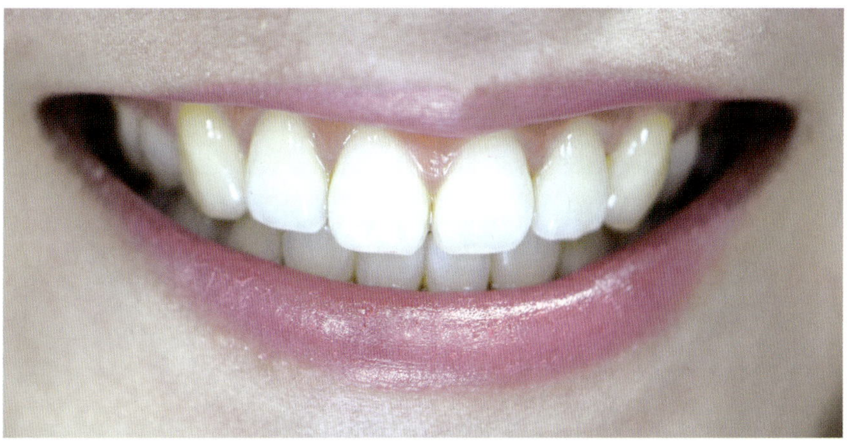

그림 4-1 스마일 라인

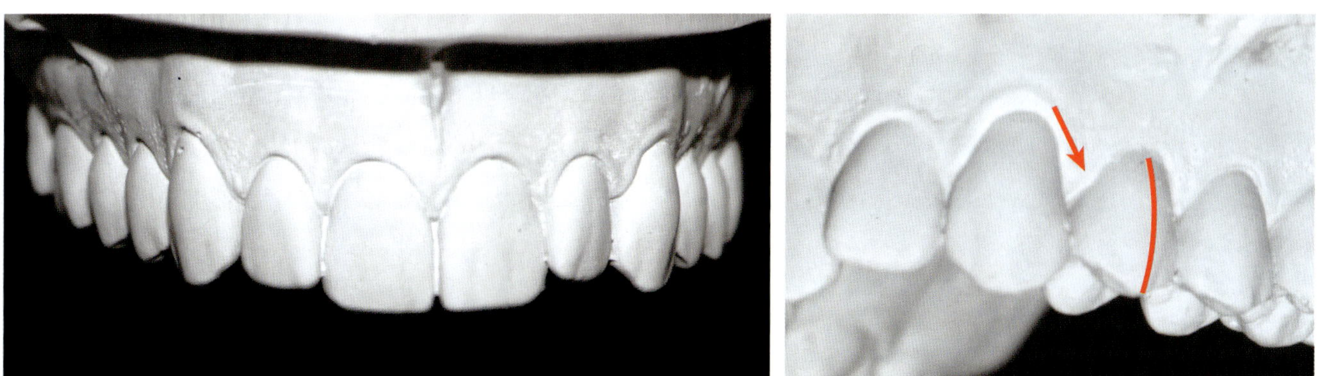

그림 4-2 상악 제1소구치 협면 중앙융선

협면에서 다른 구치부와 다른 가장 큰 특징은 근심우각이 원심우각보다 둔각을 이루면서 우각상징과는 반대의 특징이 나타난다는 것이다. 또한 협면융선의 발달로 인해서 근심협면구와 원심협면구가 길게 나타난다.

설면에서 설측교두는 협측교두보다 치관의 길이가 약 1mm 가량 짧고, 근원심경의 폭도 작게 나타나며, 교두정도 약간 근심측에 위치한다. 또한 설면융선의 발육은 미비하게 나타난다(그림 4-3).

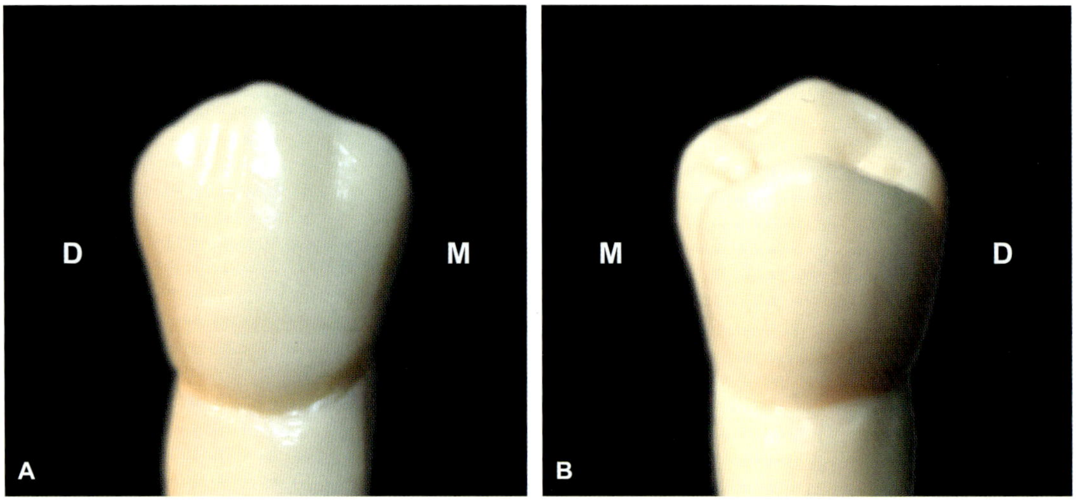

그림 4-3 상악 좌측 제1소구치 협면(A)과 설면(B)

근심면 접촉부의 위치는 교합면에서 치경부 방향으로 3등분 했을 때 교합 1/3과 중앙 1/3의 경계부위에 위치하고, 교합면에서 내려다보았을 때 약간 협측에 위치한다. 접촉부에서 치경부 방향으로는 치근까지 오목한 면이 연장되면서 치은을 자연스럽게 압박할 수 있는 곡면이 형성된다.

교합면의 중심구에서부터 근심면의 교합 1/3과 중앙 1/3의 경계 부위까지 근심변연구가 위치하는데, 이 구는 접촉부보다 설측에 위치하면서 치경부를 향하여 약간 내려가 끝난다. 이로 인해 종종 변연융선상에 소결절이 형성되기도 한다.

원심면은 근심면이 전치부에 인접한 것과 달리 구치부에 인접해 있기 때문에 원심면의 접촉부는 근심면의 접촉부에 비해 넓고, 협측과 교합측으로 더 치우쳐서 위치해 있다. 그리고 원심변연융선상에서는 원심변연구가 존재하지 않거나 미약하게 발달되어 있다(그림 4-4).

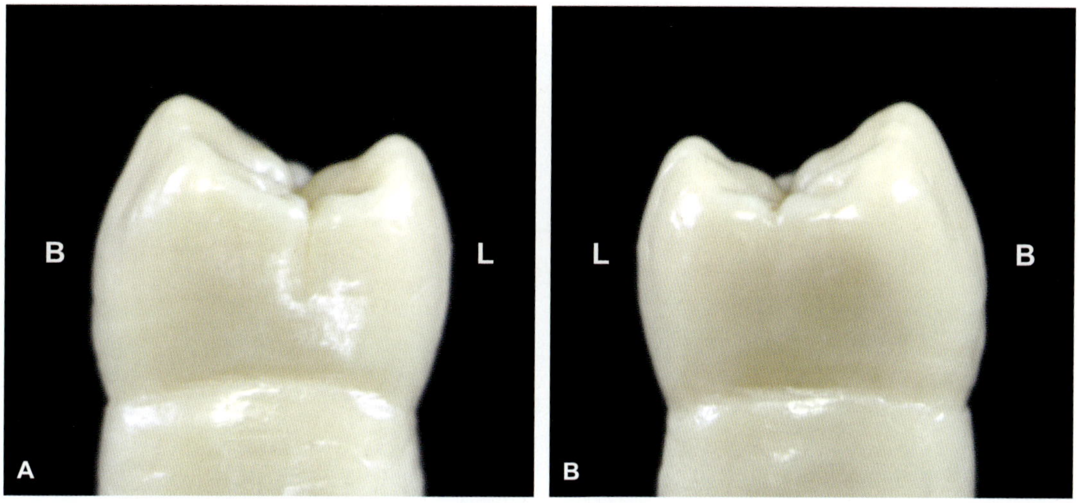

그림 4-4 상악 좌측 제1소구치 근심면(A)과 원심면(B)

교합면에서 관찰했을 때 가장 큰 특징으로는 협측교두와 설측교두의 협설폭 크기의 비가 3:2로 나타난다는 것이다(그림 4-5). 협측에서부터 시계 방향으로 관찰해보면 협측 교두정은 근원심 중앙에서 약간 원심측에 위치하고, 근심연은 원심연보다 짧으면서 접촉부도 원심연보다 약간 협설경 중앙에 위치해 있다. 설측 교두정은 근원심 중앙에서 약간 근심측에 위치해 있고, 구치부와 연결되는 원심협측반부는 근심협측반부보다 풍융하게 나타나면서 원심연이 근심연보다 길며, 접촉부도 협설경에서 좀 더 협측에 위치해 있다.

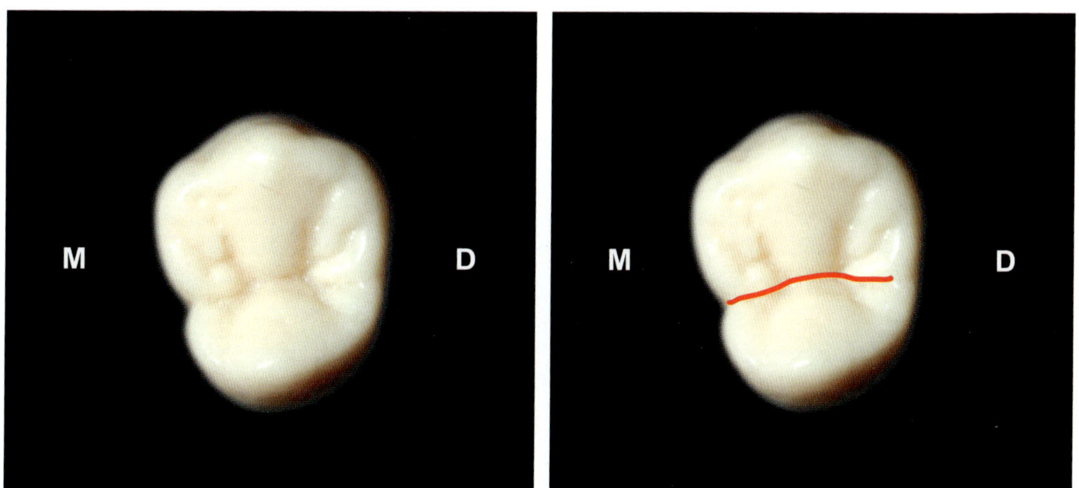

그림 4-5 상악 좌측 제1소구치 교합면

교합면을 형성하기 전에 교합면의 특징을 숙지하고 나서 교합면 map(지도)을 그려주면 작업을 더 수월하게 할 수 있다. 교합면 map이란 교합면에 형성할 구와 융선의 위치를 미리 교합면에 표시해 두고, 그 위치를 참고해서 교합면을 형성해 주는 것이다(그림 4-6).

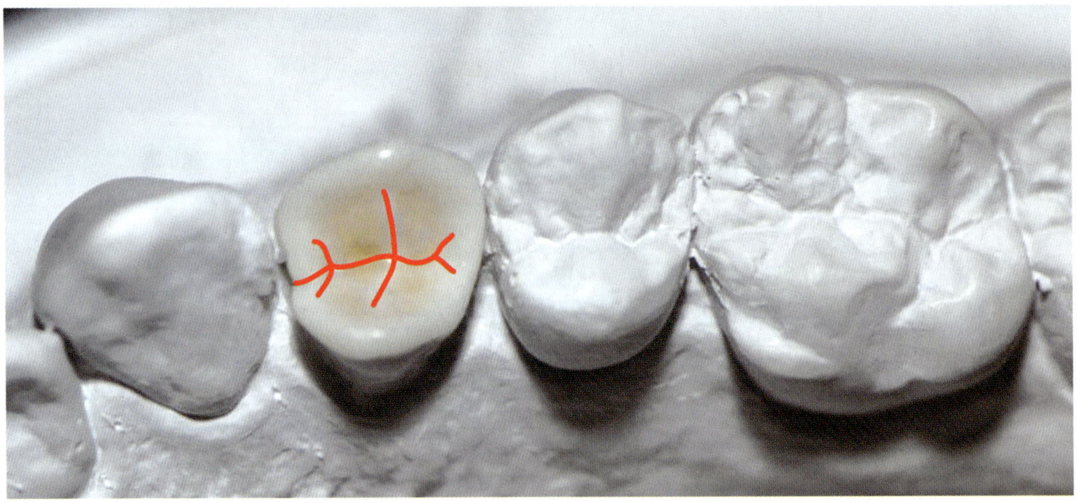

그림 4-6 상악 좌측 제1소구치 교합면 map

지금까지 외형을 살펴봤다면, 이제부터는 "교합이론"(Ralf Suckert 저, Neuer Merkuer 출판사)에 언급된 교합나침반과 교합점에 대해서 살펴보겠다. 우선 제1소구치의 교합나침반은 아래의 그림과 같다(그림 4-7). 앞서 언급했듯이 설측 교두정은 근원심 중앙에서 약간 근심쪽에 위치하는데 이와 같은 외형은 하악 운동의 흐름과 관계가 있다.

NAT를 기준으로 본 교합점은 아래의 그림과 같다(그림 4-8). 이때 주의할 점으로는 원심설측반부가 측전방운동에 장애가 되지 않도록 약간 평평하게 제작해야 한다. 또한 후방운동에 장애가 되지 않도록 근심반부도 제작에 유념해야 한다.

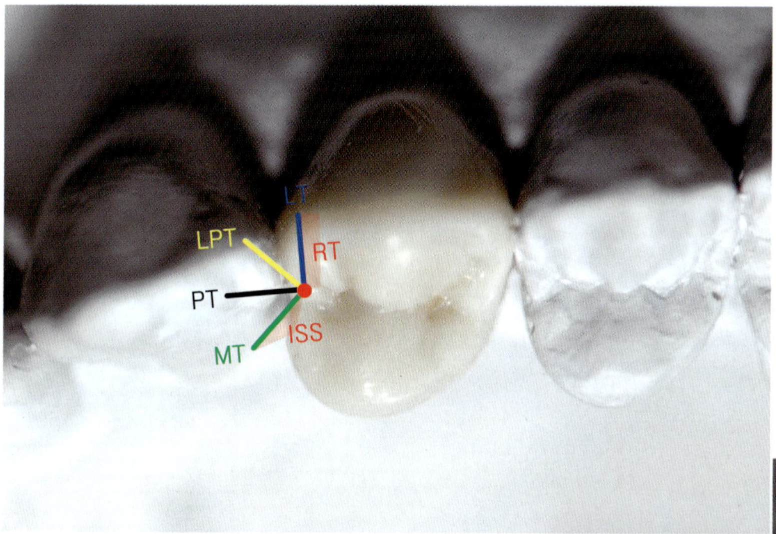

그림 4-7 상악 좌측 제1소구치 교합나침반

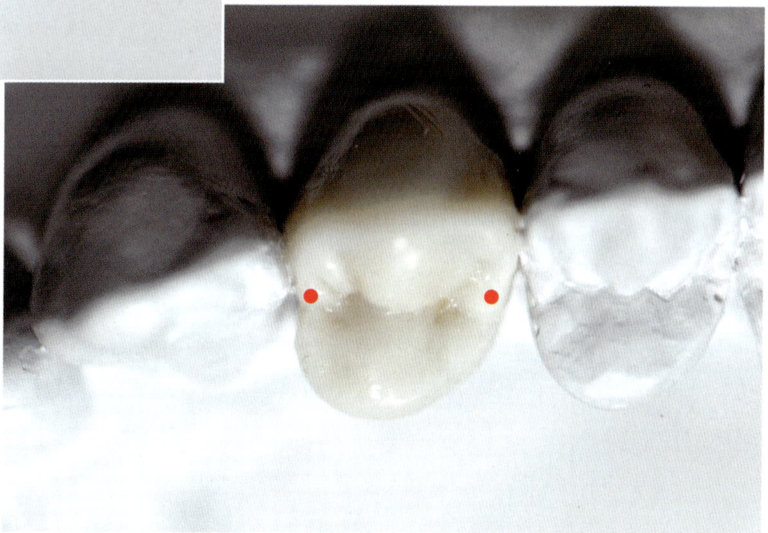

그림 4-8 상악 좌측 제1소구치 교합점

2) Live wax up

먼저 기본 골격을 만들어 준다. 협면과 설면의 가장 풍융한 위치에 골격을 형성해 주고 교합면에는 map을 표시해 준다. 그 다음에 뼈대에 살을 붙여준다는 느낌으로 왁스를 채워주면서 융선과 구를 형성해 준다. 골격을 형성하는 영상은 아래의 QR코드를 통해 확인할 수 있다(그림 4-9).

교합면 map에 준하여 교합면을 형성하는 영상은 아래의 QR코드를 통해 확인할 수 있다(그림 4-10).

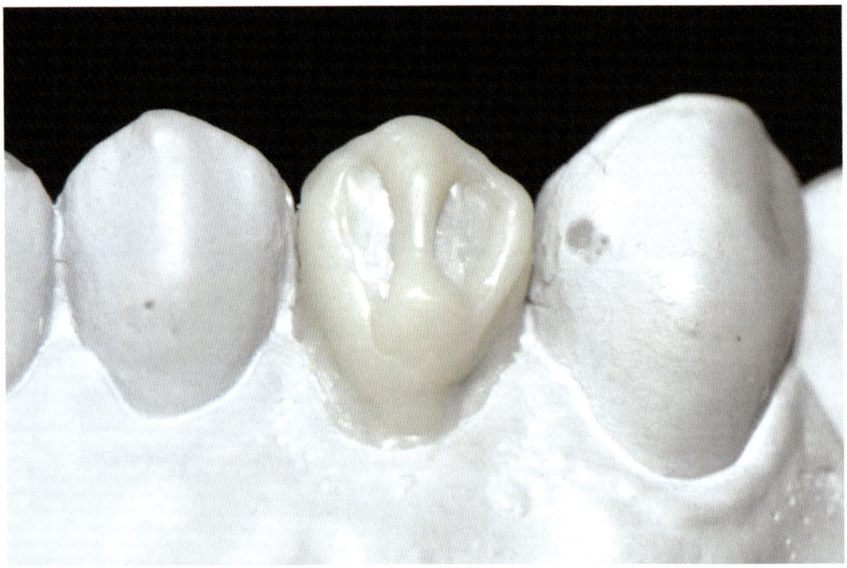

그림 4-9 상악 좌측 제1소구치 골격 형성

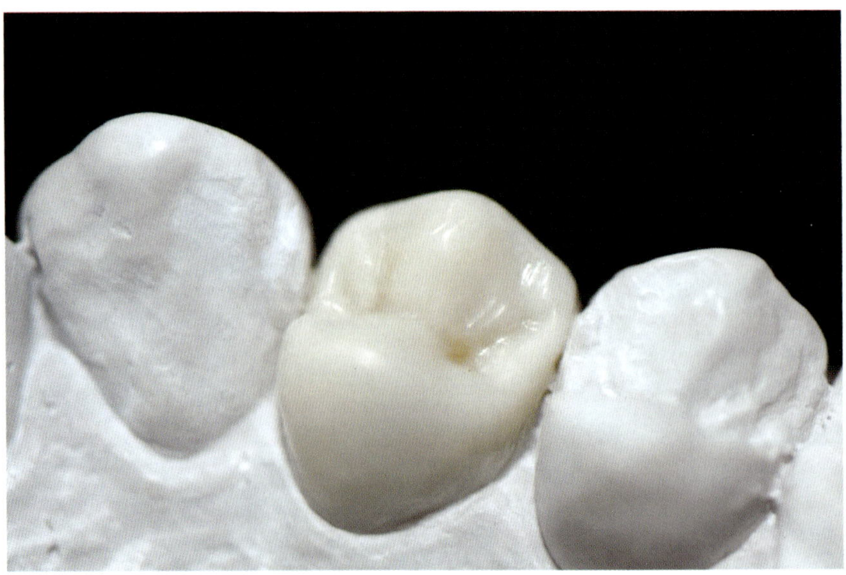

그림 4-10 상악 좌측 제1소구치 교합면 형성

3) 실전 check point

전치부와 마찬가지로 스마일 라인을 관찰했을 때 보이는 상악 제1소구치 근심협측반부의 형성을 체크해 볼 필요가 있다. 우선 중앙협면융선의 풍융도가 인접치와 조화를 이루는지 체크해 본다(그림 4-11). 또한 치은부와 절단부의 embrasure도 주위 인접치와 조화를 이루고 있는지 확인해 봐야 한다.

전반적으로 구치부 embrasure의 크기는 후방으로 갈수록 작아지는 경향을 보인다. 또한 스마일 라인에서 관찰했을 때 협측교두융선의 풍융도가 적절히 형성되었는지 체크해 보아야 한다.

근원심 치경부 부위에서 협측 교두정을 향해 형성되는 오목한 구가 상악 제1소구치를 3차원 형상으로 보이게 하면서 슬림한 느낌을 주기 때문에, 조각도를 교합면에서 치경부 방향으로 잡고 협측반부와 근원심반부가 만나는 연 부위에서 협측반부쪽으로 삭제해 주도록 한다(그림 4-12).

Chapter 04

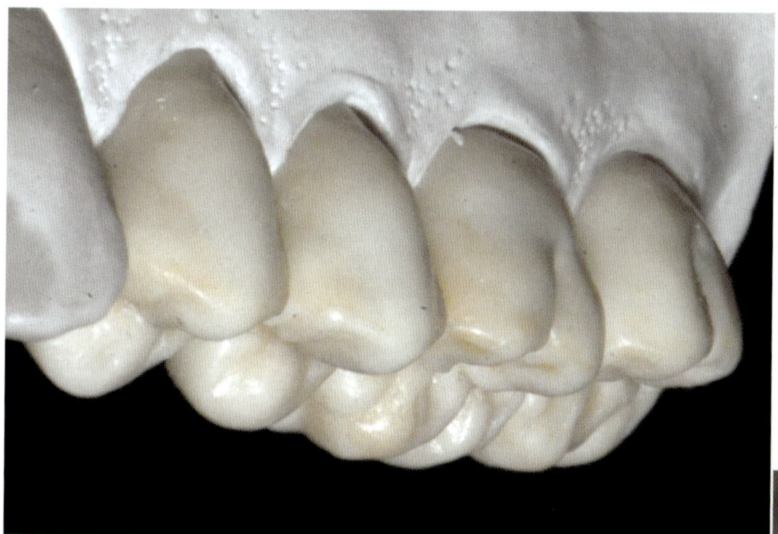

그림 4-11 상악 좌측 제1소구치 근심협측반부

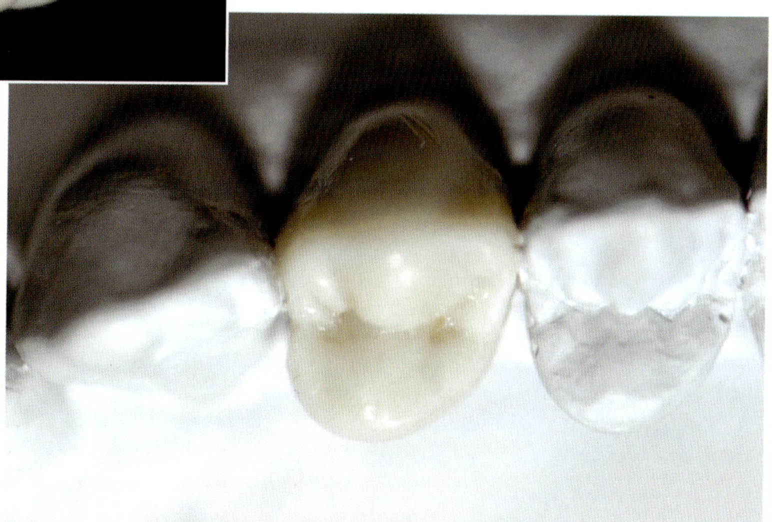

그림 4-12 상악 좌측 제1소구치 협측반부의 오목한 형상

상악 제1, 2소구치 치관의 평균치

<table>
<tr><th rowspan="2">악궁</th><th rowspan="2">치아</th><th colspan="2">치관의 길이</th><th rowspan="2">치관의 근원심경</th><th rowspan="2">치관의 협설경</th></tr>
<tr><th>순면</th><th>구개면</th></tr>
<tr><td rowspan="2">상악</td><td>제1소구치</td><td colspan="2">8.5</td><td>7.0</td><td>9.0</td></tr>
<tr><td>제2소구치</td><td colspan="2">8.5</td><td>7.0</td><td>9.0</td></tr>
</table>

상악 제1, 2소구치 치근의 평균치

<table>
<tr><th rowspan="2">악궁</th><th rowspan="2">치아</th><th colspan="2">치관 길이</th><th rowspan="2">치경부
근원심경</th><th rowspan="2">치경부
협설경</th><th rowspan="2">근심부
치경선 높이</th><th rowspan="2">원심부
치경선 높이</th></tr>
<tr><th>협근</th><th>설근</th></tr>
<tr><td rowspan="2">상악</td><td>제1소구치</td><td colspan="2">14.0</td><td>5.0</td><td>8.0</td><td>1.0</td><td>0.0</td></tr>
<tr><td>제2소구치</td><td colspan="2">14.0</td><td>5.0</td><td>8.0</td><td>1.0</td><td>0.0</td></tr>
</table>

상악 제1, 2소구치 교두의 비율

악궁	치아	협설측 교두비	설측 근원심 교두비	협측 근원심 교두비
상악	제1소구치	3 : 2		
	제2소구치	1 : 1		

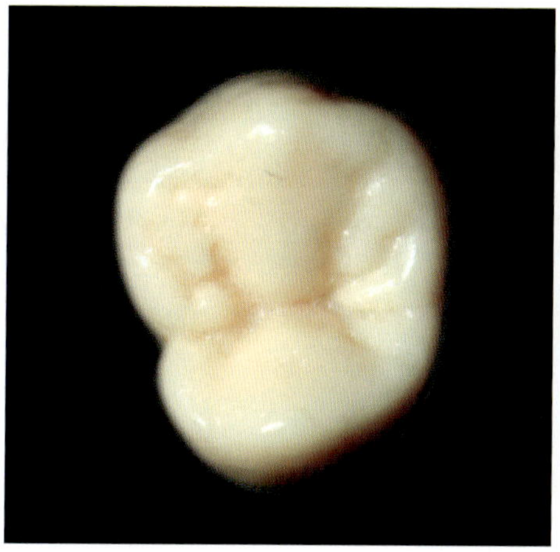

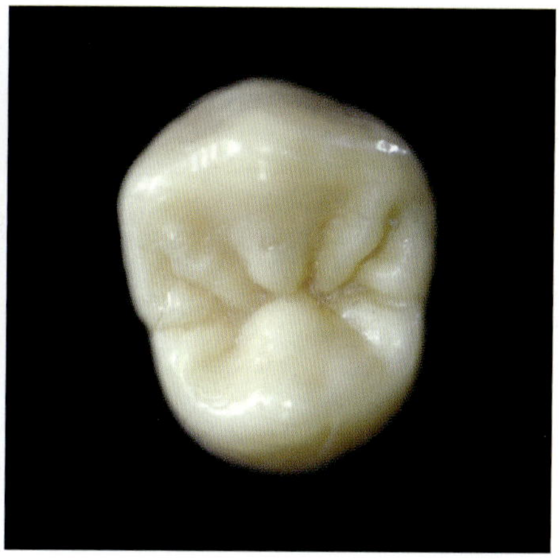

II. 상악 제2소구치

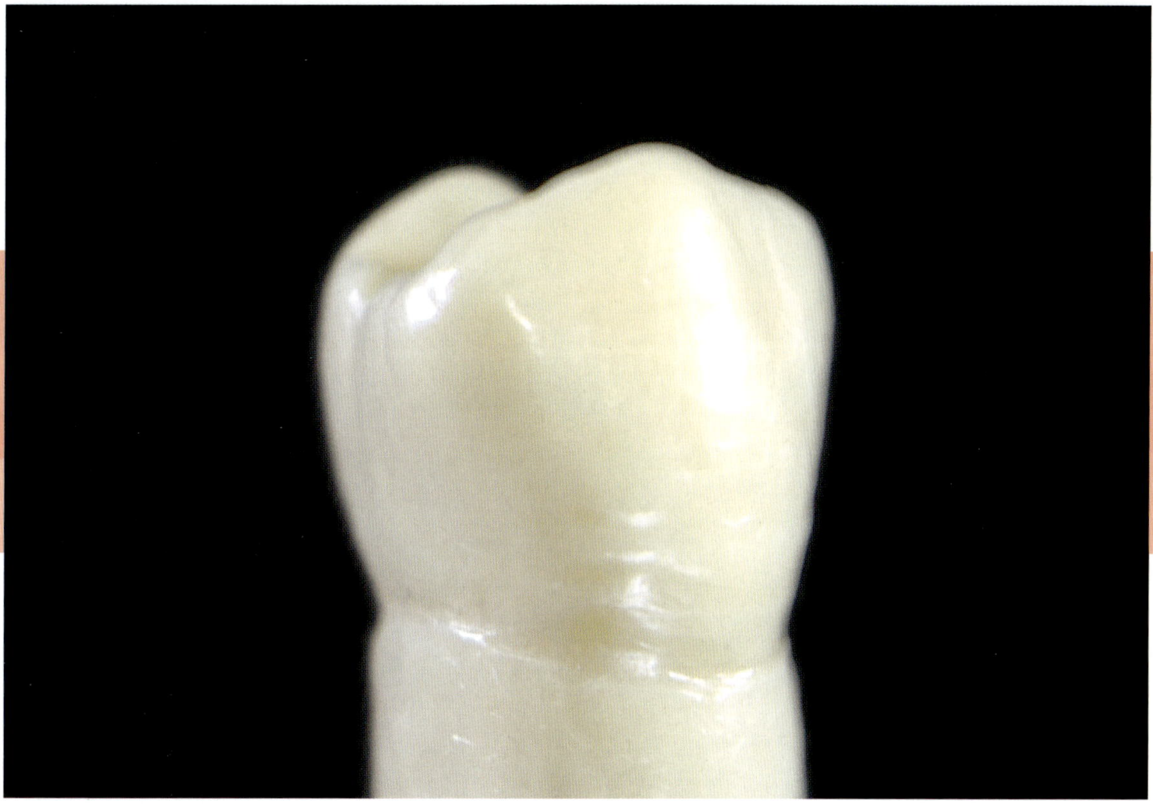

형태적·기능적 측면 모두 제1소구치와 비슷하다.

상악 좌측 제2소구치

제작과정

Production process

Live wax up

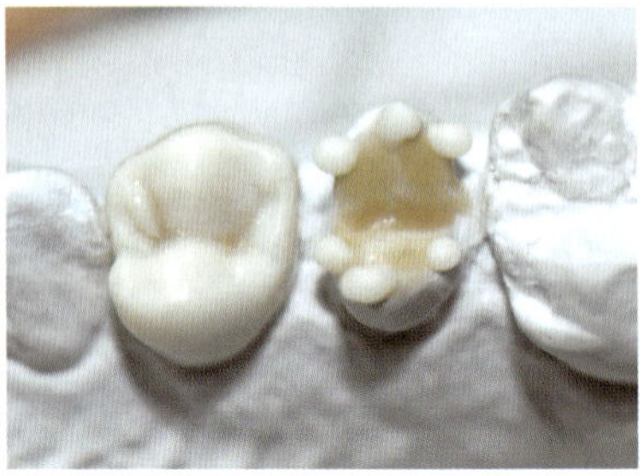

1. 교두정, 우각

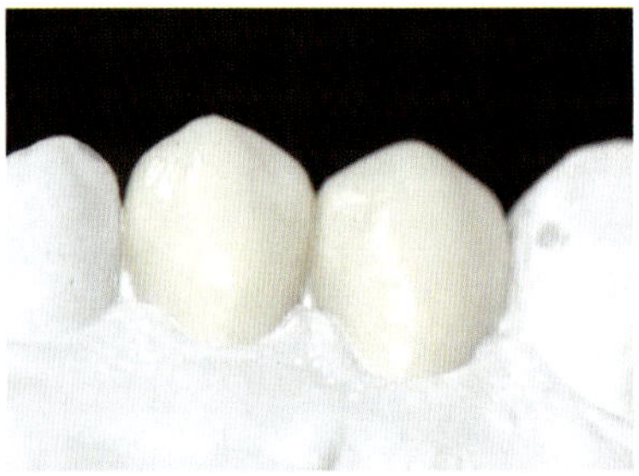

5. 협면 완성

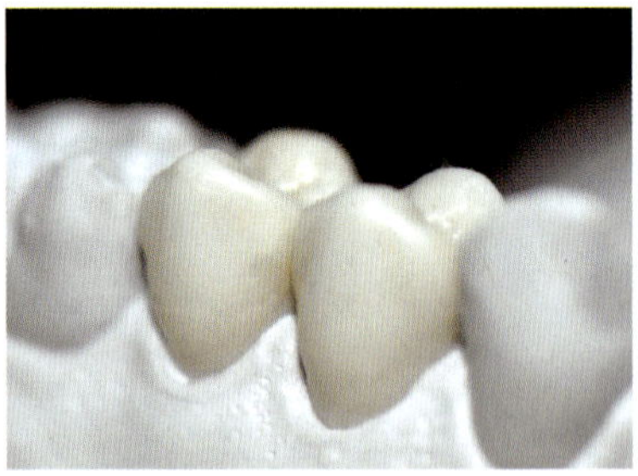

9. 협면 교두 높이

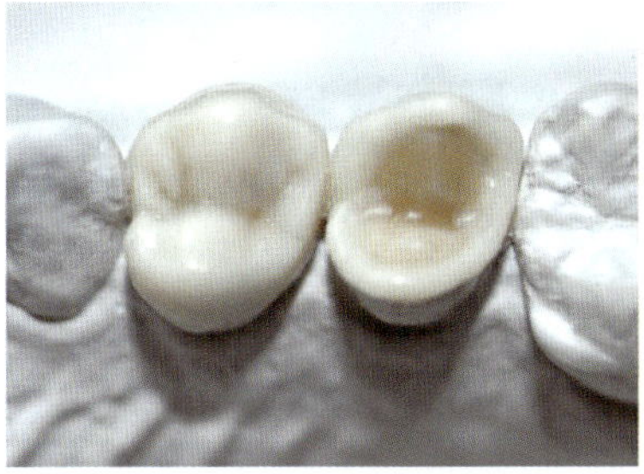

2. 교합면 외형

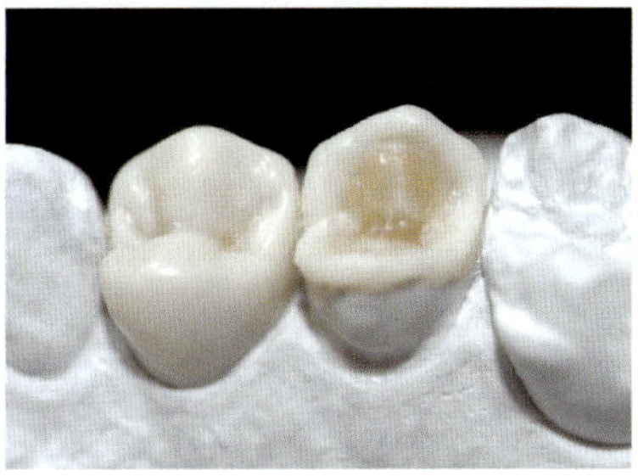

3. 교두 높이

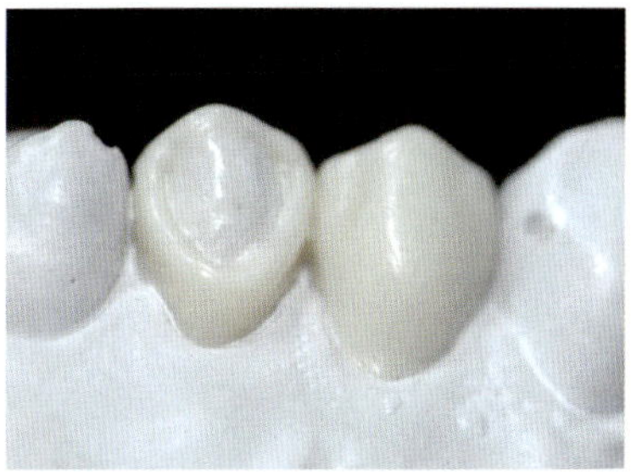

4. 협면 외형

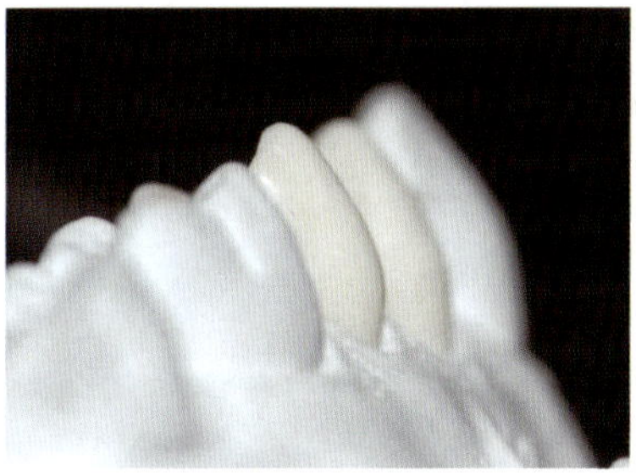

6. 협면 풍융도

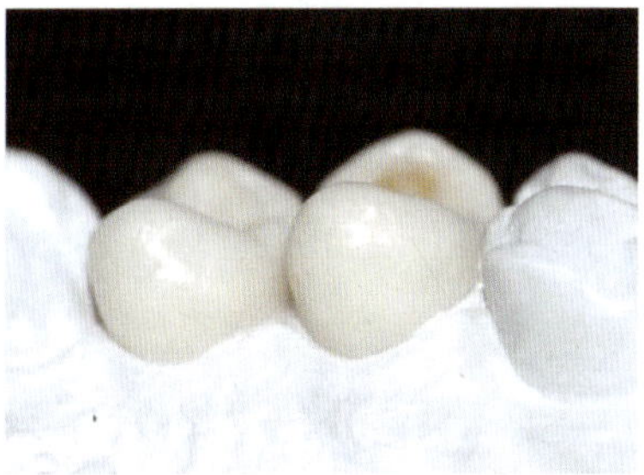

7. 설면 외형

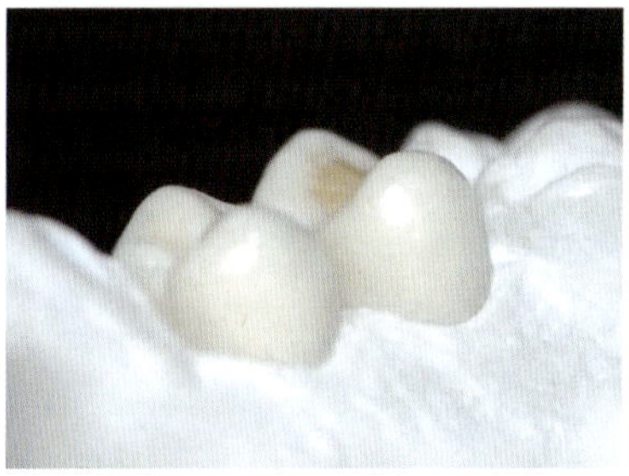

8. 설면 교두 높이

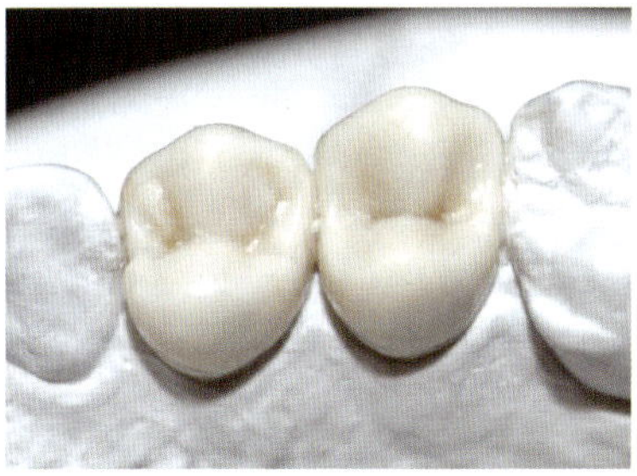

10. 교합면 삼각융선

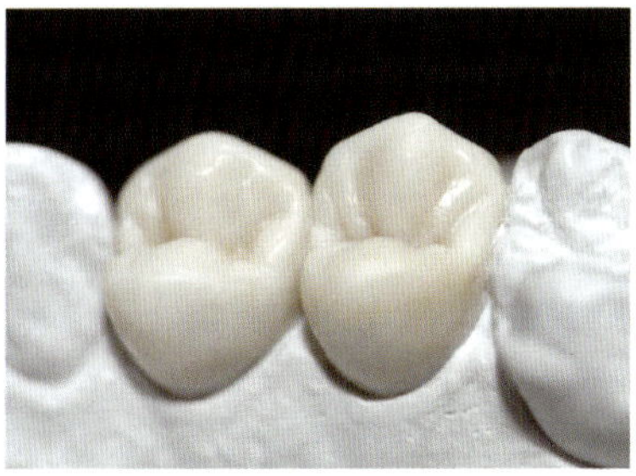

11. 교합면 부융선

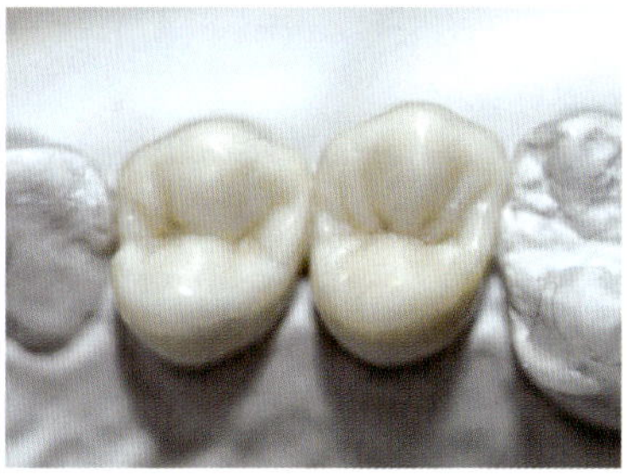

12. 교합면 완성

상악 좌측 제2소구치

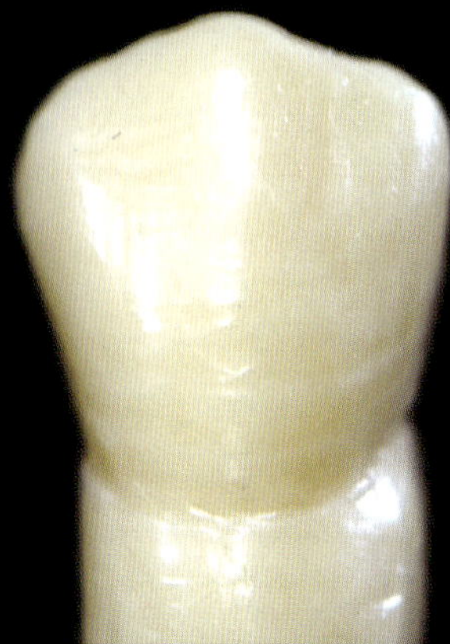

B

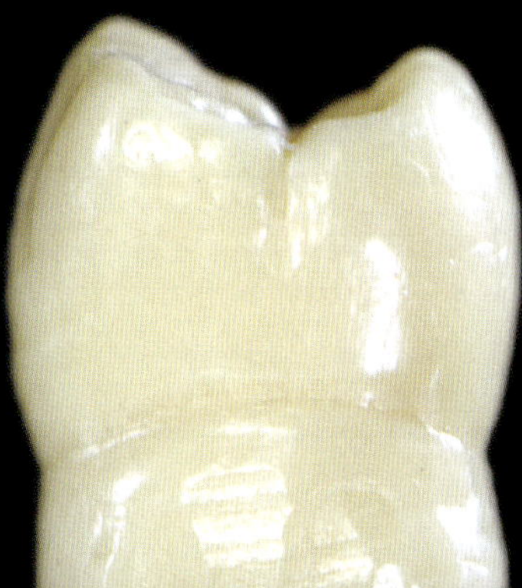

M

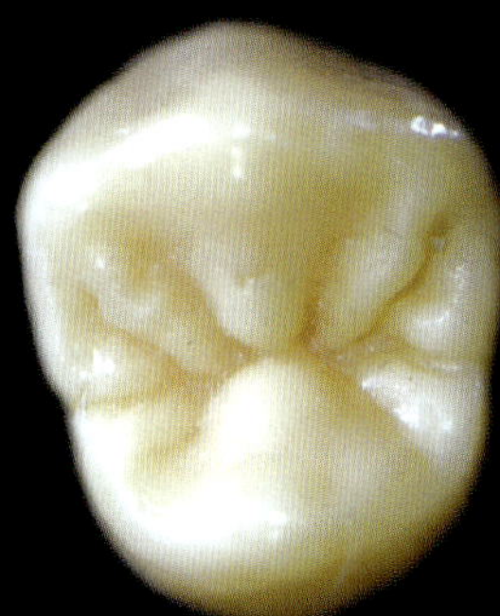

O

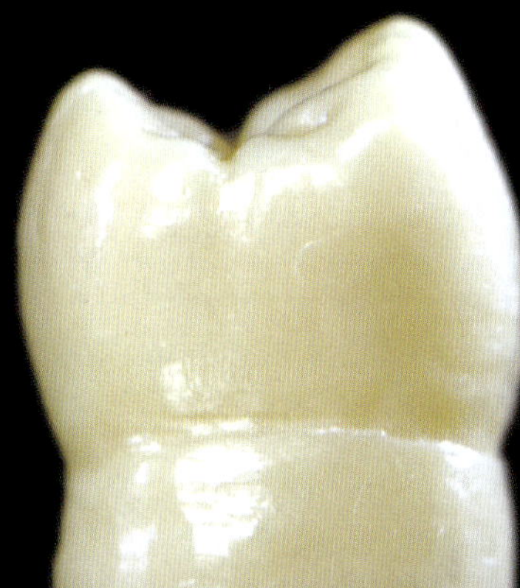

D

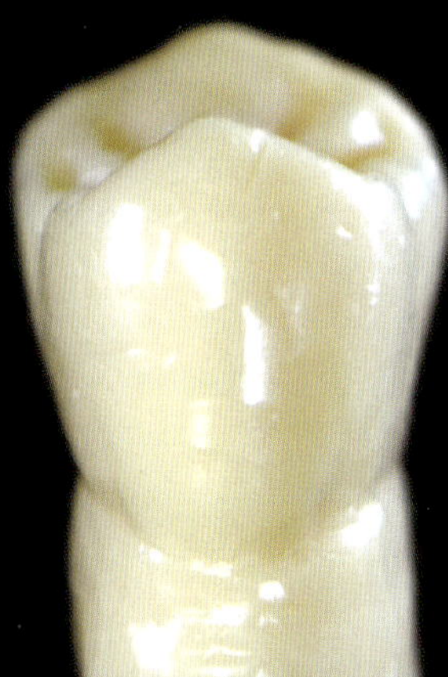

L

1 상악 좌측 제2소구치

1) 외형과 교합

상악 제2소구치의 외형은 제1소구치에 비해 융선의 발달이 미약하고 좌우가 대칭적이다. 협면에서 관찰했을 때, 교두정과 협면융선의 위치는 제1소구치에 비해 중앙이거나 약간 근심측에 위치하기 때문에, 왁스로 제작할 때 근심반부와 원심반부를 대칭적으로 제작하거나 원심반부를 근심반부보다 약간 크게 제작해야 한다(그림 4-13).

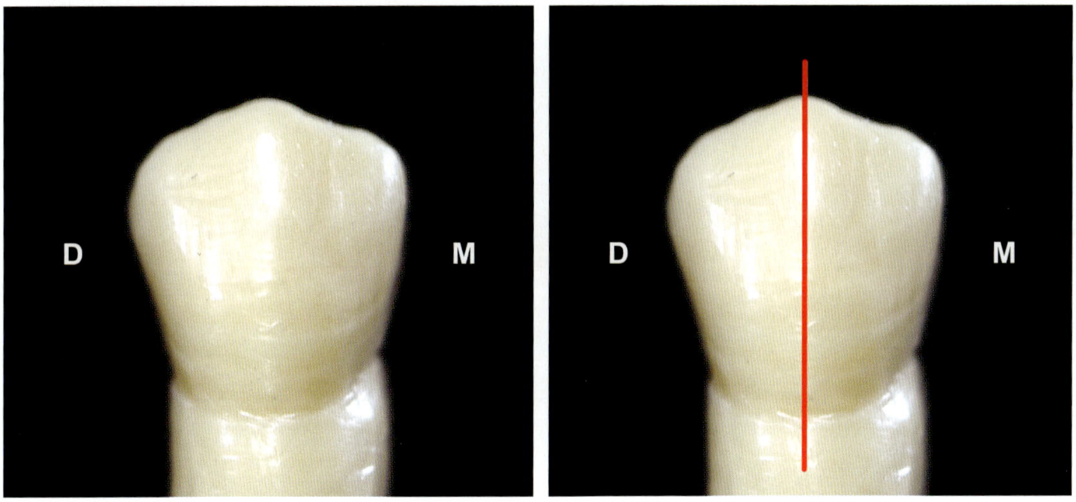

그림 4-13 상악 좌측 제2소구치 협면

제1소구치보다 설측엽의 발육이 좋기 때문에 협측교두에 비해 교두 높이가 0.5mm 정도 낮게 나타난다(그림 4-14A).

상악 제1소구치와 마찬가지로 스마일 라인을 관찰해보면, 상악 제2소구치 근심협측부도 가시적인 위치에 자리 잡고 있기 때문에 외형의 심미적인 측면도 간과해서는 안 된다(그림 4-14B). 하지만 보통 납형 제작의 목적은 주물체를 만들기 위함이기 때문에 최종보철물을 금속으로 제작하고자 한다면, 스마일 라인상에서 금속이 가능한 한 보이지 않게 제작하는 것이 더 심미적이다.

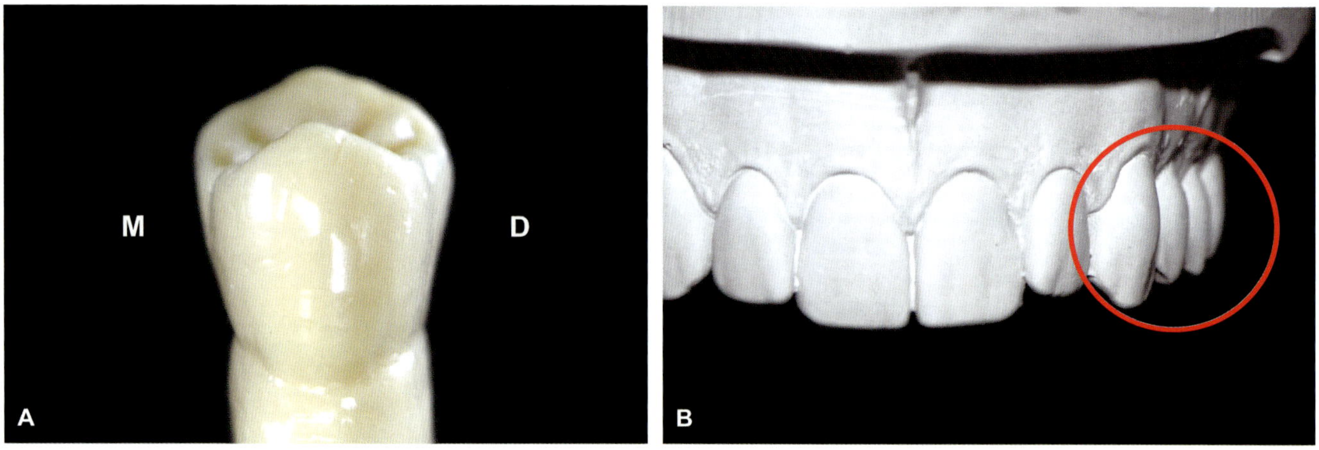

그림 4-14 상악 좌측 제2소구치 설면(A)과 스마일 라인(B)

제1소구치와 접촉하는 근심면은 비교적 평탄한 편이며, 대구치와 접촉하는 원심면은 약간 풍융하게 나타나 소구치에서 대구치부로의 풍융도 이행이 자연스럽게 나타난다(그림 4-15). 제1소구치에서 주로 나타나는 변연구나 개재결절은 거의 나타나지 않고, 협측교두와 설측교두의 협설폭경 비율이 비슷하면서 교두정이 제1소구치에 비해 무딘 형태로 되어 있는 것이 제2소구치의 큰 특징이라고 할 수 있다.

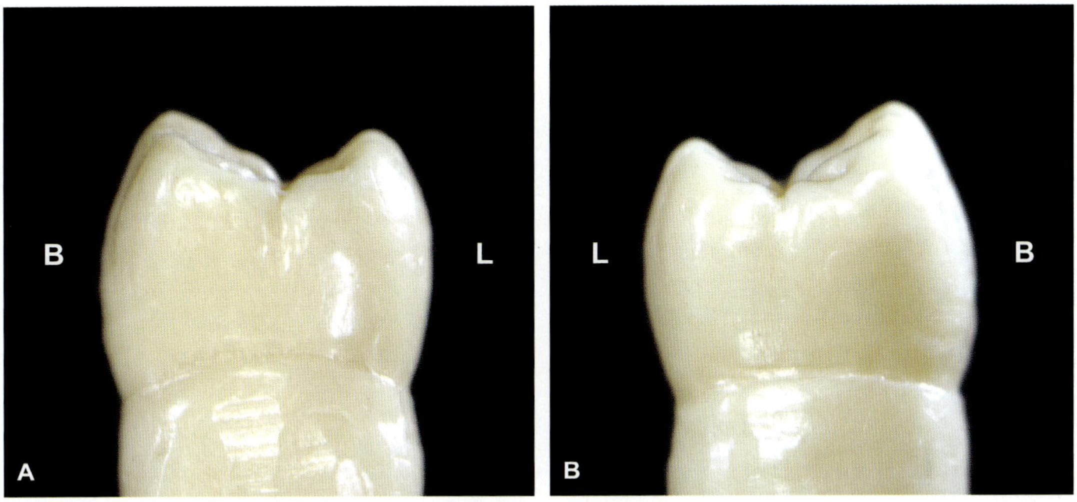

그림 4-15 상악 좌측 제2소구치 근심면(A)과 원심면(B)

교합면에서 나타나는 가장 큰 특징은 협측교두와 설측교두의 협설폭 크기의 비가 1:1로 나타난다는 것이다(그림 4-16). 협측교두부터 살펴보면 원심협측우각이 근심협측우각에 비해 둔각이고 협측교두정이 근원심 중앙에서 약간 근심쪽에 위치하지만 좌우가 거의 대칭이다.

교합면의 융선이나 구, 소와 등은 제1소구치에 비해 발육이 약하고 형태가 선명하지 않지만, 변연융선의 발육은 좋아서 약간 더 두껍기 때문에 중심구의 길이는 근원심으로 제1소구치에 비해 짧게 나타난다. 때문에 제2소구치는 제1소구치에 비해 전반적으로 크기가 작고 더 둥그스름해 보인다.

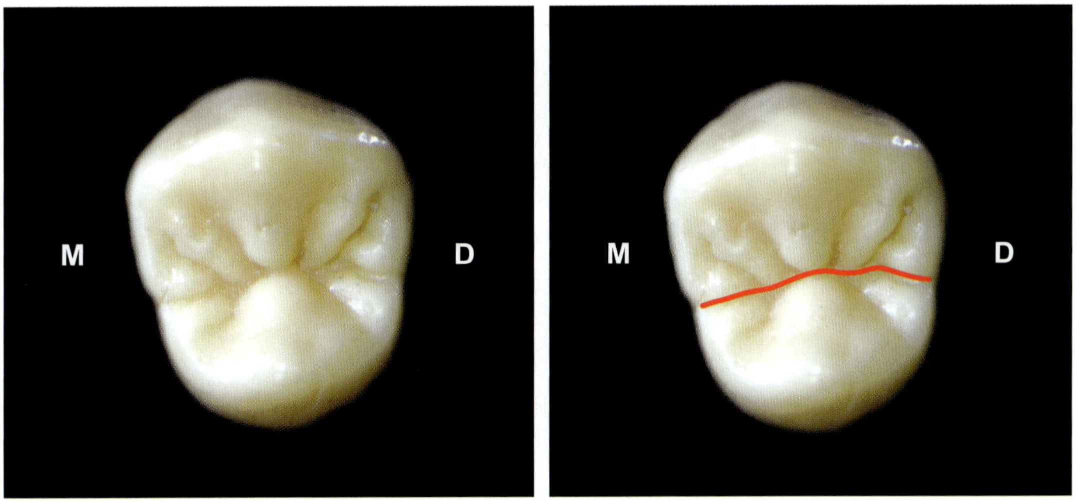

그림 4-16 상악 좌측 제2소구치 교합면

Chapter 04

제2소구치도 제1소구치와 마찬가지로 왁스 업을 하기 전에 교합면의 협설 반부를 1:1로 나누어준 map을 형성해 주면 왁스 업을 하기가 용이하다(그림 4-17). 상악 제2소구치는 제1소구치에 비해 근원심 변연융선이 발달했으므로 제1소구치보다 중심구를 짧게 map을 만들어 주도록 한다.

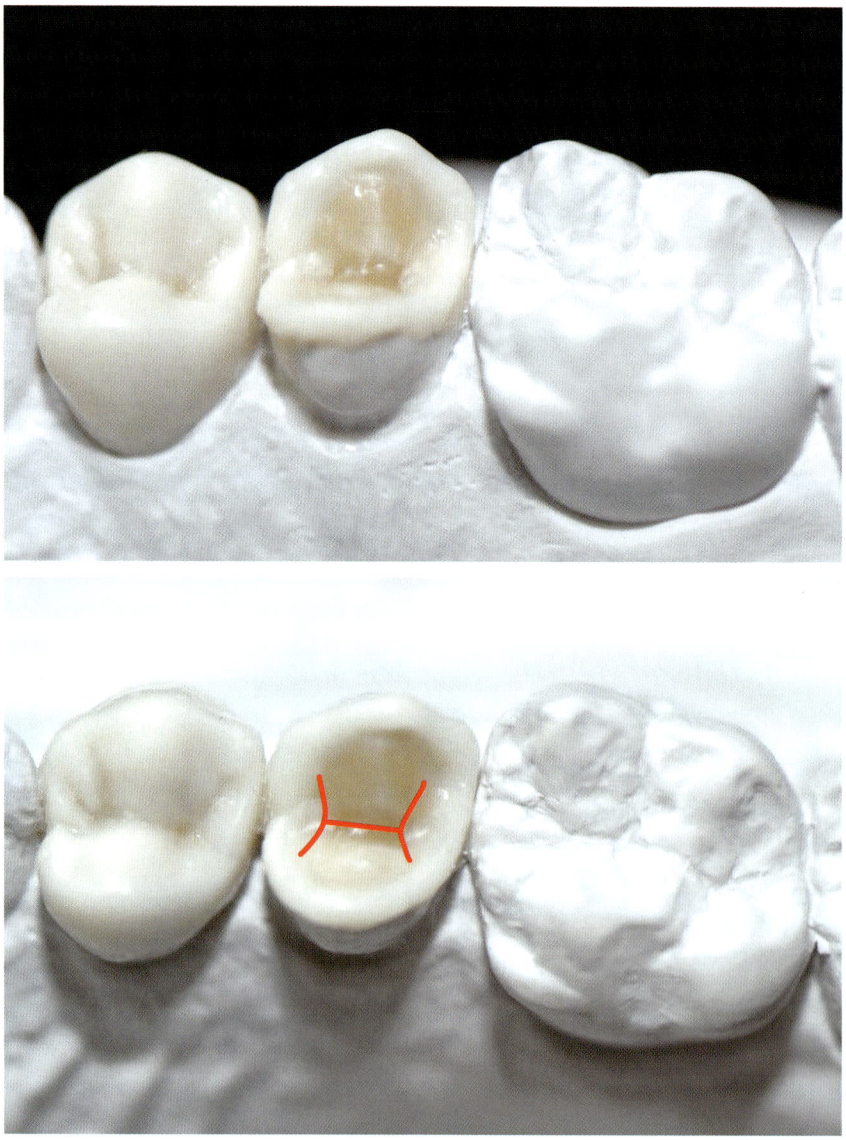

그림 4-17 상악 좌측 제2소구치 교합면 map

제2소구치의 교합나침반은 아래의 그림과 같다(그림 4-18A). 교합나침반을 살펴보면 제2소구치는 제1소구치에 비해 협측 교두정의 발달이 미약하기 때문에 교두 길이가 낮게 나타남으로써 측방운동 시 대부분 제2소구치 협측 교두정은 이개된다.

NAT를 기준으로 본 교합점은 아래의 그림과 같다(그림 4-18B). 설측 교두정은 균형측 운동로를 고려하여 약간 근심에 위치시킨다. 협측 교두정은 일반적으로 치관의 근원심 중심에 위치하며, 교두정의 높이는 측전방운동에 장애가 되지 않도록 유의한다.

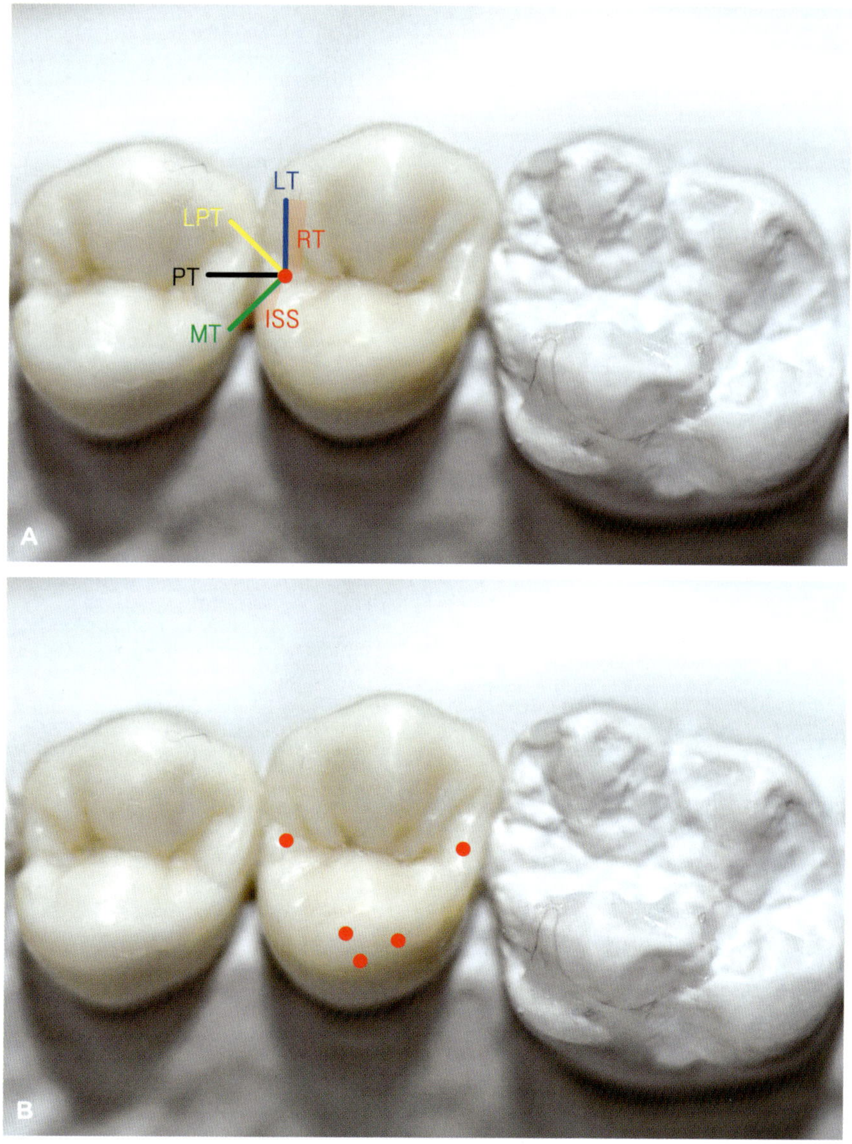

그림 4-18 상악 좌측 제2소구치 교합나침반(A)과 교합점(B)

2) Live wax up

먼저 상악 제1소구치와 마찬가지로 왁스 업을 위한 기본 골격을 만들어 준다(그림 4-19). 협측과 설측의 교두정 자리에 위치를 표시해 주고 교합면에는 map을 표시해 준다. 그 다음에 뼈대에 살을 붙여준다는 느낌으로 왁스를 채워주면서 융선과 구를 형성해 준다.

골격과 교합면을 형성하는 영상은 아래의 QR코드를 통해 확인할 수 있다(그림 4-20).

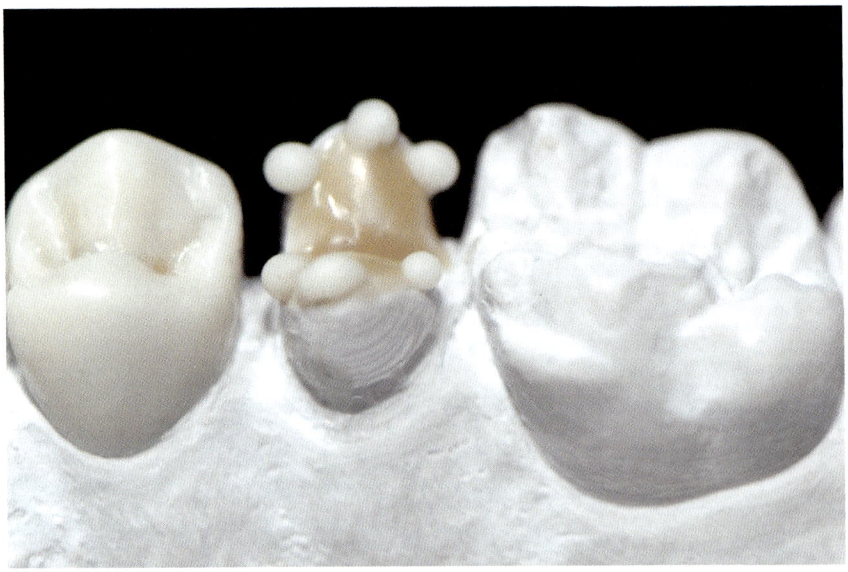

그림 4-19 상악 좌측 제2소구치와 골격 형성

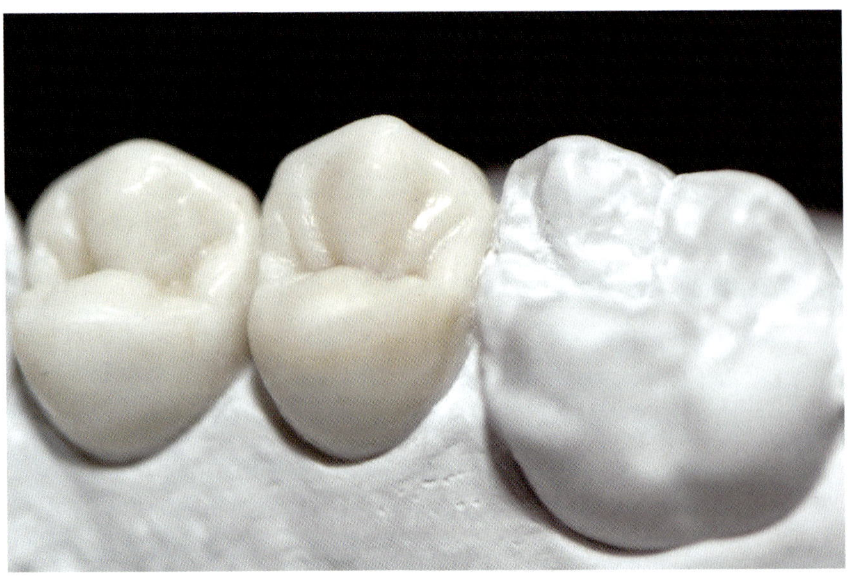

그림 4-20 상악 좌측 제2소구치 교합면 형성

3) 실전 check point

상악 제1소구치와 마찬가지로 스마일 라인을 관찰했을 때 보이는 상악 제2소구치 근심협측반부의 형성을 체크해야 한다(그림 4-21). 중앙협면융선의 풍융도와 치은부, 절단부의 embrasure, 협측교두융선의 경사도가 주위 인접치와 조화를 이루고 있는지 확인해 봐야 한다.

임상에서 고려할 사항으로는 재료를 ceramic으로 할 때는 상관없지만, metal을 사용할 경우에는 스마일 라인에서 금색이나 회색의 metal 색이 보이는 것은 심미적이지 못하기 때문에 가능한 한 metal이 보이지 않게 제작하는 것도 하나의 실전 check point로 언급할 수 있다.

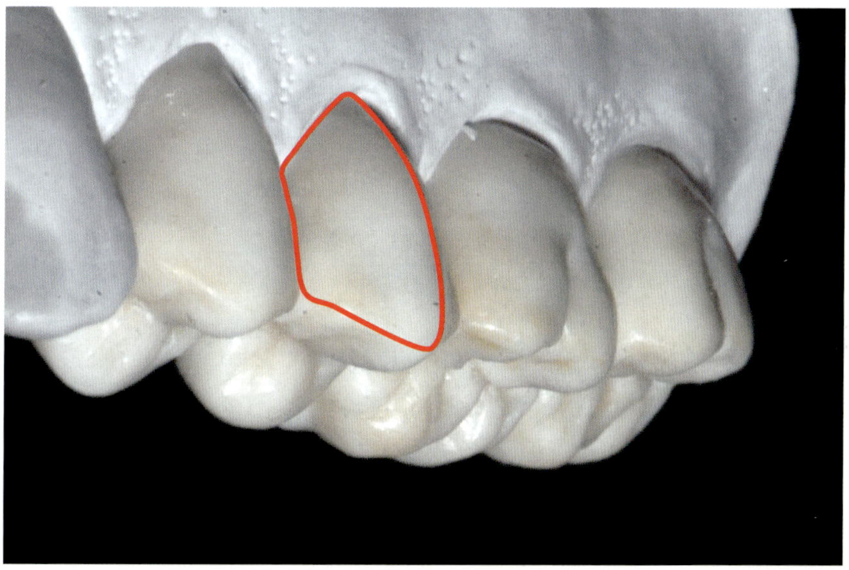

그림 4-21 상악 좌측 제2소구치 근심협측반부

상악 제1, 2소구치 치관의 평균치

악궁	치아	치관의 길이		치관의 근원심경	치관의 협설경
		순면	구개면		
상악	제1소구치	8.5		7.0	9.0
	제2소구치	8.5		7.0	9.0

상악 제1, 2소구치 치근의 평균치

악궁	치아	치관 길이		치경부 근원심경	치경부 협설경	근심부 치경선 높이	원심부 치경선 높이
		협근	설근				
상악	제1소구치	14.0		5.0	8.0	1.0	0.0
	제2소구치	14.0		5.0	8.0	1.0	0.0

상악 제1, 2소구치 교두의 비율

악궁	치아	협설측 교두비	설측 근원심 교두비	협측 근원심 교두비
상악	제1소구치	3 : 2		
	제2소구치	1 : 1		

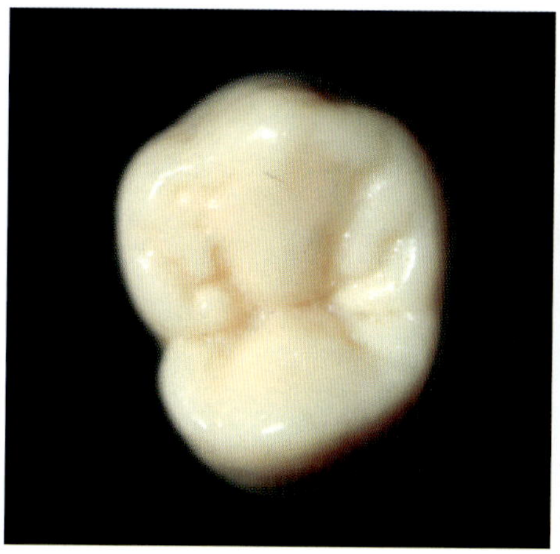

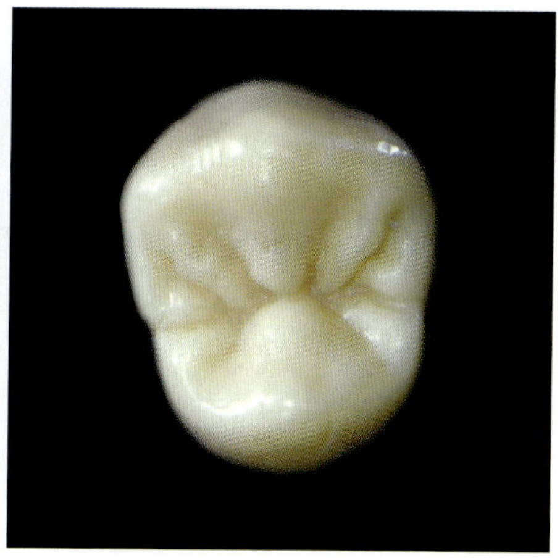

III. 상악 제1대구치

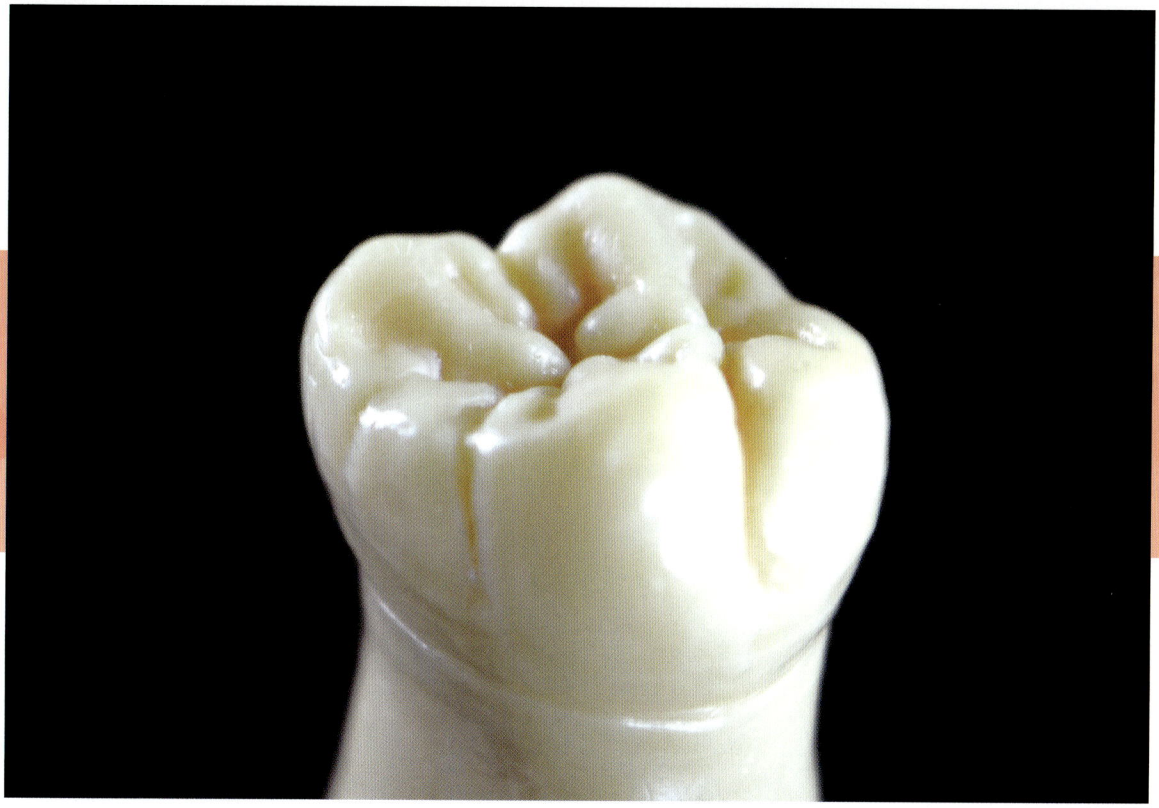

상악 제1대구치는 저작과 교합에서 가장 중요한 역할을 담당하는 치아이다.

상악 좌측 제1대구치

제작과정

Production process

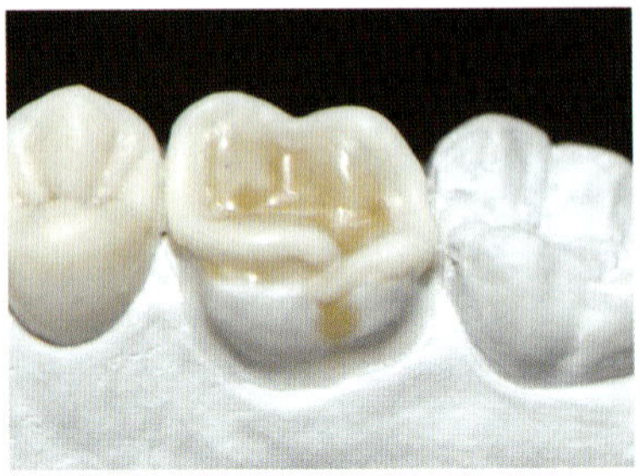

1. 교합면 외형

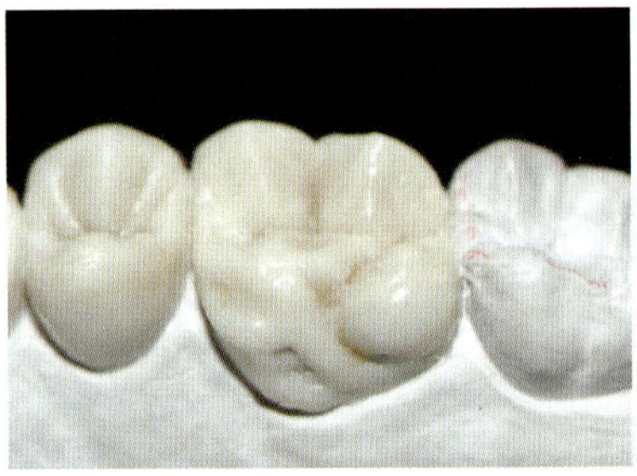

5. Embrasure 형성

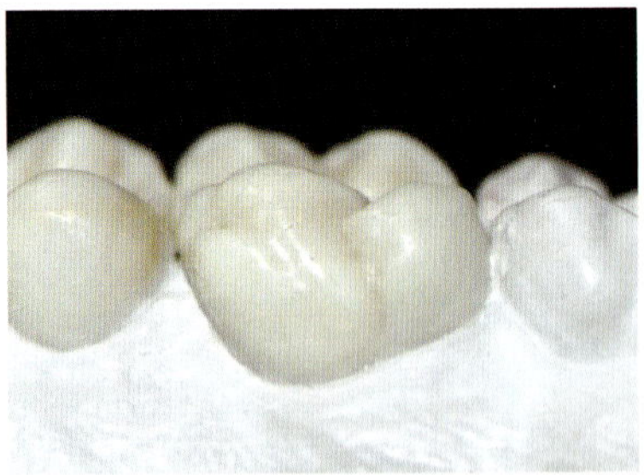

9. 설면 완성

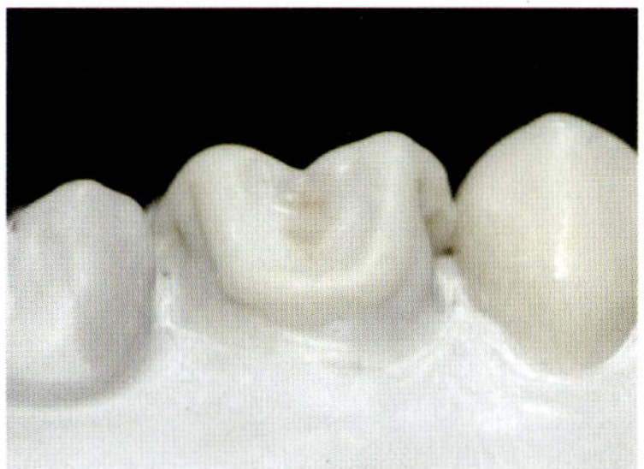

2. 협면 외형

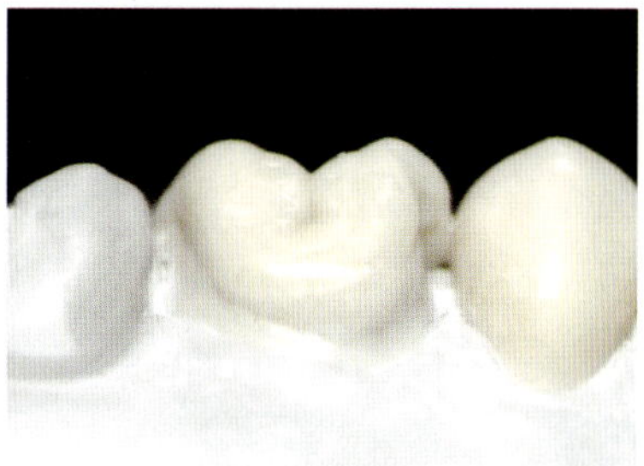

3. 협면 골격

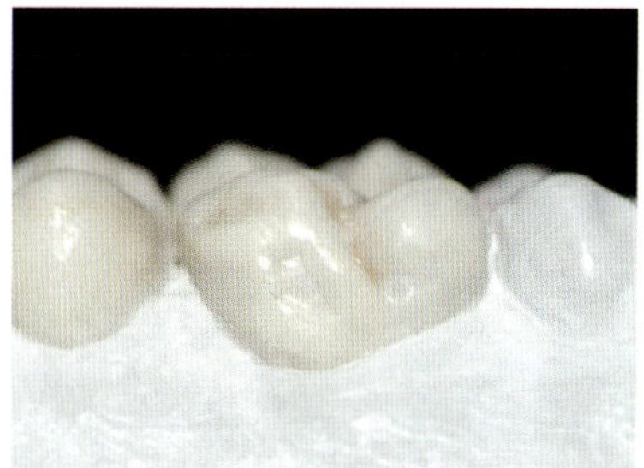

4. 설면 외형

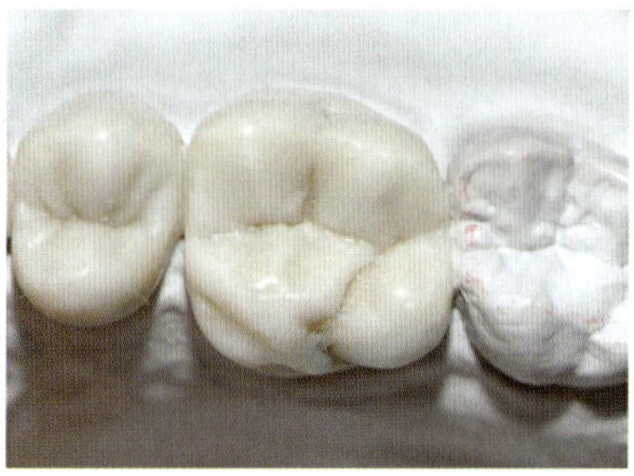

6. 교합면 삼각융선

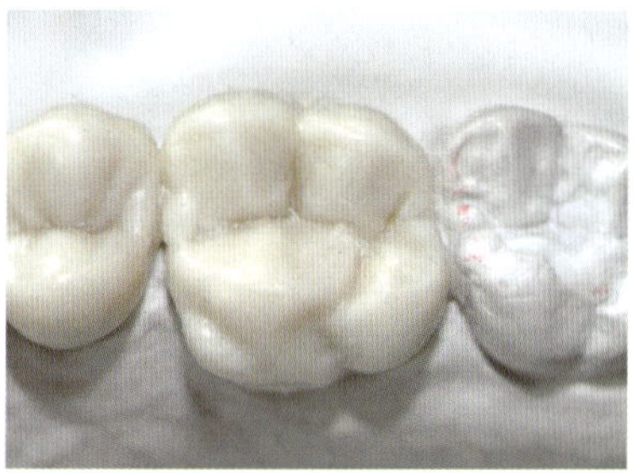

7. 교합면 구 형성

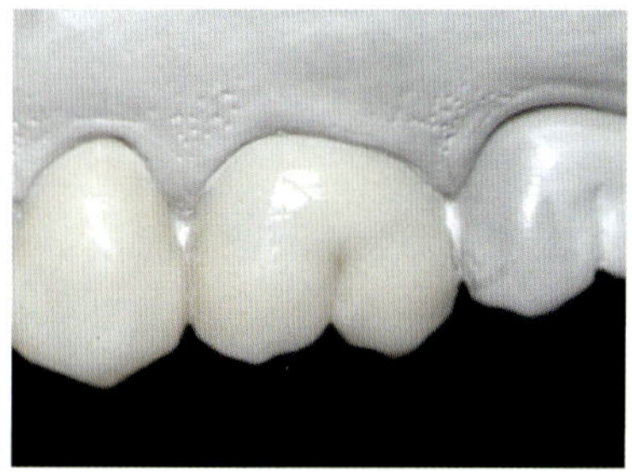

8. 교두정 높이

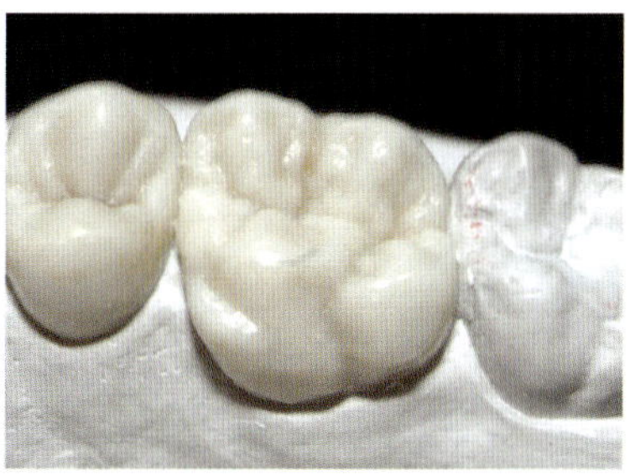

10. 교합면 부융선

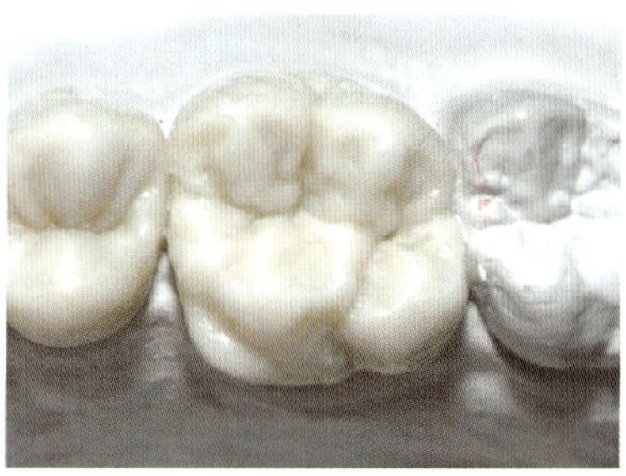

11. 교합면 완성

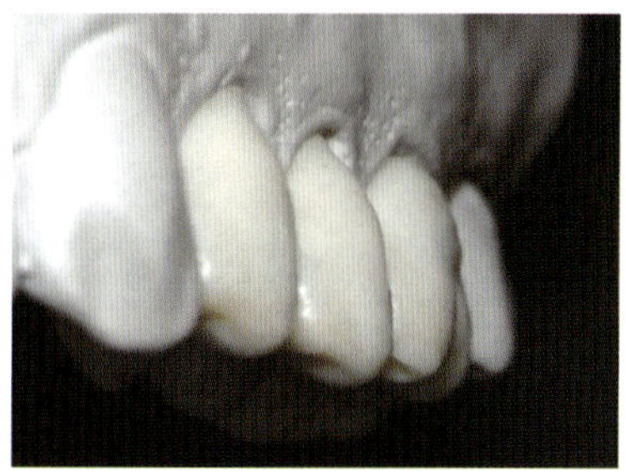

12. 협면 풍융도

상악 좌측 제1대구치

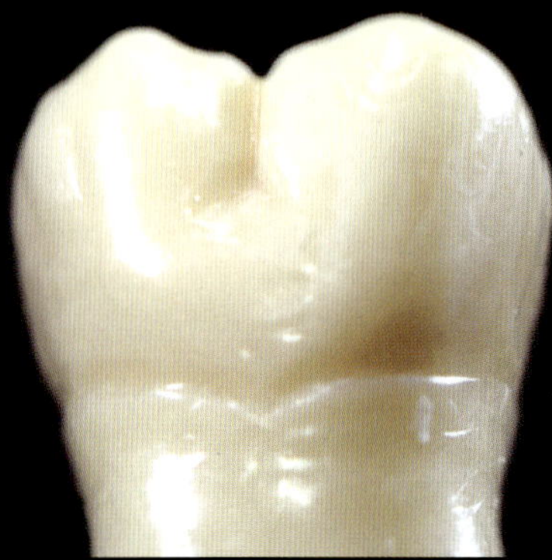

B

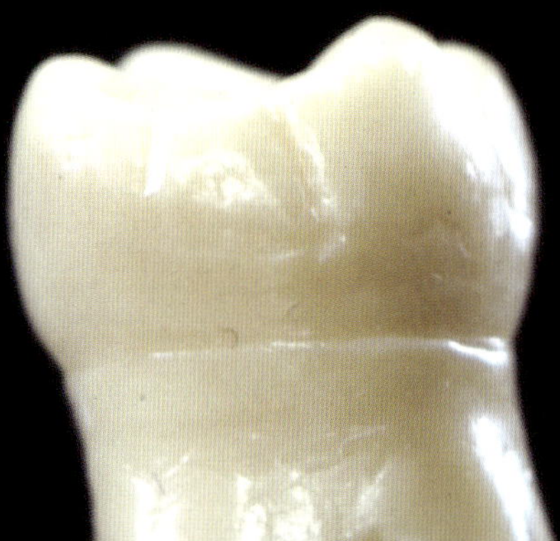

M

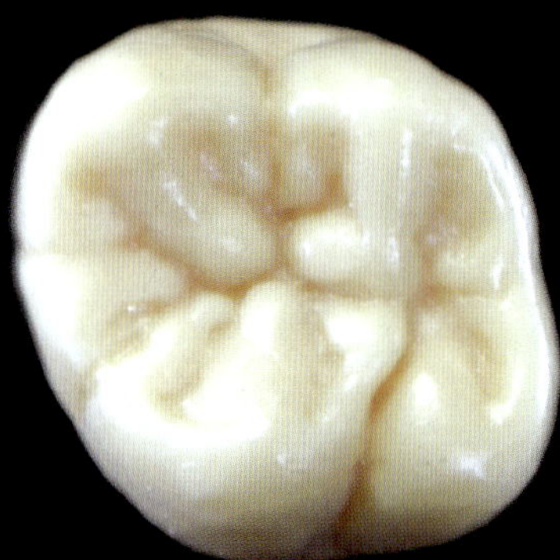

O

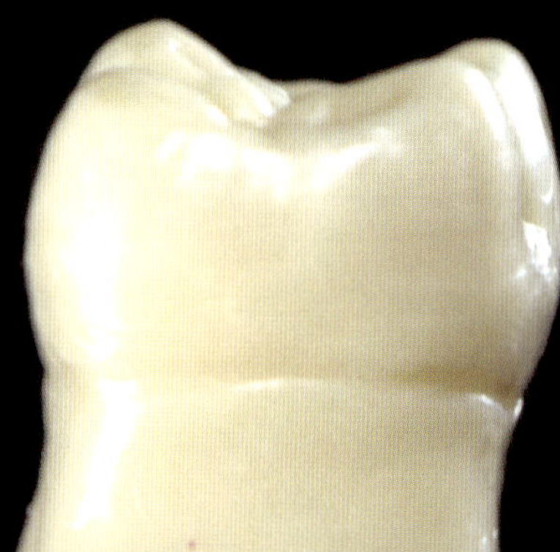

D

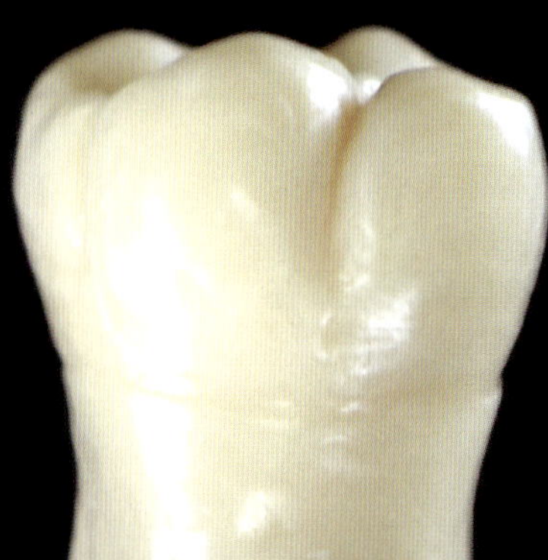

L

1 상악 좌측 제1대구치

1) 외형과 교합

상악 대구치가 다른 치아와 구별되는 가장 큰 특징으로는 압편된 마름모꼴의 외형에 사주융선이 존재한다는 것이다. 또한 발육 상태가 좋아서 구치부 중에서 가장 큰 치아이다. 협면부터 설면, 근심면, 원심면 순서로 살펴보도록 하겠다.

상악 제1대구치를 협면에서 관찰해보면, 2개의 엽으로 구성되어 있으며 하나의 엽은 하나의 교두를 이루고 있는데, 이와 같은 형태는 마치 소구치 2개가 융합되어 있는 형태와 비슷하다. 각 교두정에서는 협면융선이 치경부를 향하여 주행하고 있고, 교두가 만나는 중심 부위에는 함몰 부위를 가진 협면구가 나타나 두 교두의 크기를 비슷하게 나누어준다(그림 4-22).

근원심 치경부에는 치간유두가 형성될 공간을 위해서 치경 1/3 부위가 오목하게 형성되어 있다. 또한 협면의 최대풍융부를 이은 선은 'U'자 형태가 되도록 형성해 준다(그림 4-23).

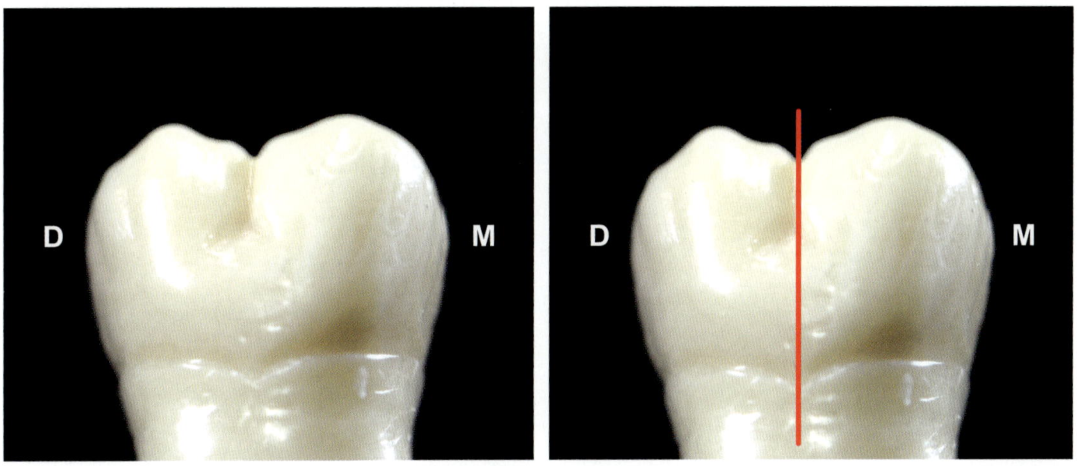

그림 4-22 상악 좌측 제1대구치 협면

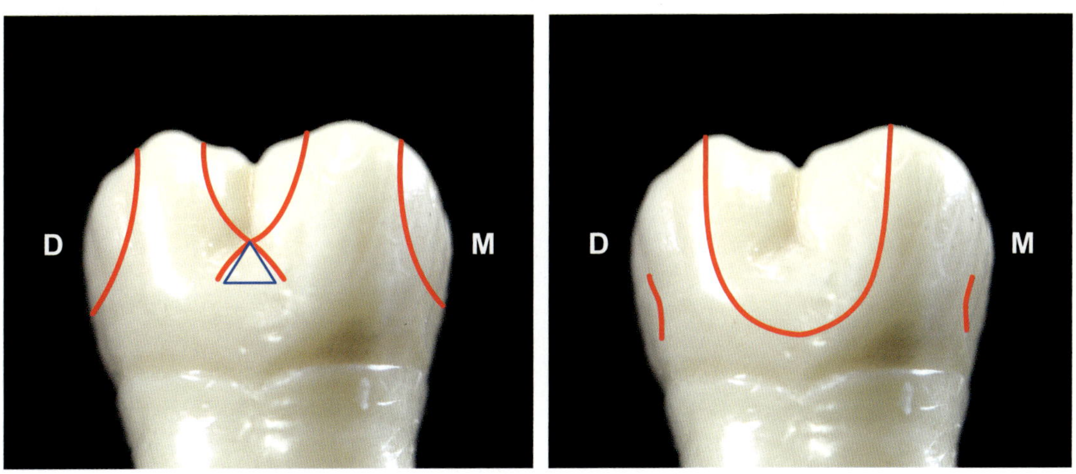

그림 4-23 상악 좌측 제1대구치 협측구와 융선

설면은 협면과 달리 근심설측교두가 근원심경의 3/5을 차지하면서 원심설측교두보다 크다. 또한 저작이 이루어지는 기능교두이기 때문에 협측교두에 비해 교두정이 둔각을 이루고 있고, 설측에서 관찰했을 때 근심설측교두는 근원심 협측교두 사이에 위치한다. 반면에 원심설측교두는 발육이 약해 근원심 폭과 치관의 길이가 가장 작고 교두정도 가장 큰 둔각을 이루고 있다.

근심설측교두와 원심설측교두가 만나는 곳에서는 설면구가 형성되는데, 일반적으로 설면의 중앙부에서 시작되어 두 교두 사이를 가로질러 교합면까지 연장되어 사주융선 옆으로 구를 형성한다(그림 4-24). 또한 설면에서는 상악 제1대구치의 이상결절이 나타나기도 한다. 대개 근심설측교두에서 치경부쪽으로 약 2mm 정도 떨어진 위치에 존재하는데 이를 Carabelli씨 결절 또는 제5교두라고 부른다(그림 4-25).

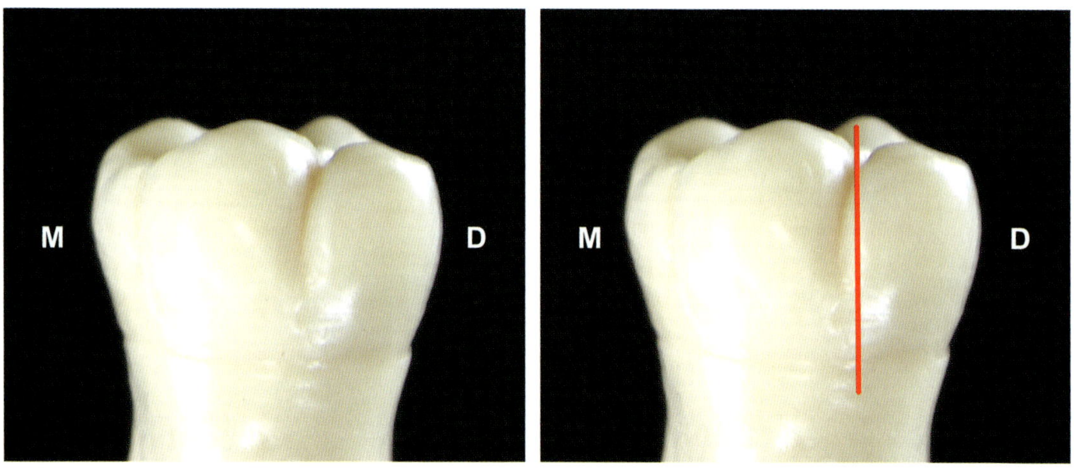

그림 4-24 상악 좌측 제1대구치 설면

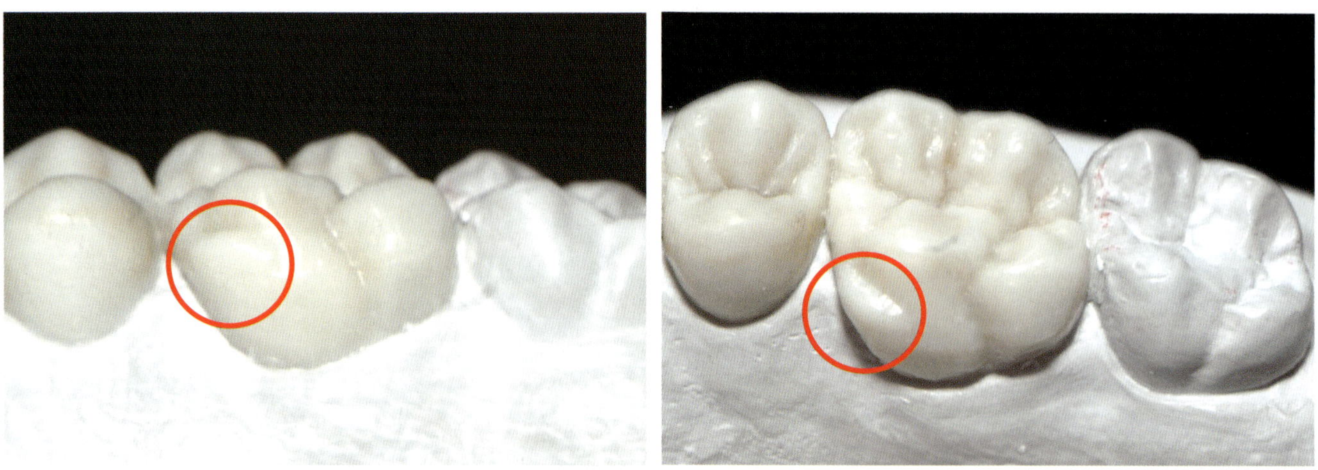

그림 4-25 상악 좌측 제1대구치 Carabelli씨 결절

근심면과 원심면에서 보았을 때 협측반부보다 설측반부가 더 풍융하게 나타나면서, 교두정도 설측교두가 협측교두에 비해 둔각을 이루고 있다. 또한 협측반부는 치경 1/3 부위가 가장 풍융하게 나타나고, 설측반부는 중앙 1/3 부위가 가장 풍융하게 나타나면서 전반적으로 교합면이 협설 중앙에서 약간 협측에 위치한다.

근심면과 원심면의 가장 큰 차이점으로는 근심면에서 보았을 때는 협설 근심교두가 원심교두에 비해 협측으로 약 0.5mm 정도 나와 있다는 것이다. 반대로 원심면에서 보았을 때는 협설 근심교두가 원심교두에 비해 설측으로 약 0.5mm 정도 나와 있다(그림 4-26).

교합면은 4개의 엽이 모여서 근심협측교두, 원심협측교두, 근심설측교두, 원심설측교두로 나누어지며, 압편된 마름모꼴의 외형을 가지고 있다. 기능운동을 하는 설측교두에 비해 협측교두는 날카로운 편이며, 설측교두는 협측교두에 비해 뭉툭한 편이다. 때문에 교합면(occlusal table)은 협설폭경의 가운데에 위치하는 것이 아니라 약간 협측에 위치해 있다. 중심구를 기준으로 협설을 나누어 보면 약 6:4 정도의 비율로 설측교두가 외사면에 의해 더 크게 나타난다(그림 4-27).

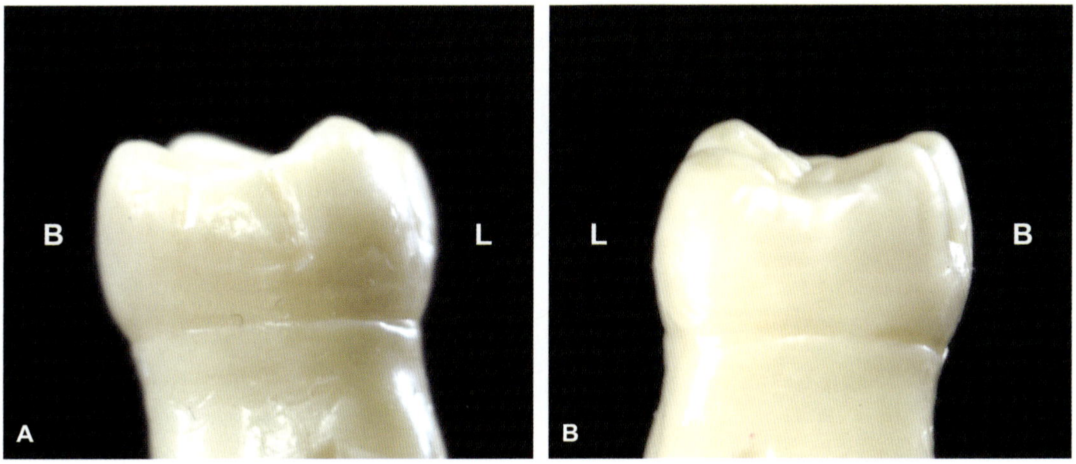

그림 4-26 상악 좌측 제1대구치 근심면(A)과 원심면(B)

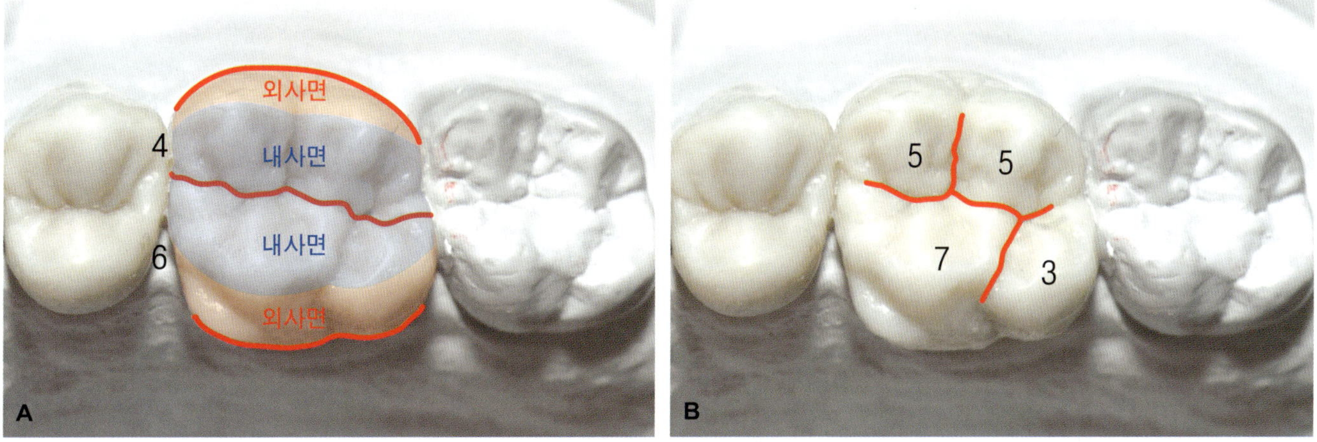

그림 4-27 상악 좌측 제1대구치 협설 비율(A)과 교두 비율(B)

근심협측교두는 원심협측교두에 비해 약 0.5mm 정도 협측에 위치해 있고, 근심설측교두도 원심설측교두에 비해 약 0.5mm 정도 협측에 위치해 있다. 교두정을 형성하기 전에는 교합면 map을 아래의 그림과 같이 형성해 주면 왁스 업을 하기가 용이하다(그림 4-28).

교합나침반과 교합점의 주의할 사항으로는 제5교두를 제작할 경우에는 교합관계에서 어떠한 장애도 발생되지 않도록 제작해야 한다(그림 4-29).

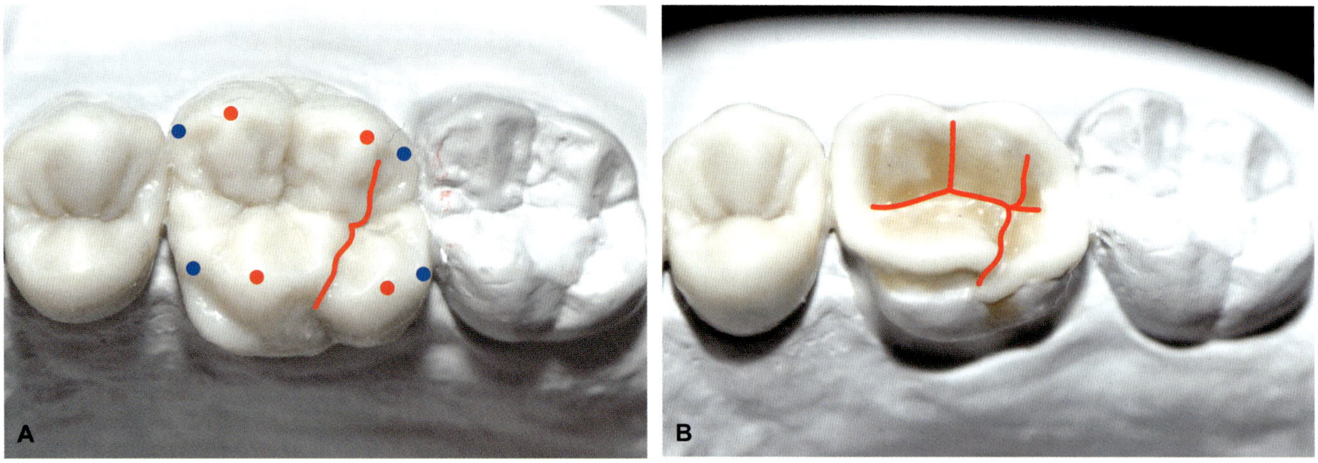

그림 4-28 상악 좌측 제1대구치 교합면(A)과 교합면 map(B)

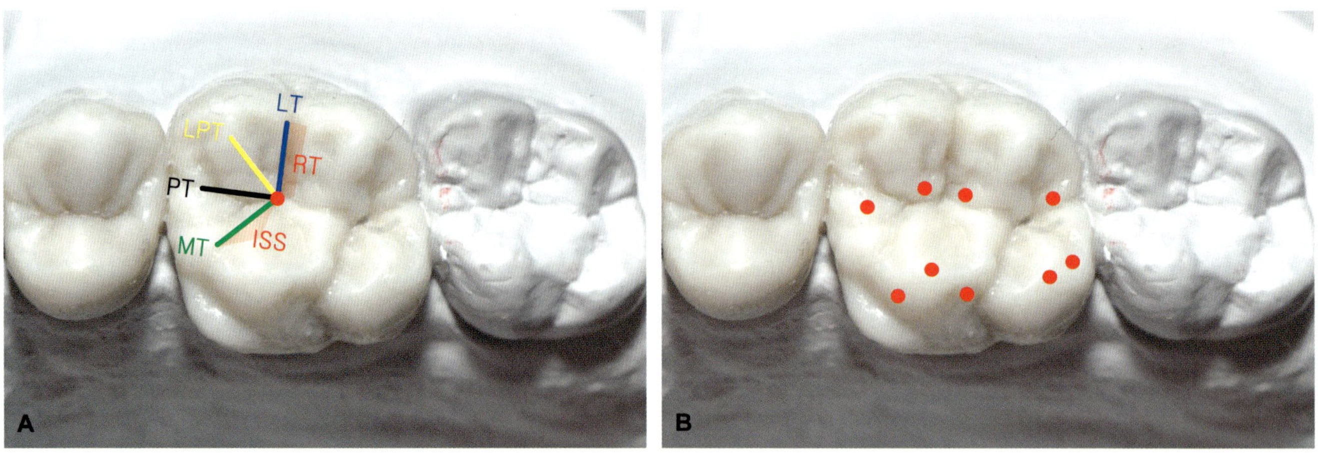

그림 4-29 상악 좌측 제1대구치 교합나침반(A)과 교합점(B)

2) Live wax up

왁스 업을 위한 기본 골격을 만들어 준다. 협면과 설면의 가장 풍융한 위치에 골격을 형성해 주고 교합면에는 map을 표시해 준다(그림 4-30). 그 다음에 뼈대에 살을 붙여준다는 느낌으로 왁스를 채워주면서 융선과 구를 형성해 준다. 골격을 형성하는 영상은 아래의 QR코드를 통해 확인할 수 있다.

교합면을 형성하고 교합점을 찾는 영상을 아래의 QR코드를 통해 확인할 수 있다(그림 4-31).

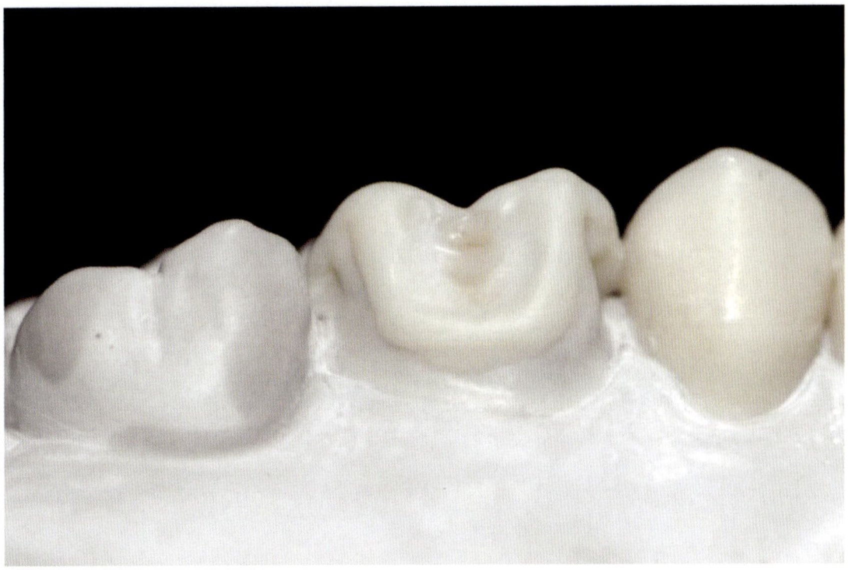

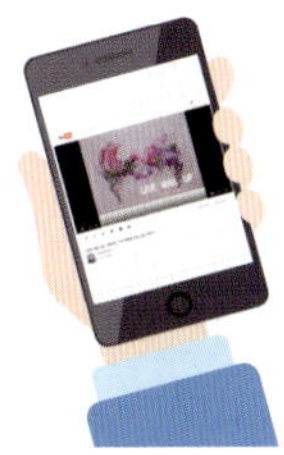

그림 4-30 상악 좌측 제1대구치 골격 형성

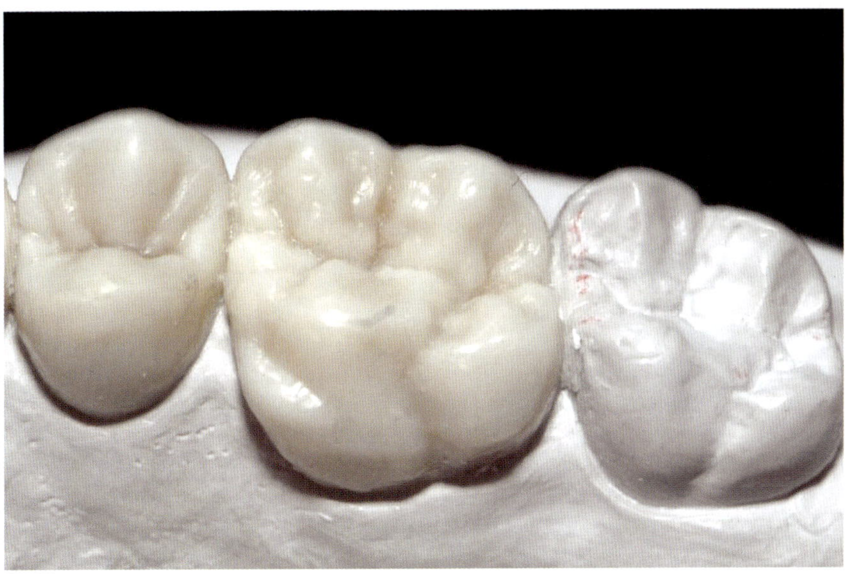

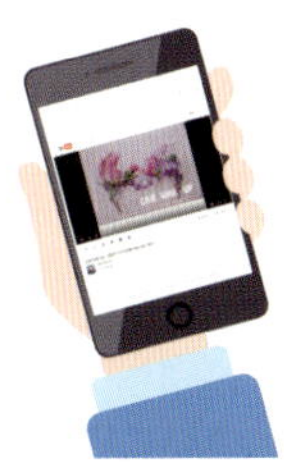

그림 4-31 상악 좌측 제1대구치 교합면 형성

3) 실전 check point

소구치부에 비해 복잡한 교합면을 가지고 있는 상악 제1대구치를 제작하다 보면 기본 외형을 벗어나는 경우가 있다. 이때 기본 외형을 유지할 수 있는 몇 가지 기준점이 있다. 일반적으로 협설 근심교두정은 협설 원심교두정보다 0.5mm 정도 협측에 위치하고, 근심설측교두는 협측 근원심 교두 사이에 위치하며, 원심설측교두는 원심협측보다 약간 원심에 위치한다. 이러한 상대적인 교두정의 위치는 기본 외형을 유지할 수 있는 중요한 기준점이 된다(그림 4-32).

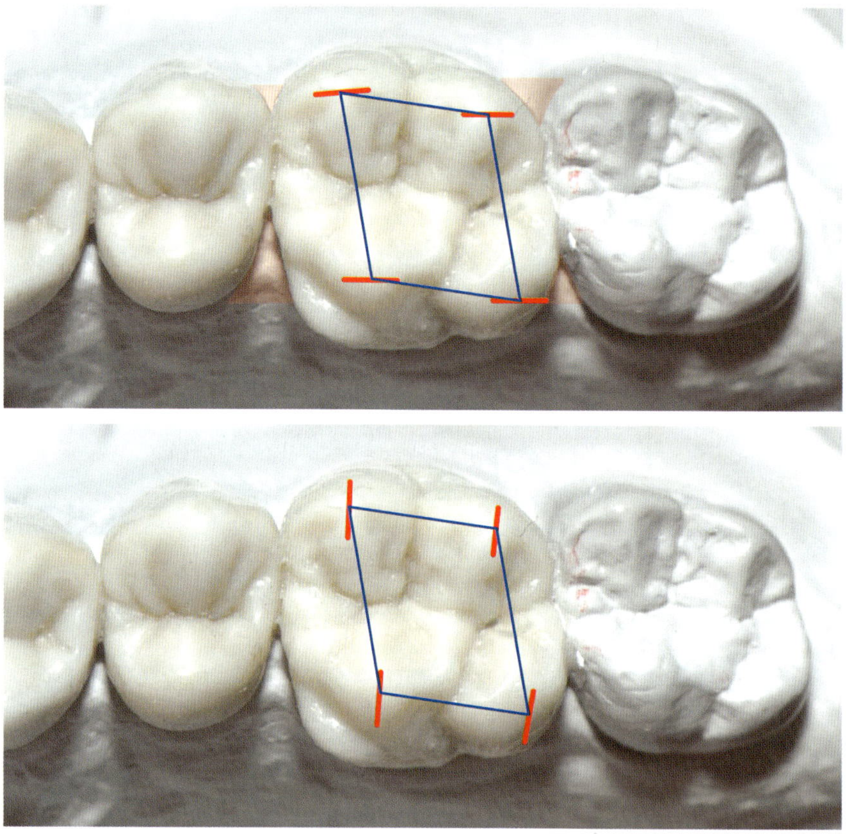

그림 4-32 상악 좌측 제1대구치 기준점

제1대구치의 협측 근원심 교두 비율이 5:5이지만, 임상적으로 접근했을 때 협측 근원심 교두 비율은 6:4로 나타나고, 교합연에서 관찰했을 때는 근원심 교두 비율이 4:6으로 나타난다(그림 4-33).

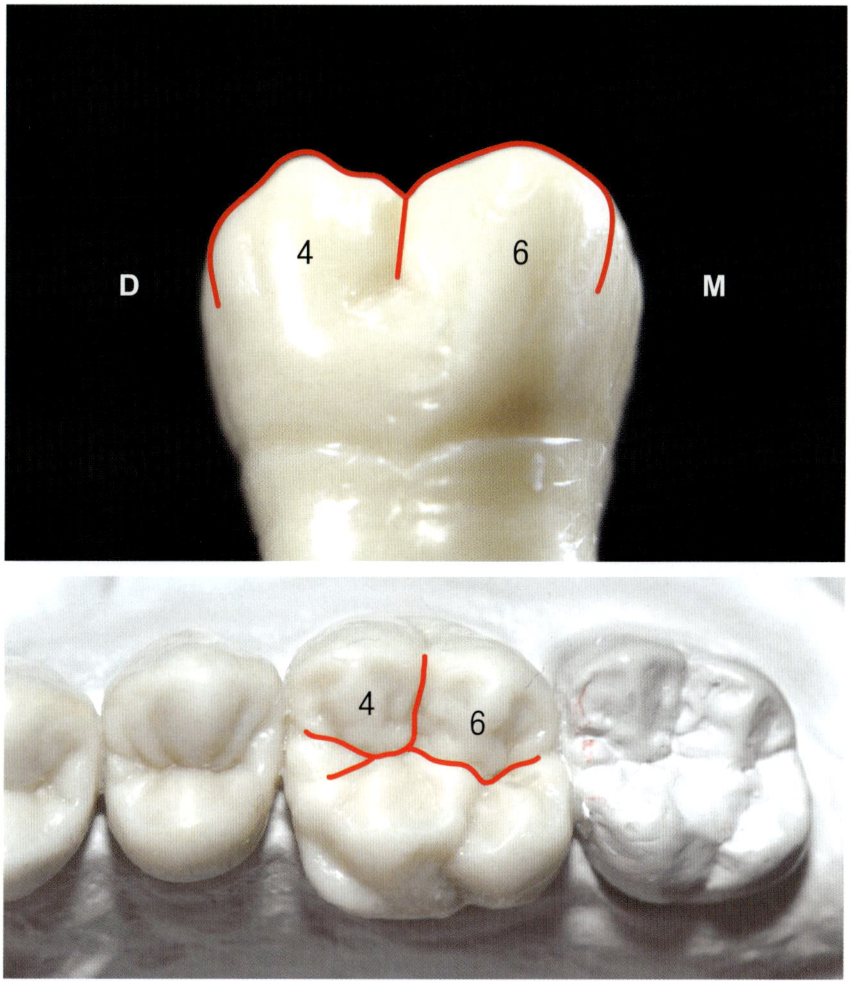

그림 4-33 상악 제1대구치 근원심 교두 비율

4) 외형 check point

1. 전체적 외형은 반대측 동명치와 같다.
2. 협측 풍융부는 치경 1/3 부위이고, 설측 풍융부는 중앙 1/3 부위이다.
3. 협측 교두정은 BO line과 일치하고, 설측 교두정은 LO line과 일치한다.
4. 협측 근원심 교두비는 5:5이고, 설측 근원심 교두비는 7:3이다.
5. 교두에서 협면융선으로의 이행은 일치한다.
6. 변연융선의 높이는 인접치와 동일하다.
7. 교합면에서 보면 압편된 마름모꼴의 형태이다.
8. 가장 높은 교두는 근심설측교두이고, 가장 낮은 교두는 원심설측교두이다.
9. 협측에서 볼 때 협측교두 사이에 근심설측교두가 위치한다.
10. 기능교두인 설측교두의 외사면이 협측교두의 외사면보다 넓다.
11. 중심구는 전체 외형에서 약간 협측에 위치한다.
12. 주구는 부구보다 뚜렷하다.
13. 중심와는 근원심와보다 깊게 형성되어 있다.
14. 접촉점은 교합 1/3과 중앙 1/3의 경계 부위에 있으며, 근심부는 협측, 원심부는 중앙에 위치한다.
15. 치간공극은 협측이 설측보다 작고, 교합측이 치은측보다 작다.
16. 삼각융선이 있다.
17. 사주융선이 있다.
18. Over margin이나 under margin이 없다.
19. 표면이 활택하다.
20. 전체적으로 조화를 이루고 있다.

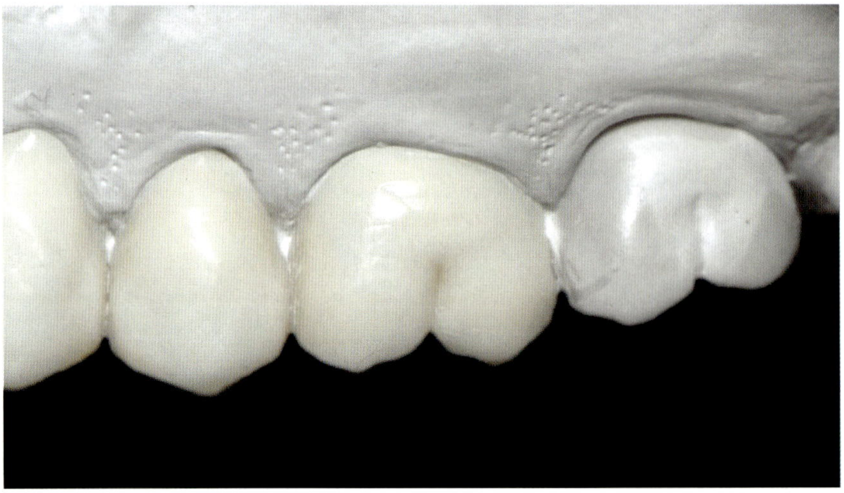

상악 제1, 2대구치 치관의 평균치

<table>
<tr><th rowspan="2">악궁</th><th rowspan="2">치아</th><th colspan="2">치관의 길이</th><th rowspan="2">치관의 근원심경</th><th rowspan="2">치관의 협설경</th></tr>
<tr><th>순면</th><th>구개면</th></tr>
<tr><td rowspan="2">상악</td><td>제1대구치</td><td colspan="2">7.5</td><td>10.0</td><td>11.0</td></tr>
<tr><td>제2대구치</td><td colspan="2">7.0</td><td>9.0</td><td>11.0</td></tr>
</table>

상악 제1, 2대구치 치근의 평균치

<table>
<tr><th rowspan="2">악궁</th><th rowspan="2">치아</th><th colspan="2">치관 길이</th><th rowspan="2">치경부
근원심경</th><th rowspan="2">치경부
협설경</th><th rowspan="2">근심부
치경선 높이</th><th rowspan="2">원심부
치경선 높이</th></tr>
<tr><th>협근</th><th>설근</th></tr>
<tr><td rowspan="2">상악</td><td>제1대구치</td><td>12.0</td><td>13.0</td><td>8.0</td><td>10.0</td><td>1.0</td><td>0.0</td></tr>
<tr><td>제2대구치</td><td>11.0</td><td>12.0</td><td>7.0</td><td>10.0</td><td>1.0</td><td>0.0</td></tr>
</table>

상악 제1, 2대구치 교두의 비율

악궁	치아	협설측 교두비	설측 근원심 교두비	협측 근원심 교두비
상악	제1대구치		7 : 3	5 : 5
	제2대구치		8 : 2	5 : 5

Ⅳ. 상악 제2대구치

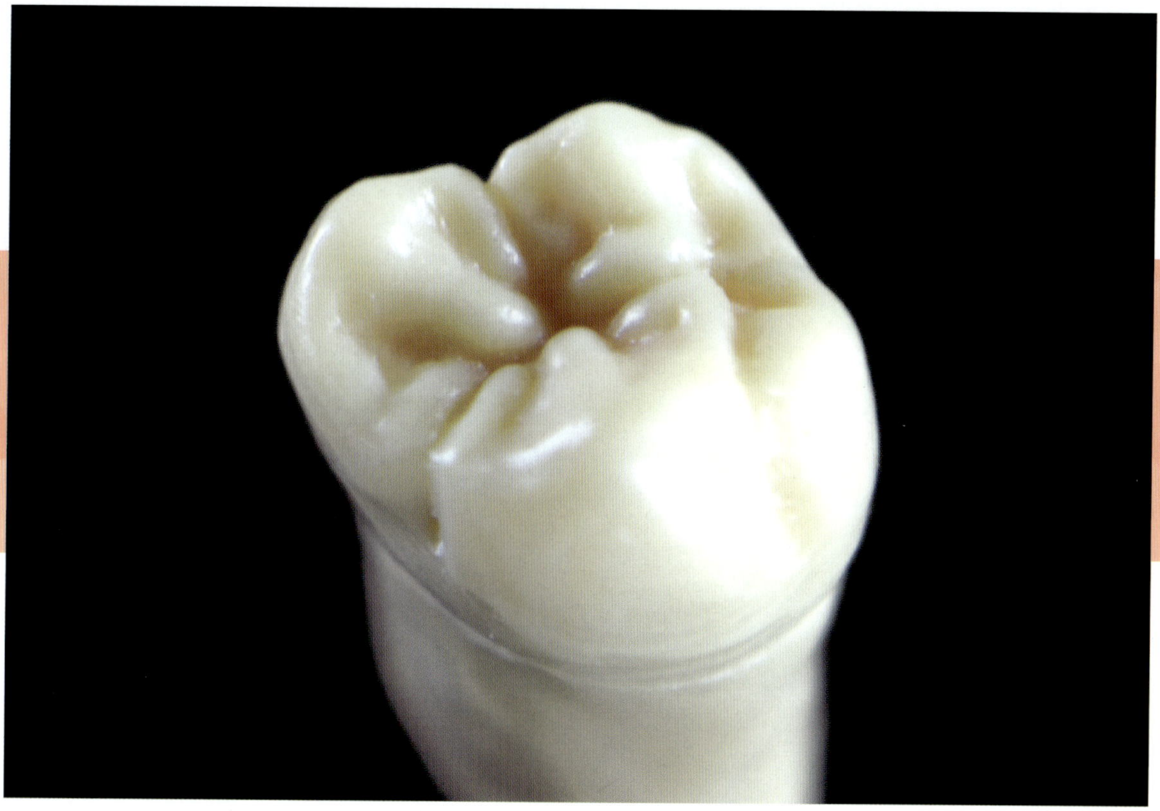

제1대구치에 비해 근원심으로 더 압편된 외형의 치아이다.

상악 좌측 제2대구치

제작과정

Production process

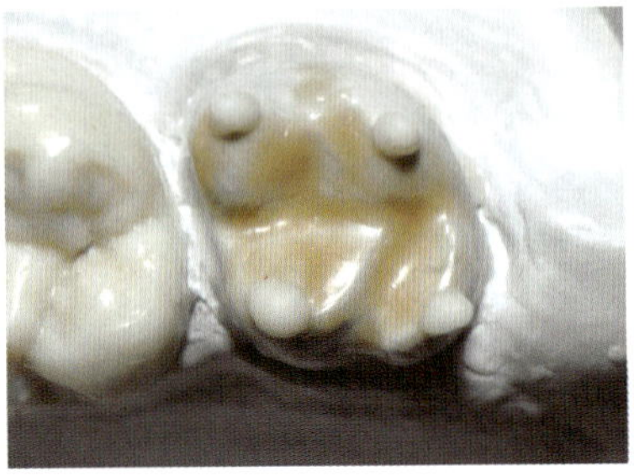

1. 교두정 위치

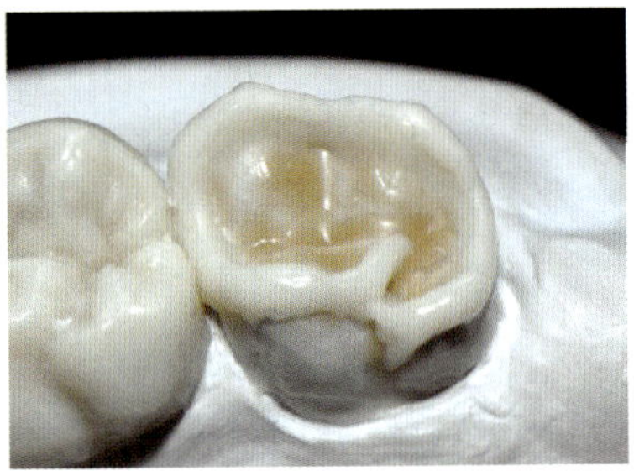

5. 교합면 우각

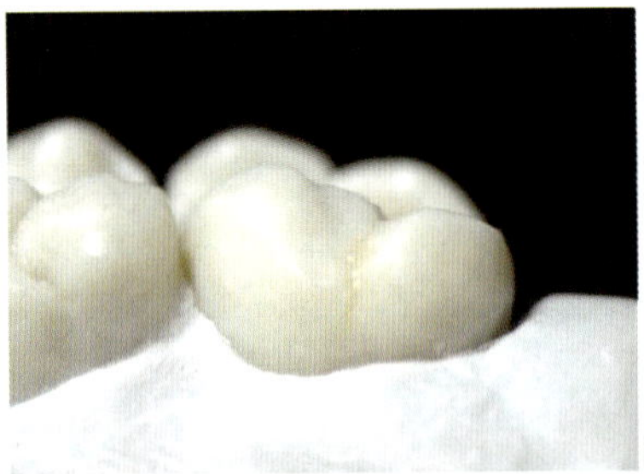

9. 설면 완성

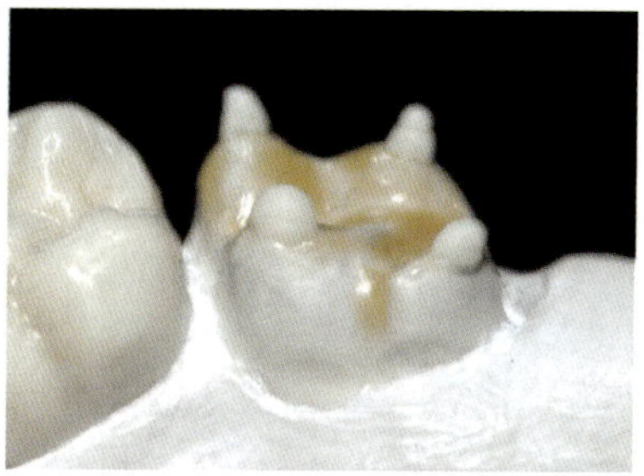

2. 교두정 높이

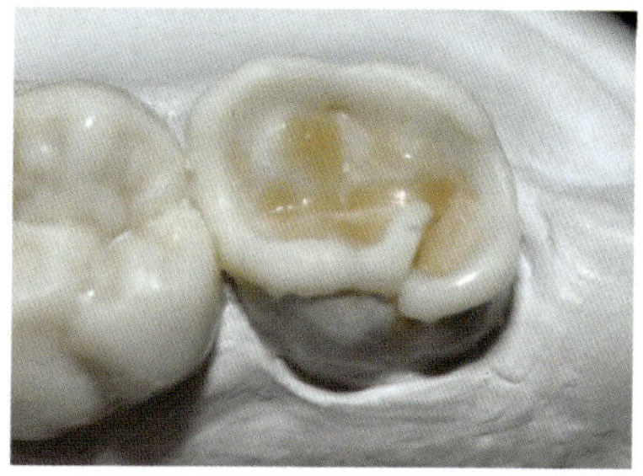

3. 교합면 외형

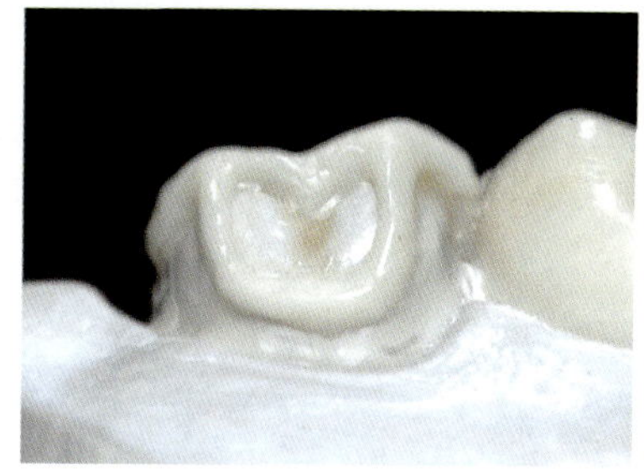

4. 협면 골격

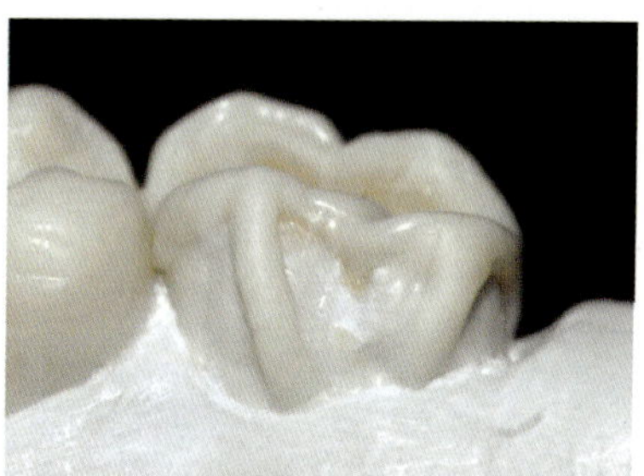

6. 설면 골격

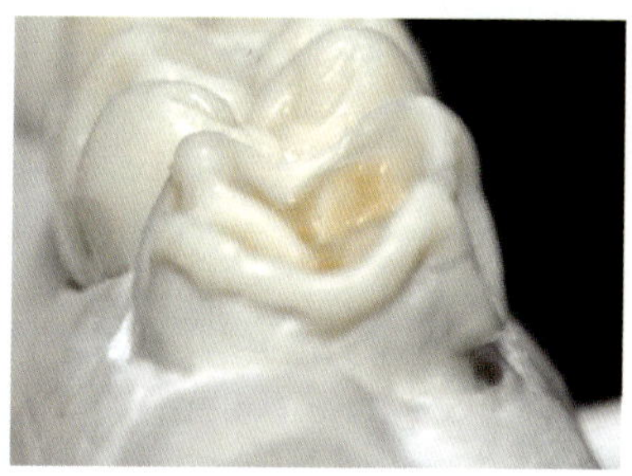

7. 교두각

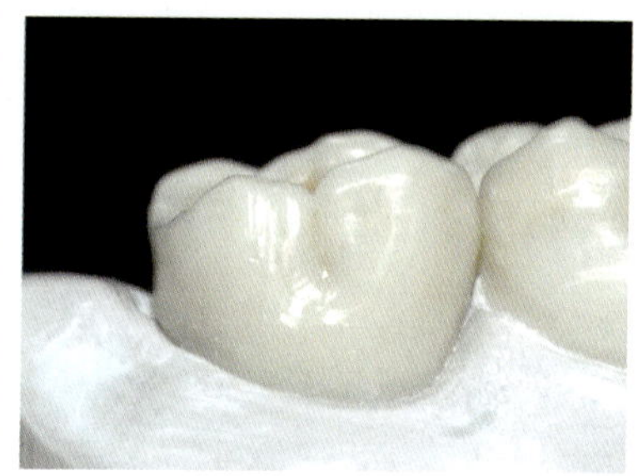

8. 교두 높이

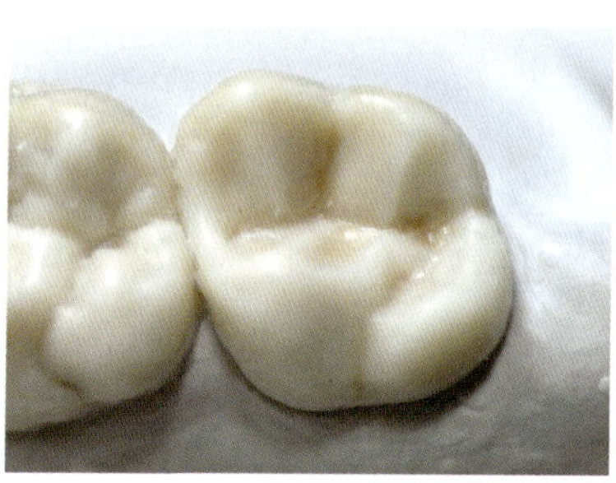

10. 교합면 삼각융선

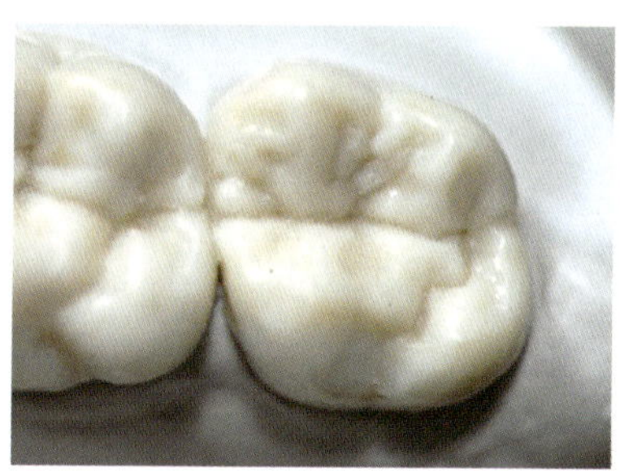

11. 교합면 부융선

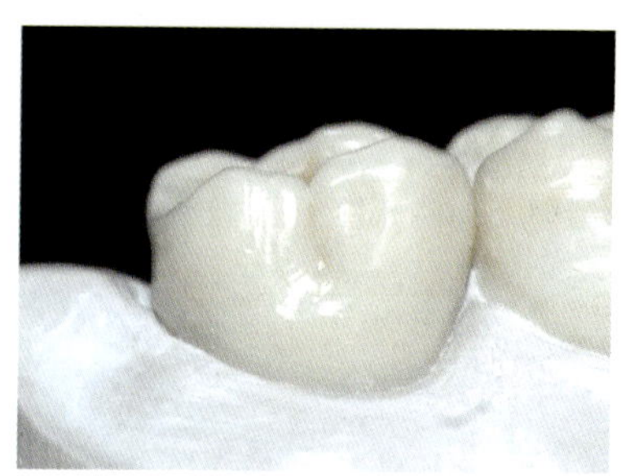

12. 협면 완성

상악 좌측 제2대구치

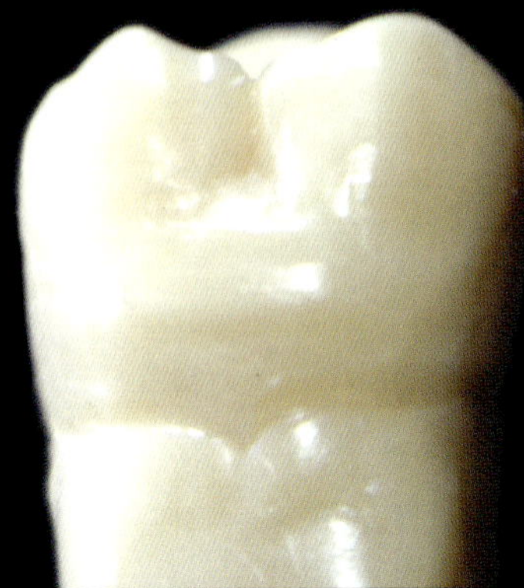

B

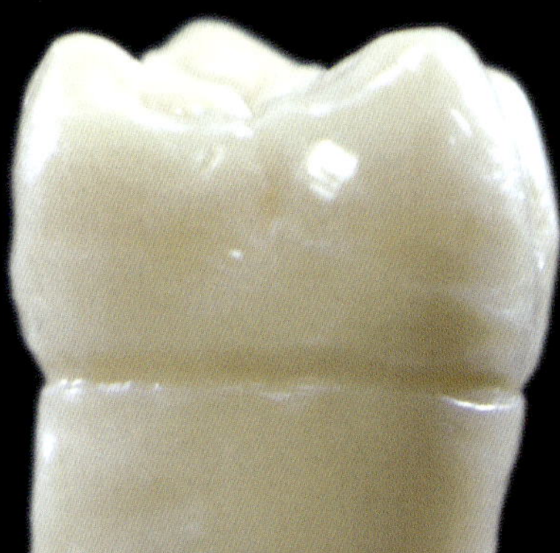

M

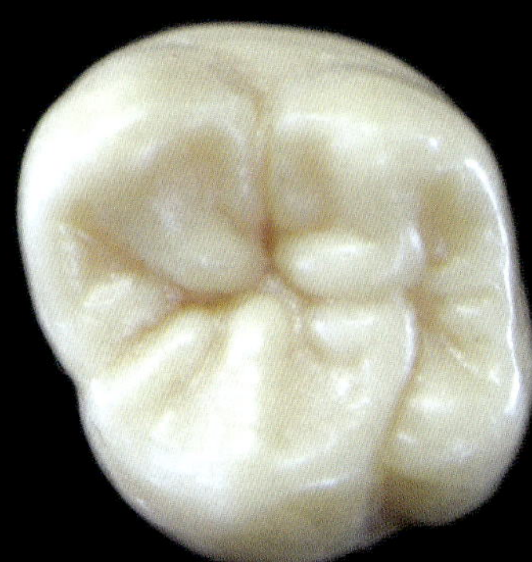

O

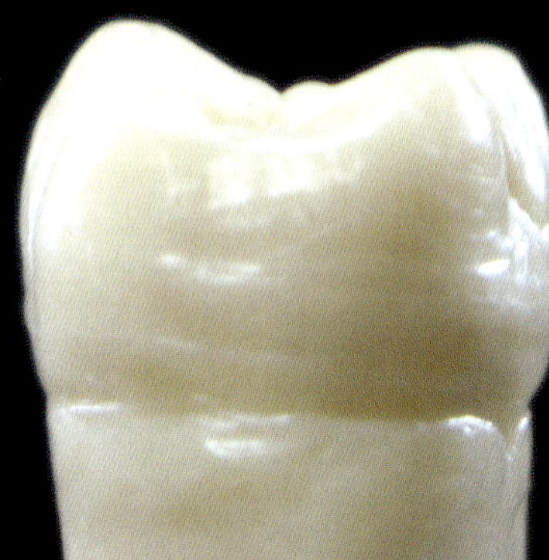

D

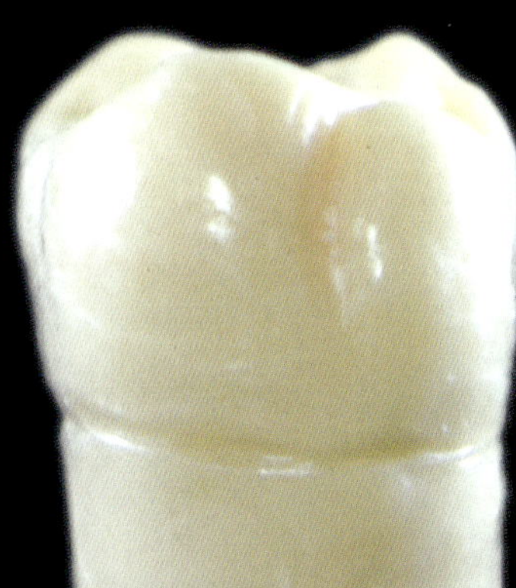

L

1 상악 좌측 제2대구치

1) 외형과 교합

상악 제2대구치는 제1대구치와 형태가 비슷하지만 크기가 좀 더 작고 발육이 약하며, 제1대구치에 비해 근원심으로 더 압편된 마름모꼴 형태이다. 협면부터 설면, 근심면, 원심면 순서로 살펴보도록 하겠다.

협면과 설면 모두 제1대구치에 비해 전반적으로 크기가 작은 데 비해 풍융도가 강하게 나타난다. 특히 근심교두가 원심교두에 비해 더 발달했기 때문에 교합연이 원심치경측으로 경사져 있다. 제2대구치 설면에서는 Carabelli씨 결절은 거의 찾아볼 수 없다(그림 4-34, 4-35).

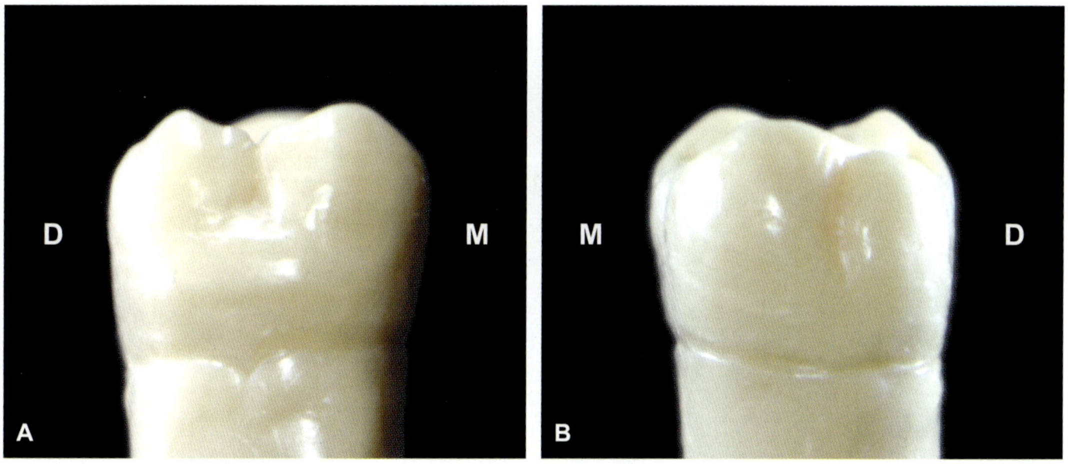

그림 4-34 상악 좌측 제2대구치 협면(A)과 설면(B)

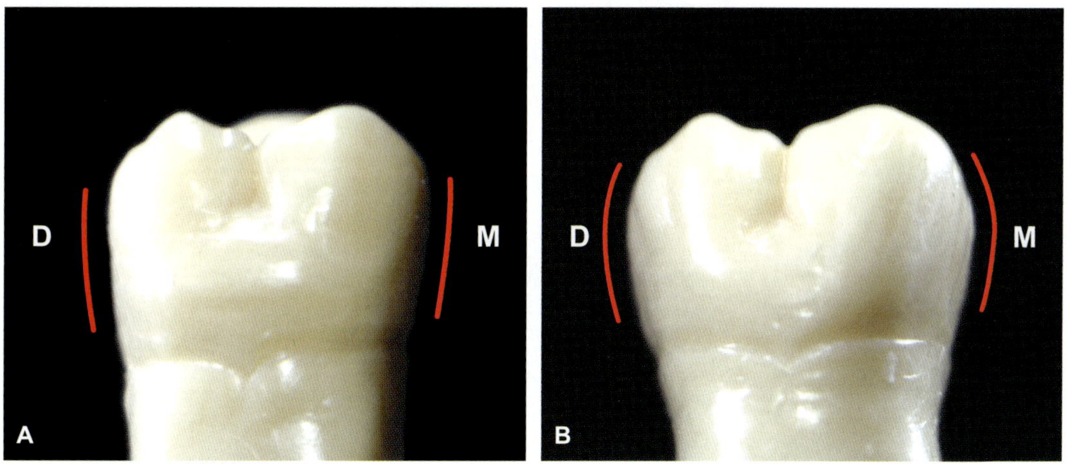

그림 4-35 상악 좌측 제2대구치(A)와 상악 좌측 제1대구치(B)

근원심면의 외형도 마찬가지로 상악 제1대구치와 비슷한 형태이지만 전반적으로 치관의 길이가 짧으며, 원심면이 전체 협설경에 비해 좁게 나타나기 때문에 협면의 외형을 원심면에서 관찰할 수 있다(그림 4-36).

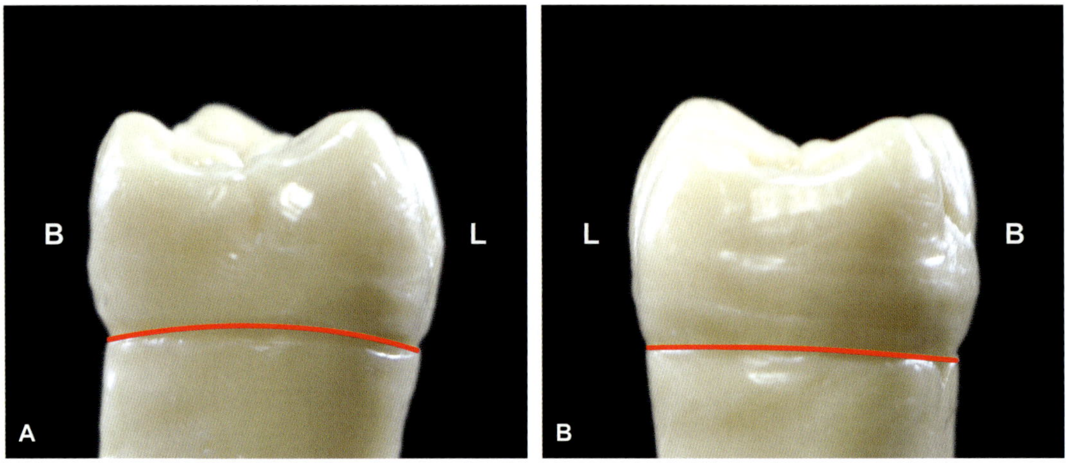

그림 4-36 상악 좌측 제2대구치 근심면(A)과 원심면(B)

교합면은 보통 제1대구치보다 더 압편된 마름모꼴인 경우가 있는 반면에, 원심설측교두의 발육이 미약해서 교합면이 역삼각형의 형태를 나타내는 경우도 있다. 상악 제2대구치 교합면 map을 아래의 그림과 같이 형성해 주면 왁스 업을 하기가 용이하다(그림 4-37).

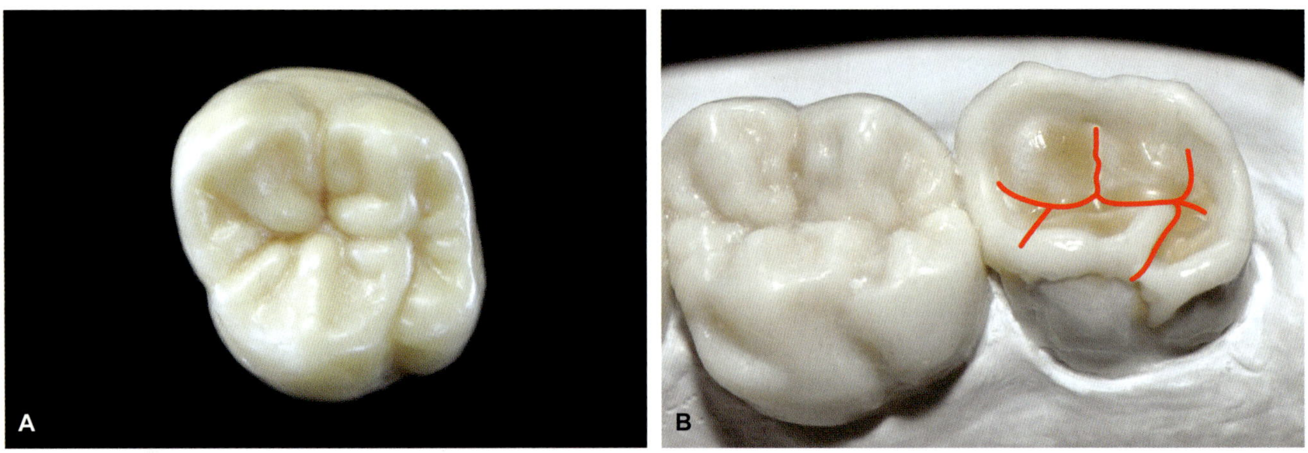

그림 4-37 상악 좌측 제2대구치 교합면(A)과 교합면 map(B)

교합나침반과 교합점에서 대해서 살펴보면 아래와 같다. 일반적으로 상악 제2대구치의 교합점은 상악 제1대구치와 비슷하지만 후방구치가 없을 경우 원심교두융선상에는 교합점이 찍히지 않게 된다(그림 4-38).

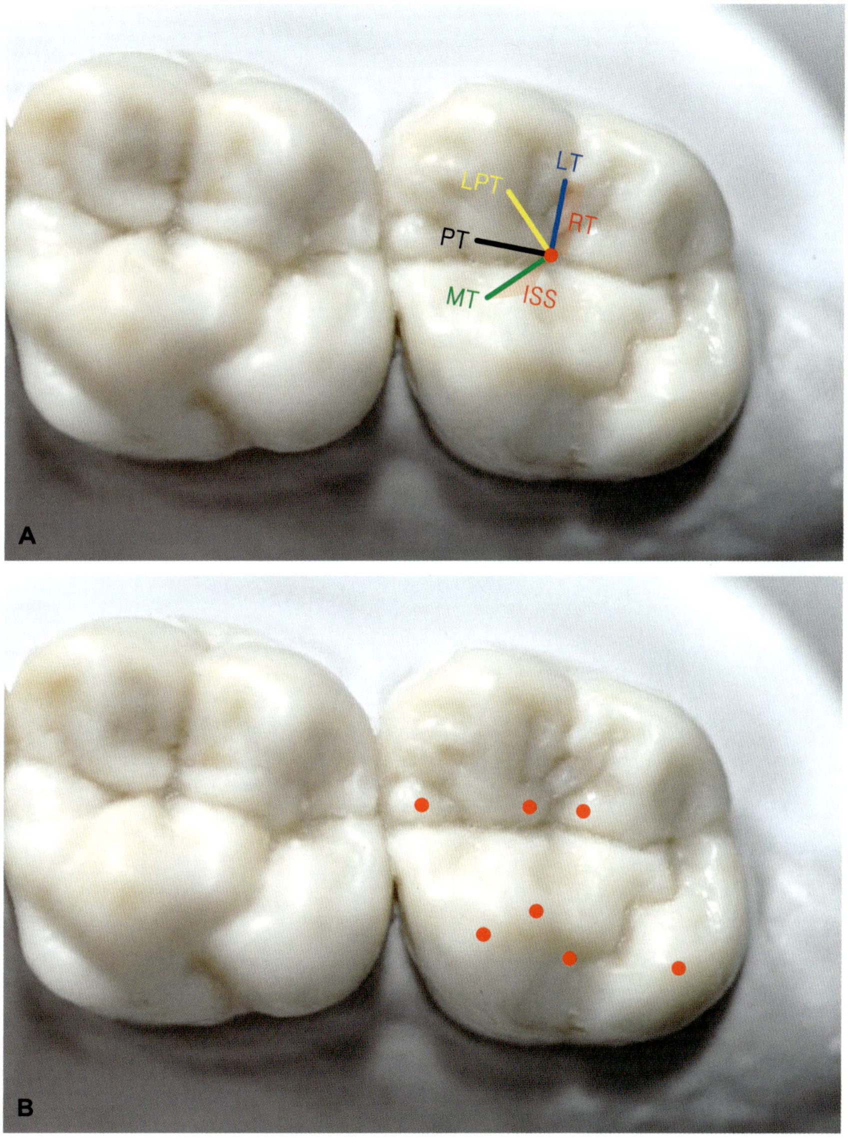

그림 4-38 상악 좌측 제2대구치 교합나침반(A)과 교합점(B)

2) Live wax up

왁스 업을 위한 기본 골격을 만들어 준다(그림 4-39). 협면과 설면의 가장 풍융한 위치에 골격을 형성해 주고 교합면에는 map을 표시해 준다. 그 다음에 뼈대에 살을 붙여준다는 느낌으로 왁스를 채워주면서 융선과 구를 형성해 준다. 골격을 형성하는 영상은 아래의 QR코드를 통해 확인할 수 있다.

교합면을 형성하고 교합점을 찾는 영상을 아래의 QR코드를 통해 확인할 수 있다(그림 4-40).

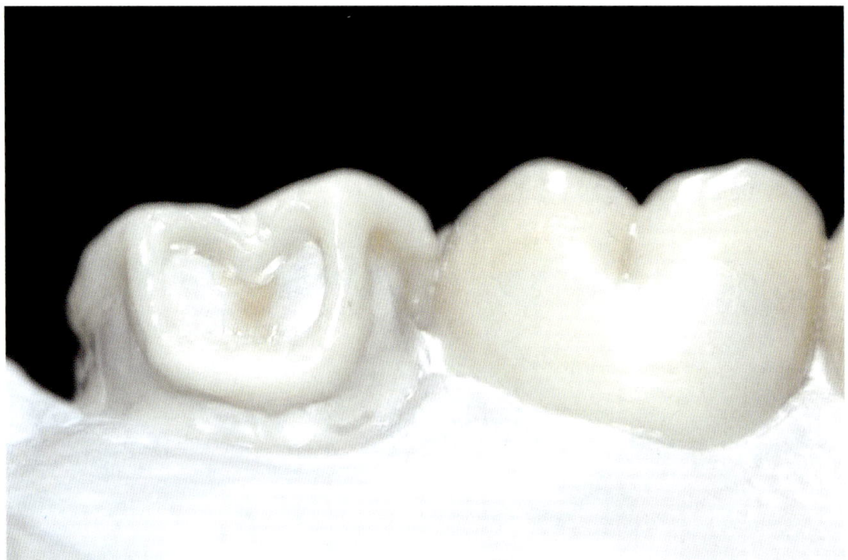

그림 4-39 상악 좌측 2대구치 골격 형성

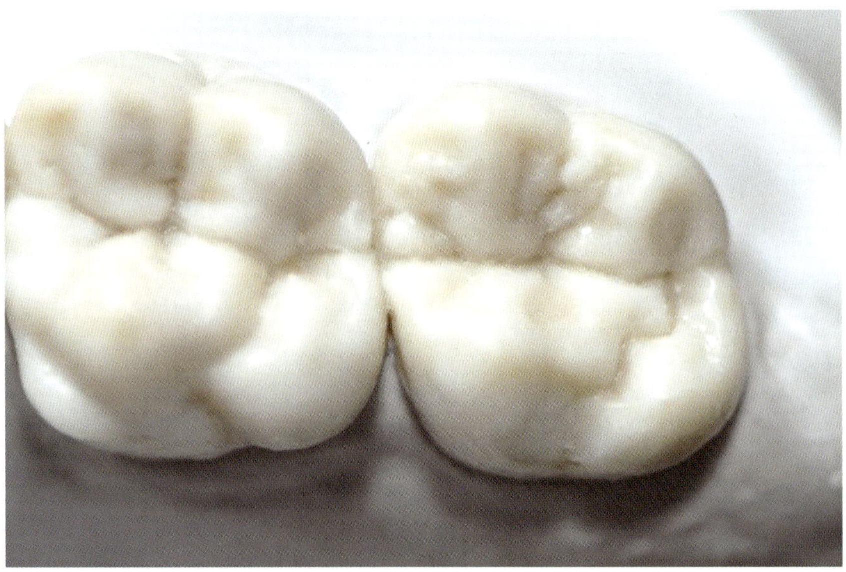

그림 4-40 상악 좌측 제2대구치 교합면 형성

3) 실전 check point

상악 제2대구치는 스마일 라인에서 볼 때 거의 관찰되지 않는다. 교합면에서 관찰했을 때 대부분 상악 제1대구치 원심설측교두에서 제2대구치 원심설측교두까지 BO line의 각도가 구개부로 꺾여들어 오기 때문이다(그림 4-41).

임상적으로 고려할 사항으로는 최후방구치인 경우에는 치아 청소가 다른 치아에 비해 어려운 편이다. 특히 최후방구치의 원심면을 청소하기 쉬운 형태로 제작한다면 해부학적인 외형을 떠나서 임상적으로 환자에게 편리하고, 잠재적인 치아우식증 예방에도 도움을 줄 수 있다.

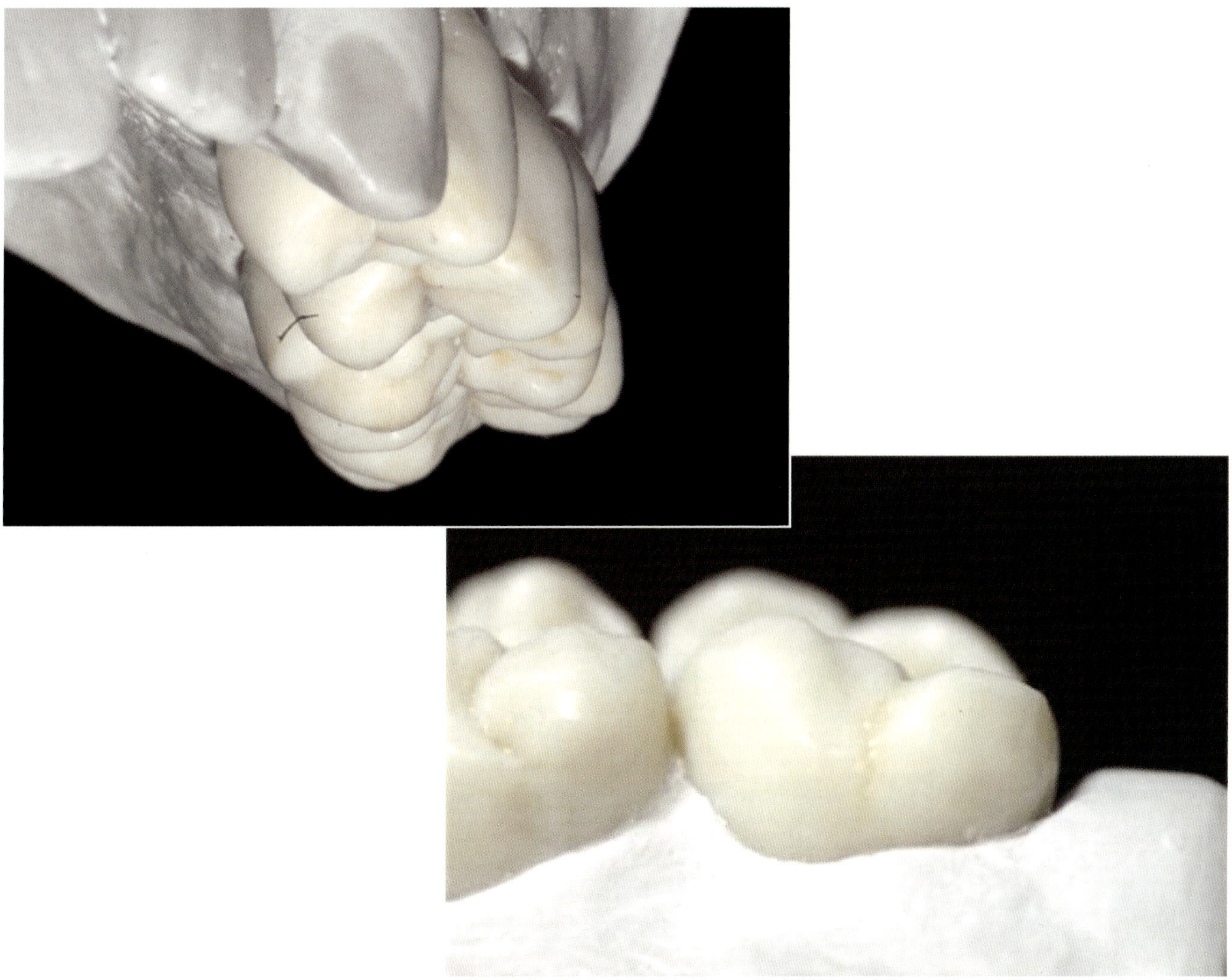

그림 4-41 상악 좌측 제2대구치 실전 포인트

상악 제1, 2대구치 치관의 평균치

악궁	치아	치관의 길이		치관의 근원심경	치관의 협설경
		순면	구개면		
상악	제1대구치	7.5		10.0	11.0
	제2대구치	7.0		9.0	11.0

상악 제1, 2대구치 치근의 평균치

악궁	치아	치관 길이		치경부 근원심경	치경부 협설경	근심부 치경선 높이	원심부 치경선 높이
		협근	설근				
상악	제1대구치	12.0	13.0	8.0	10.0	1.0	0.0
	제2대구치	11.0	12.0	7.0	10.0	1.0	0.0

상악 제1, 2대구치 교두의 비율

악궁	치아	협설측 교두비	설측 근원심 교두비	협측 근원심 교두비
상악	제1대구치		7 : 3	5 : 5
	제2대구치		8 : 2	5 : 5

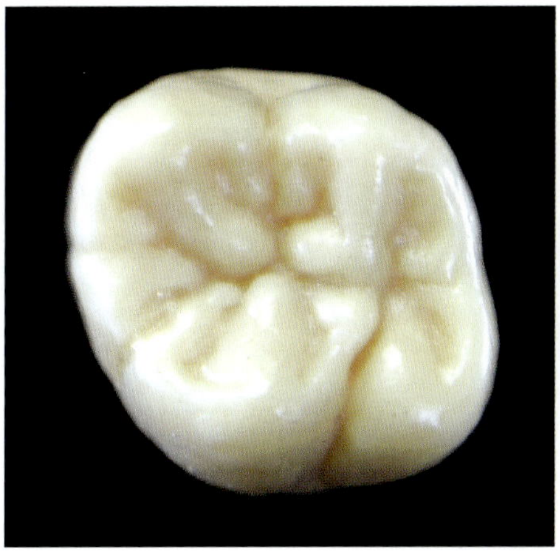

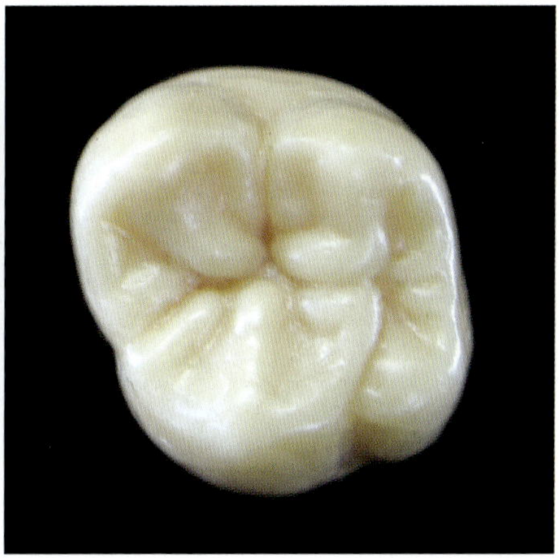

V. 상악 구치부 교의치

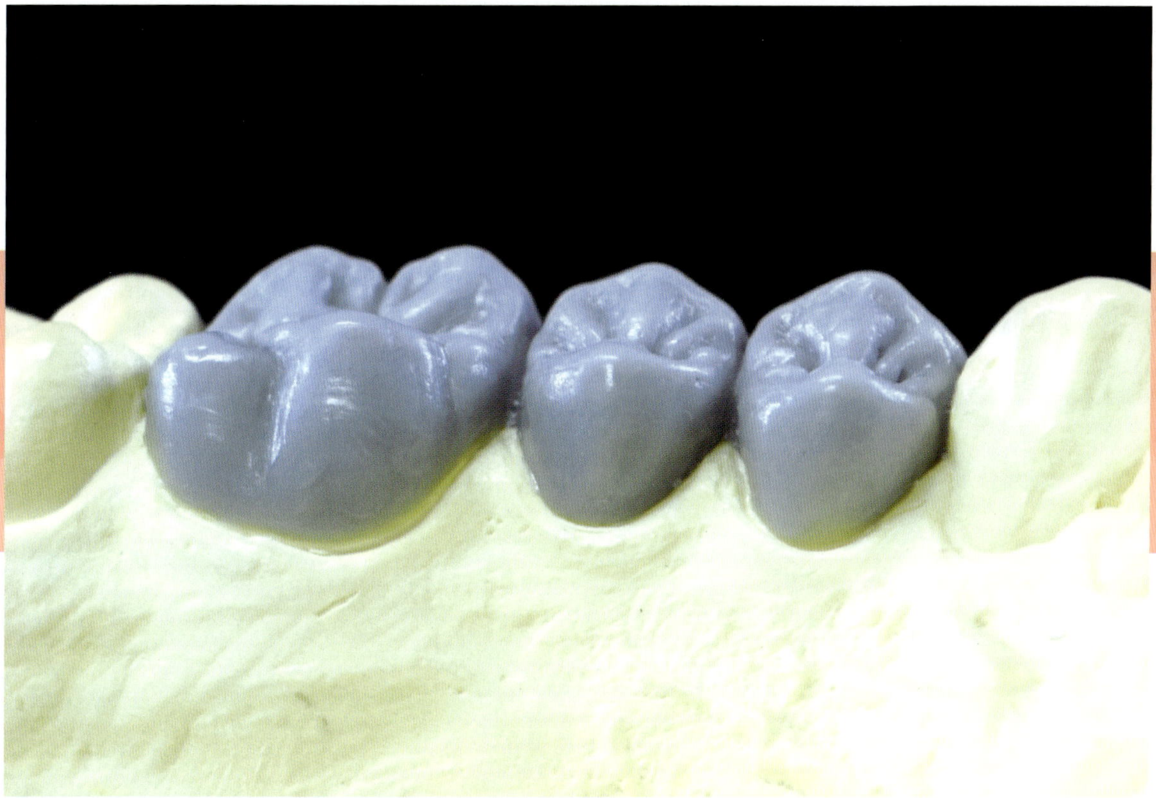

구치부는 교합과 밀접한 관련이 있기 때문에 구치부 교의치는 기능에 중점을 두어야 한다.

1 상악 우측 구치부 교의치

1) 외형과 교합

상악 구치부 교의치(bridge)를 협면에서 관찰해보면 최대풍융부의 위치는 치경 1/3 부위이고, 소구치에서 대구치부로 갈수록 가상교합평면에서 교두정의 간격이 점점 더 커지게 된다(그림 4-42).

각 변연융선의 높이는 인접치 변연융선의 높이와 같다. 설면의 최대풍융부는 중앙 1/3 부위이고, 교합측, 치은측 치간공극의 크기는 설측보다 치은측이 크게 나타난다(그림 4-43).

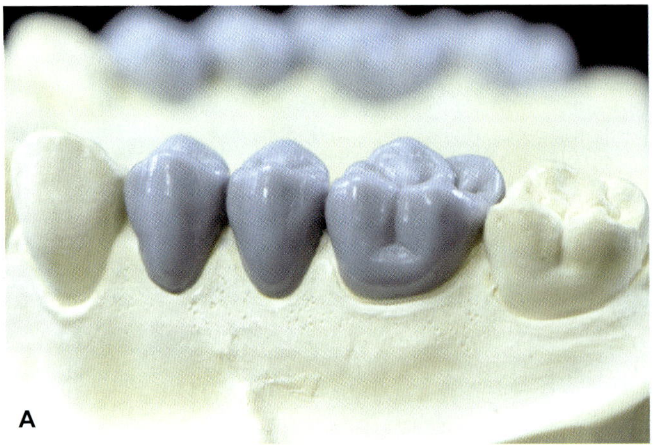
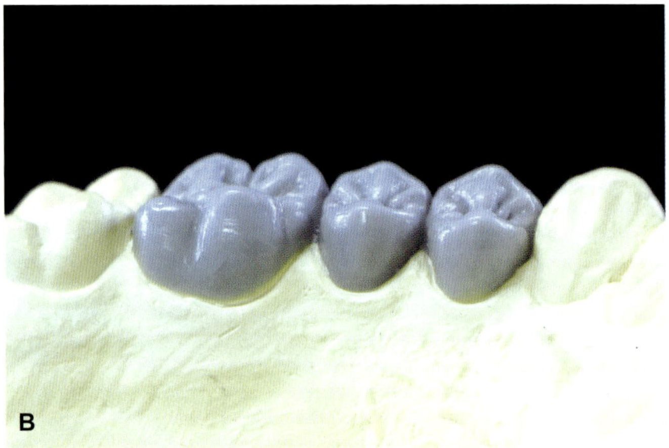

그림 4-42 상악 우측 구치부 교의치 협면(A)과 설면(B)

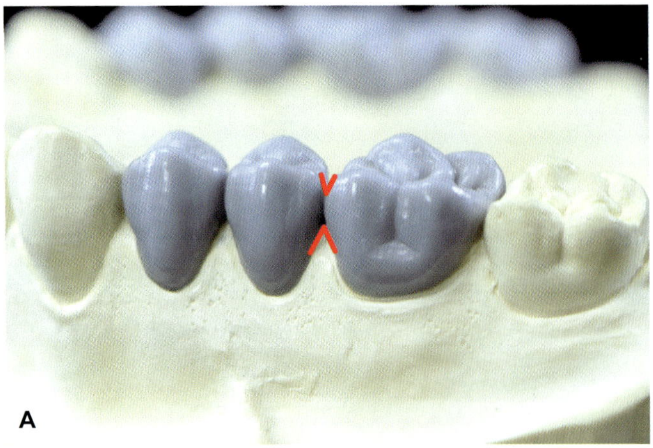
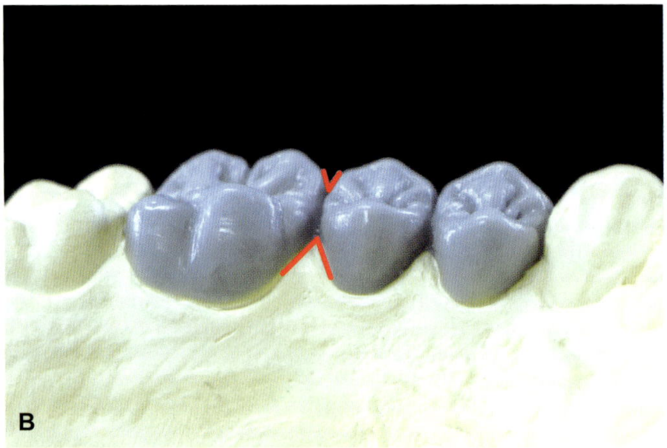

그림 4-43 상악 우측 구치부 교의치 교합측(A)과 치은측 치간공극(B)

상악 구치부 교의치를 교합면에서 관찰해보면 소구치부 협설측 중앙에서 약간 협측에 위치하던 접촉점이 최후방구치로 갈수록 중앙에 위치한다. 또한 인접면에서 관찰해보면 접촉점은 치관의 교합 1/3과 중앙 1/3 경계 부위에 위치한다. 또한 견치부터 대구치까지 순협면의 풍융도는 거의 일치한다(그림 4-44).

상악 구치부 교의치의 교합면을 관찰해보면 상악 제1소구치 협설 교두비는 약 3:2, 제2소구치 협설 교두비는 약 1:1, 제1대구치 협측 근원심 교두비는 약 5:5, 제1대구치 설측 근원심 교두비는 약 7:3으로 나타난다(그림 4-45).

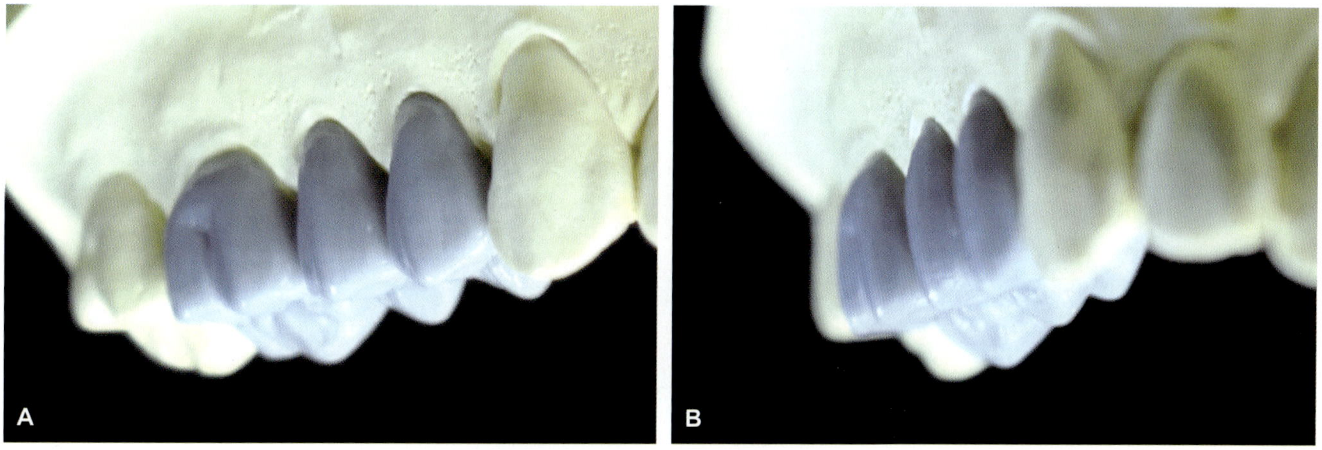

그림 4-44 상악 우측 구치부 교의치 접촉점(A)과 풍융도(B)

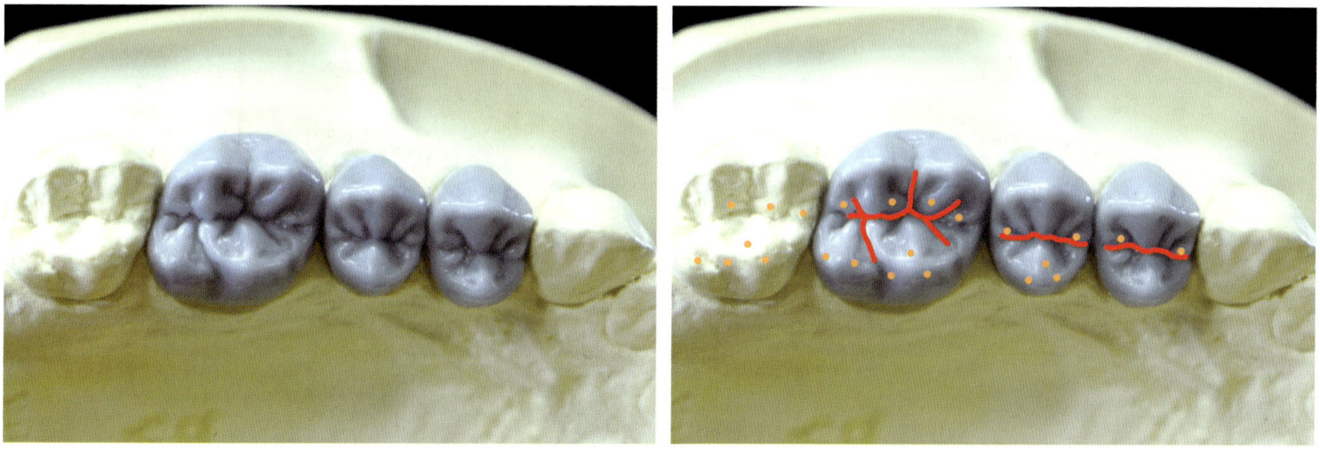

그림 4-45 상악 우측 구치부 교의치의 교두비와 교합점

2) Live wax up

상악 우측 구치부 교의치의 외형을 숙지하고 모델을 통해 기본 정보를 취득한 후, 조각을 위한 기본 골격을 만들어 준다. 협면과 설면의 가장 풍융한 위치에 골격을 형성해 주고 교합면에는 map을 표시해 준다. 그 다음에 뼈대에 살을 붙여준다는 느낌으로 왁스를 채워주면서 융선과 구를 형성해 준다.

왁스 업 과정 영상은 아래의 QR코드를 통해 볼 수 있다(그림 4-46).

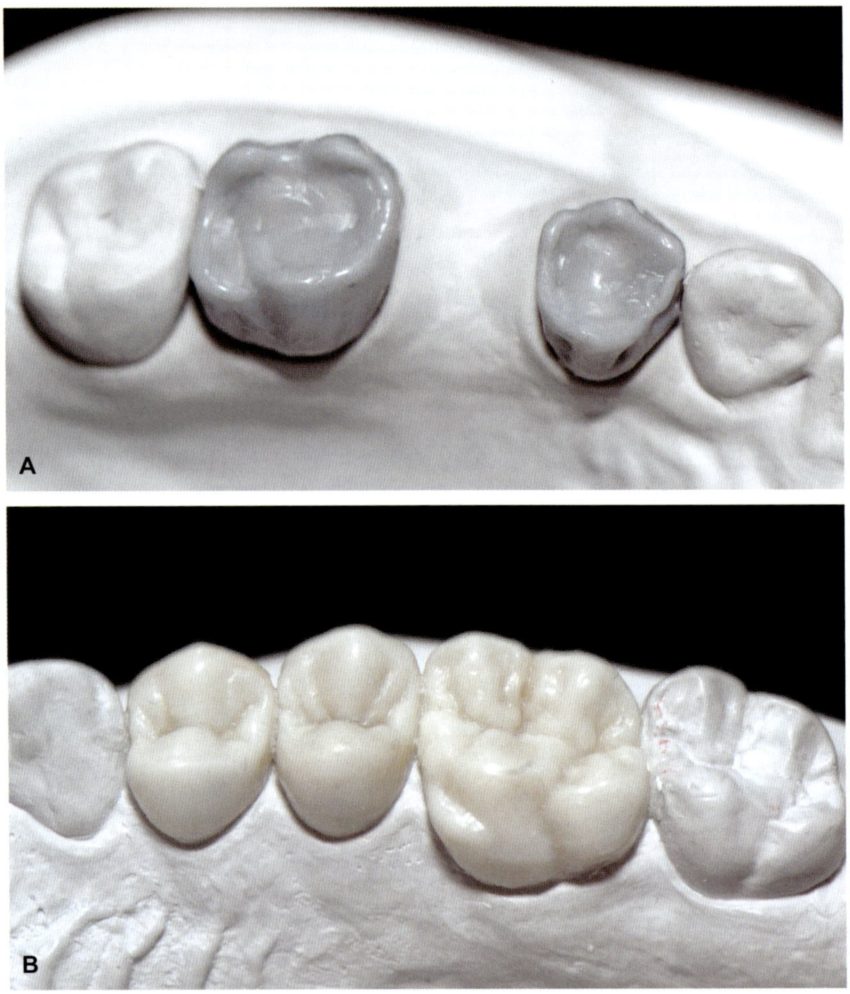

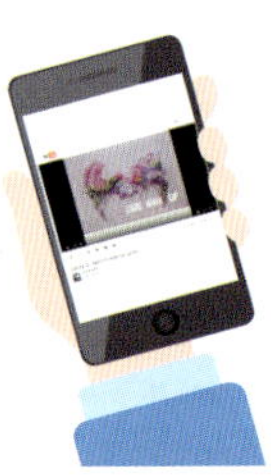

우측

골격 영상 1

골격 영상 2

교합면 영상

그림 4-46 상악 우측(A)과 좌측(B) 구치부 교의치 형성

3) 가공치 제작 방법

가공치의 협면과 설면을 제작할 때에는 우선 치간유두 정점에서 좌우 지대치의 치축과 평행한 가상선을 그린다. 그리고 좌우 지대치의 치경연을 연결한 가상선을 그리고, 좌우 구치부의 교두정점을 연결한 가상선을 형성해 준다. 그러면 사각형이 그려지게 되는데 그 안에 형성되는 삼각형의 공극을 가공치에 재현해 주면 된다.

가공치의 교합면을 제작할 때에는 우선 좌우 지대치의 협측연과 설측연을 연결한 가상선을 그린다. 그리고 접촉면을 기준으로 치축과 평행한 가상선을 그려준다. 그러면 사각형이 그려지게 되는데 그 안에 형성되는 삼각형의 공극을 인접한 지대치의 삼각형의 공극을 따라서 가공치에 재현해 주면 된다(그림 4-47).

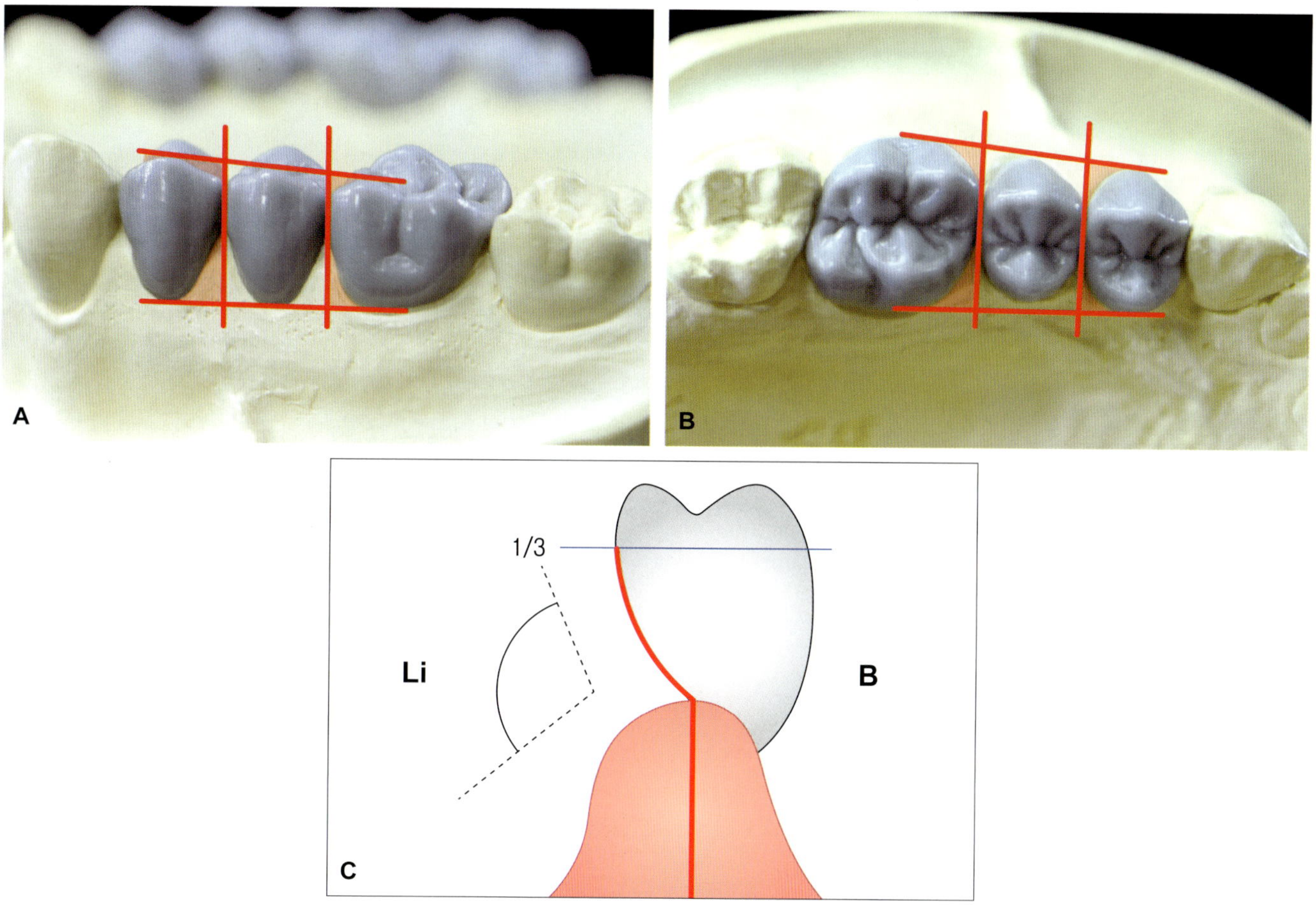

그림 4-47 상악 우측 구치부 교의치의 가공치 제작 방법(A, B)과 ridge rap type(C)

4) 외형 check point

1. 전체적 외형은 반대측 동명치와 같게 제작한다.
2. 가공치는 본래의 협설 크기보다 10~15% 작게 형성한다.
3. 가공치 협면의 치경연은 인접치 치경연 연결선상에 위치한다.
4. 협측 풍융부는 치경 1/3이고, 설측 풍융부는 중앙 1/3 부위이다.
5. 협측 교두정은 BO line과 일치하고, 설측 교두정은 LO line과 일치한다.
6. 상악 제1소구치 협설 교두비는 3:2이다.
7. 상악 제1소구치 협측 교두정은 약간 원심이고, 설측 교두정은 약간 근심이다.
8. 상악 제2소구치 협설 교두비는 1:1이다.
9. 상악 제1대구치 협측 근원심 교두비는 5:5이고, 설측 근원심 교두비는 7:3이다.
10. 교두에서 협면융선으로의 이행은 일치한다.
11. 변연융선의 높이는 인접치와 동일하게 형성한다.
12. 삼각융선의 형태가 정확하다.
13. 주구는 부구보다 뚜렷하다.
14. 중심와는 근원심와보다 깊게 형성되어 있다.
15. 접촉점은 교합 1/3과 중앙 1/3의 경계 부위이며, 협설의 중앙 부위에서 약간 협측에 위치한다.
16. 치간공극은 협측이 설측보다 작고, 교합측이 치은측보다 작다.
17. 가공치는 ridge rap type으로 제작하였다.
18. Over margin이나 under margin이 되지 않았다.
19. 표면이 활택하고 인접면에 왁스를 잘 채운다.
20. 전체적으로 조화를 이루고 있다.

상악 제1, 2소구치/제1, 2대구치 치관의 평균치

<table>
<tr><th rowspan="2">악궁</th><th rowspan="2">치아</th><th colspan="2">치관의 길이</th><th rowspan="2">치관의 근원심경</th><th rowspan="2">치관의 협설경</th></tr>
<tr><th>순면</th><th>구개면</th></tr>
<tr><td rowspan="4">상악</td><td>제1소구치</td><td colspan="2">8.5</td><td>7.0</td><td>9.0</td></tr>
<tr><td>제2소구치</td><td colspan="2">8.5</td><td>7.0</td><td>9.0</td></tr>
<tr><td>제1대구치</td><td colspan="2">7.5</td><td>10.0</td><td>11.0</td></tr>
<tr><td>제2대구치</td><td colspan="2">7.0</td><td>9.0</td><td>11.0</td></tr>
</table>

상악 제1, 2소구치/제1, 2대구치 치근의 평균치

<table>
<tr><th rowspan="2">악궁</th><th rowspan="2">치아</th><th colspan="2">치관 길이</th><th rowspan="2">치경부
근원심경</th><th rowspan="2">치경부
협설경</th><th rowspan="2">근심부
치경선 높이</th><th rowspan="2">원심부
치경선 높이</th></tr>
<tr><th>협근</th><th>설근</th></tr>
<tr><td rowspan="4">상악</td><td>제1소구치</td><td colspan="2">14.0</td><td>5.0</td><td>8.0</td><td>1.0</td><td>0.0</td></tr>
<tr><td>제2소구치</td><td colspan="2">14.0</td><td>5.0</td><td>8.0</td><td>1.0</td><td>0.0</td></tr>
<tr><td>제1대구치</td><td>12.0</td><td>13.0</td><td>8.0</td><td>10.0</td><td>1.0</td><td>0.0</td></tr>
<tr><td>제2대구치</td><td>11.0</td><td>12.0</td><td>7.0</td><td>10.0</td><td>1.0</td><td>0.0</td></tr>
</table>

상악 제1, 2소구치/제1, 2대구치 교두의 비율

악궁	치아	협설측 교두비	설측 근원심 교두비	협측 근원심 교두비
상악	제1소구치	3 : 2		
	제2소구치	1 : 1		
	제1대구치		7 : 3	5 : 5
	제2대구치		8 : 2	5 : 5

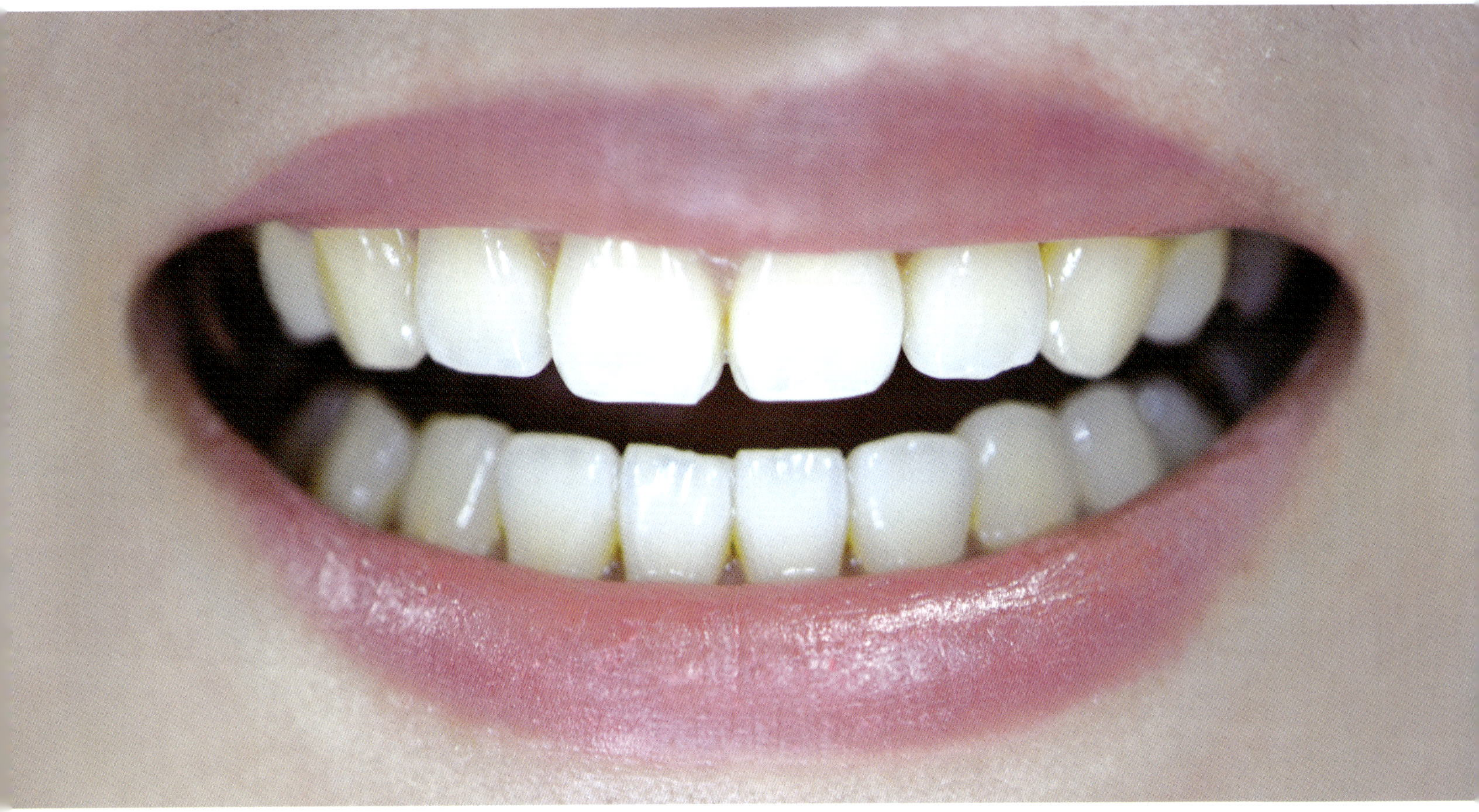

치아의 배열은 하모니를 이루고 있다.
-강 월-

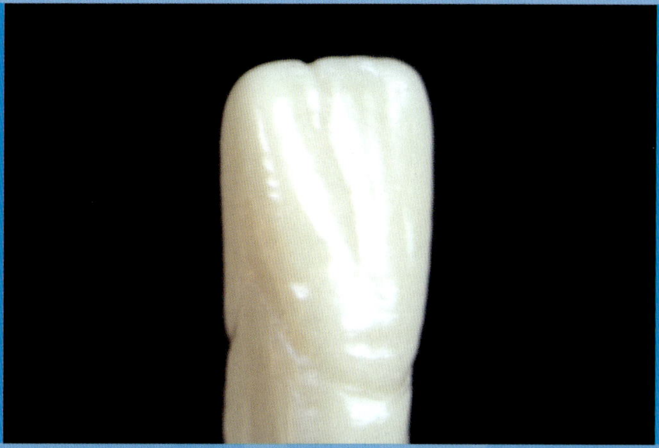

Chapter 05 하악 전치부

Ⅰ. 하악 중절치
Ⅱ. 하악 측절치
Ⅲ. 하악 견치
Ⅳ. 하악 전치부 교의치

I. 하악 중절치

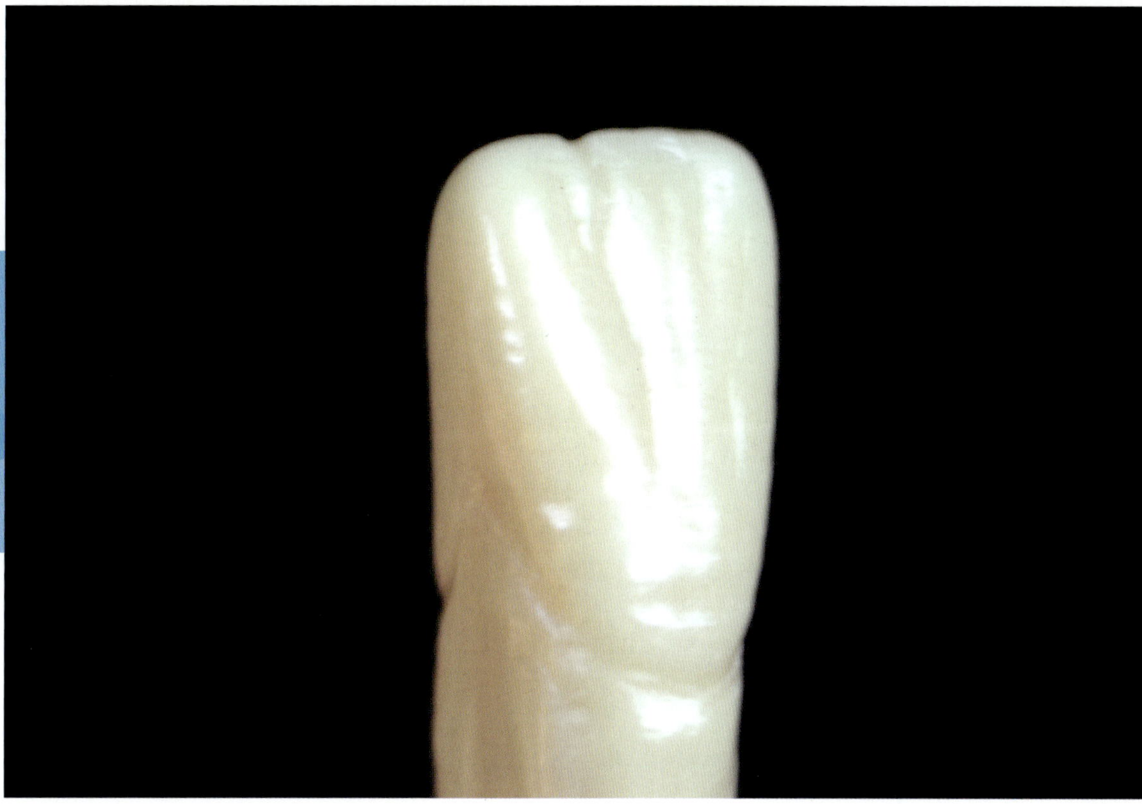

구강 내에서 가장 작은 치아인 하악 중절치는 좌·우측을 구별하기가 어렵기 때문에 근원심측의 뚜렷한 차이를 인지해야만 자연스럽고 만족스러운 형태를 얻을 수 있다.

하악 좌측 중절치

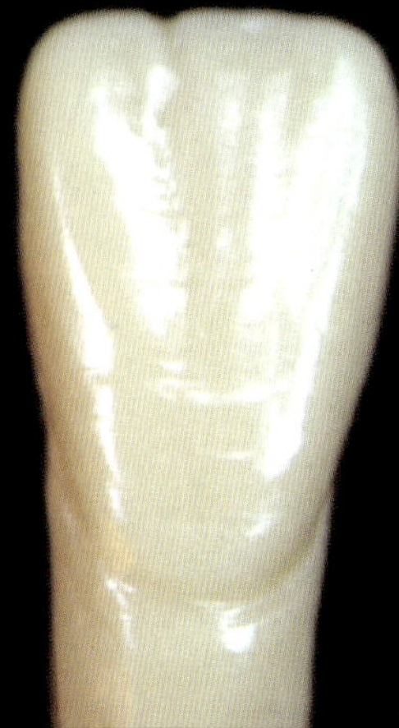

La

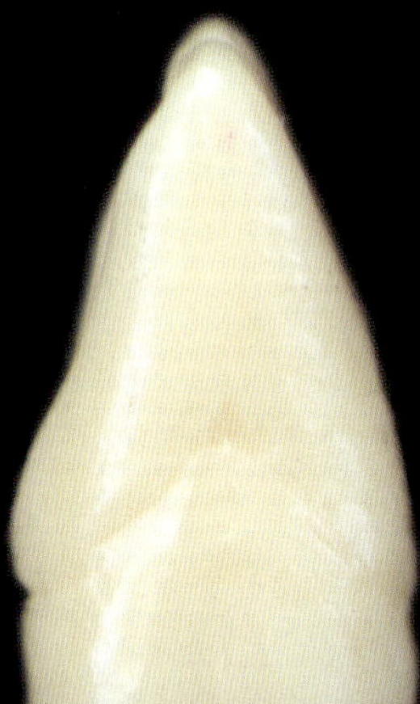

M

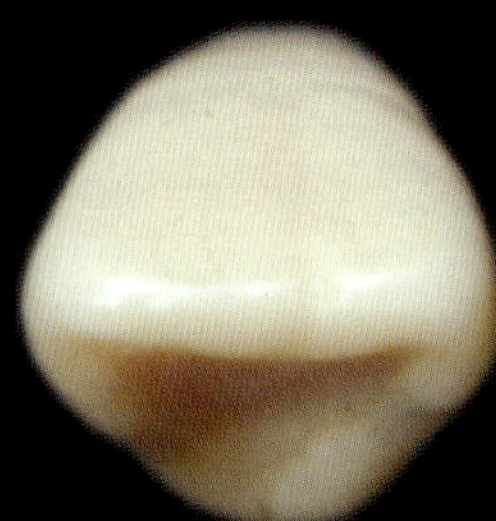

In

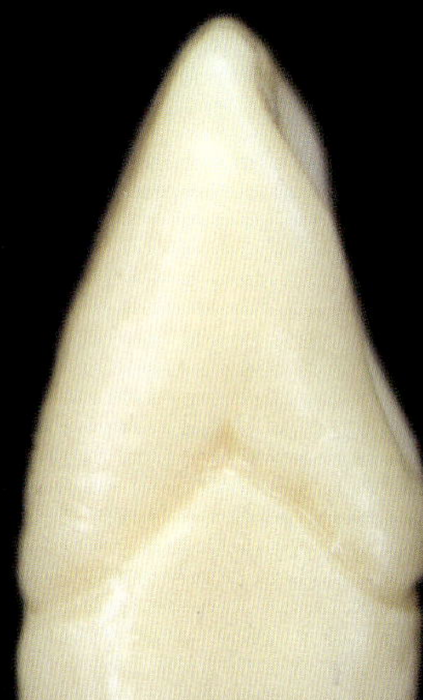

D

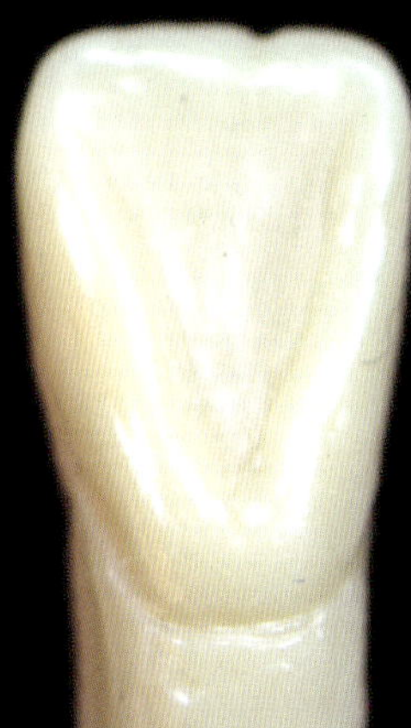

Li

1 하악 좌측 중절치

1) 외형과 교합

하악 중절치의 가장 큰 특징으로는 인접면에서 관찰했을 때 치아가 설측으로 기울어져 있고, 다른 치아와 달리 설측의 치관 길이가 순측의 치관 길이보다 약 0.5mm 정도 치근단 쪽으로 길게 나타난다는 것이다. 또한 순측면에서 볼 때 근심반부와 원심반부가 거의 대칭적으로 보이는 치아이다.

순면의 외형은 알파벳 'U'자와 같은 형태로 치경부에서 절단부로 갈수록 'U'자가 넓어지는 형태이다(그림 5-1). 절단연은 치축과 거의 직각을 이루고 있으며, 우각상징은 치경부에서 절단부로 가까워질수록 미세하게 나타난다. 또한 근심변연융선은 곧고 길게 뻗어 있으며, 원심변연융선은 근심변연융선과 비슷하지만 미세하게 곡선을 이루고 있다.

순면의 엽은 발육이 약하고 근심, 중앙, 원심순면엽의 발육이 비슷하기 때문에 융선이나 구의 발육 또한 뚜렷하지 않으며 평평한 외형을 이루고 있다. 때문에 근원심반부가 거의 대칭적으로 나타나 만곡상징이 뚜렷하지 않다.

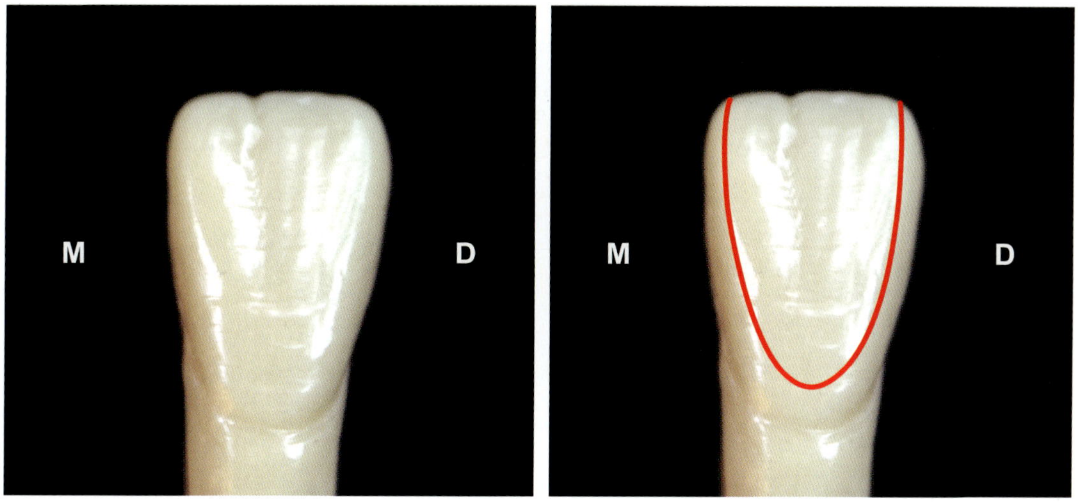

그림 5-1 하악 좌측 중절치 순면

설면의 외형은 순면과 거의 비슷하지만 순면에 비해 치경부의 근원심 폭이 좁게 나타난다(그림 5-2). 또한 하악 중절치는 상악 중절치와 달리 근원심 변연융선이 뚜렷하지 않아서 설면와가 거의 나타나지 않으며, 설면의 치경선이 순면의 치경선보다 약 0.5mm 정도 설측으로 내려가 있다.

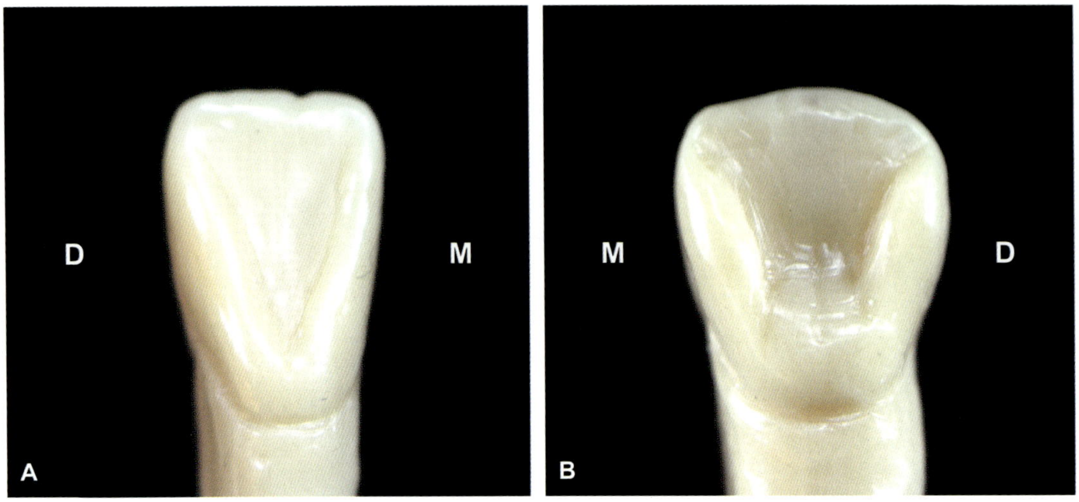

그림 5-2 하악 좌측 중절치 설면(A)과 상악 중절치 설면(B)

근원심면의 외형은 거의 비슷한데, 차이점으로는 원심면의 치경선이 근심면의 치경선보다 약 1/3 정도 치경부 방향으로 내려와 있다는 것이다(그림 5-3). 또한 근심면의 접촉부가 원심면보다 약간 더 절단측에 위치한다.

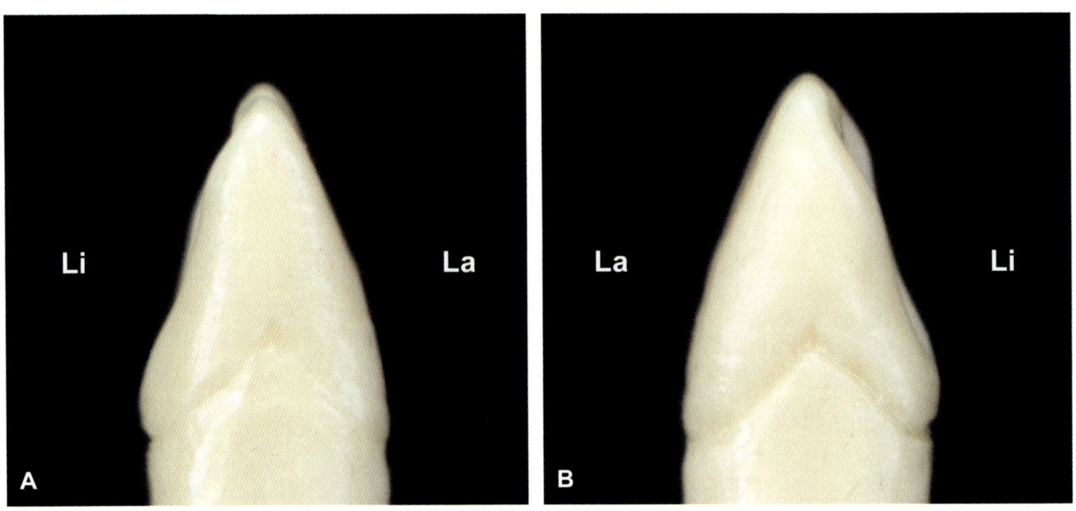

그림 5-3 하악 좌측 중절치 근심면(A)과 원심면(B)

2) Live wax up

하악 중절치와 같이 치아가 작고 지대치에 유지구가 없을 때 왁스 업을 하다 보면 납형이 지대치에 정확하게 적합되지 않는 경우가 있다. 때문에 왁스를 입힐 때는 균일한 온도조절과 함께 납형에 무리한 압력을 가하지 않도록 주의가 필요하다(그림 5-4).

단계별 왁스 업 과정은 오른쪽 아래에 있는 QR코드를 통해 확인할 수 있다.

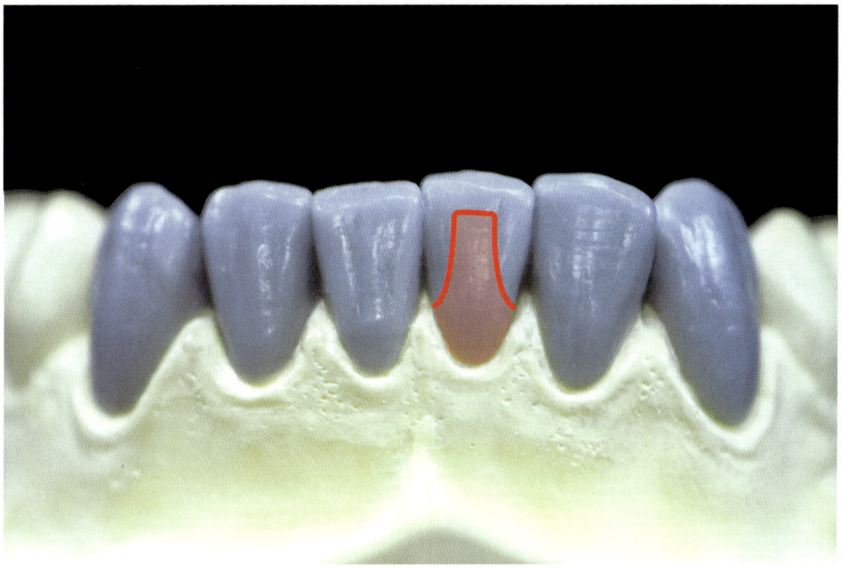

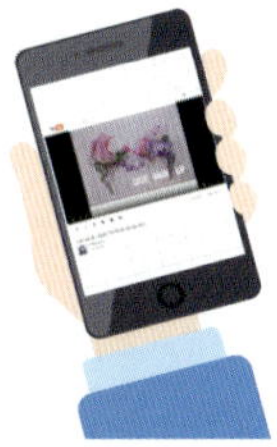

Live wax up

그림 5-4 하악 좌측 중절치 형성

3) 실전 check point

하악 중절치의 경우 전방운동을 할 때 접촉되게 되면 절단부에 마모가 일어나게 된다(그림 5-5). 때문에 임상 케이스에서 절단결절은 거의 찾아보기 힘들며, 마모면이 형성된 케이스가 대부분이다.

마모면을 형성할 때에는 전방운동로를 고려하여 제작해야 하며, 마모가 이루어진 케이스일수록 순면의 치관 길이보다 설면의 치관 길이가 더 길고, 순면에서 설면의 절단연까지 관찰할 수 있게 제작하는 것이 자연스럽게 마모된 중절치를 만들 수 있는 포인트이다.

좌우 하악 중절치가 모두 손상된 경우에는 인접면에서 봤을 때 순면의 경사도를 정하기 어렵다. 이런 경우에는 하악 중절치의 절단연이 가상교합평면에 대해 순측전정으로 내린 수직선과 거의 일치하게 제작하는 것이 일반적이다.

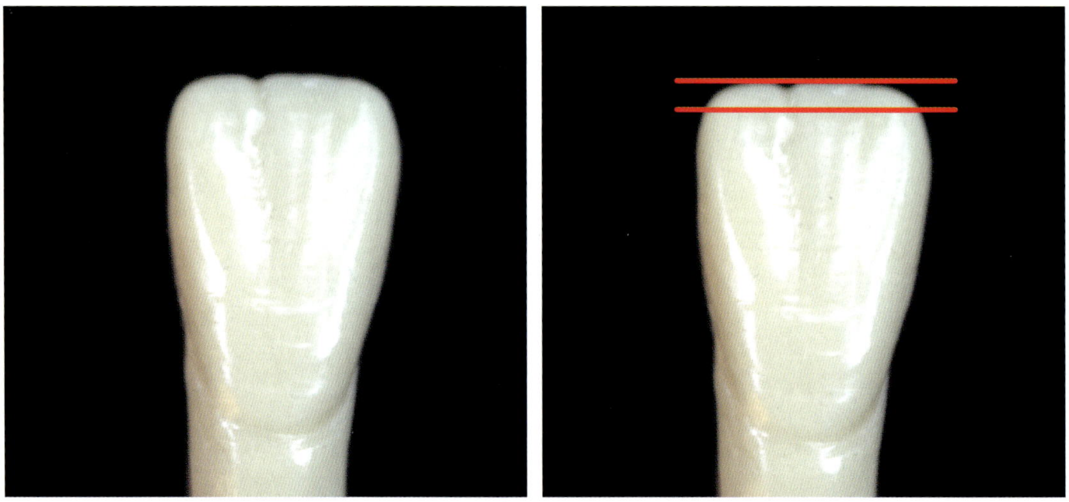

그림 5-5 하악 좌측 중절치 마모면

하악 중·측절치 치관의 평균치

악궁	치아	치관의 길이		치관의 근원심경	치관의 순설경
		순면	구개면		
하악	중절치	9.0	9.5	5.0	6.0
	측절치	9.5	10.0	5.5	6.5

하악 중·측절치 치근의 평균치

악궁	치아	치관 길이	치경부 근원심경	치경부 순설경	근심부 치경선 높이	원심부 치경선 높이
		협근 설근				
하악	중절치	12.5	3.5	5.3	3.0	2.0
	측절치	14.0	4.0	5.8	3.0	2.0

II. 하악 측절치

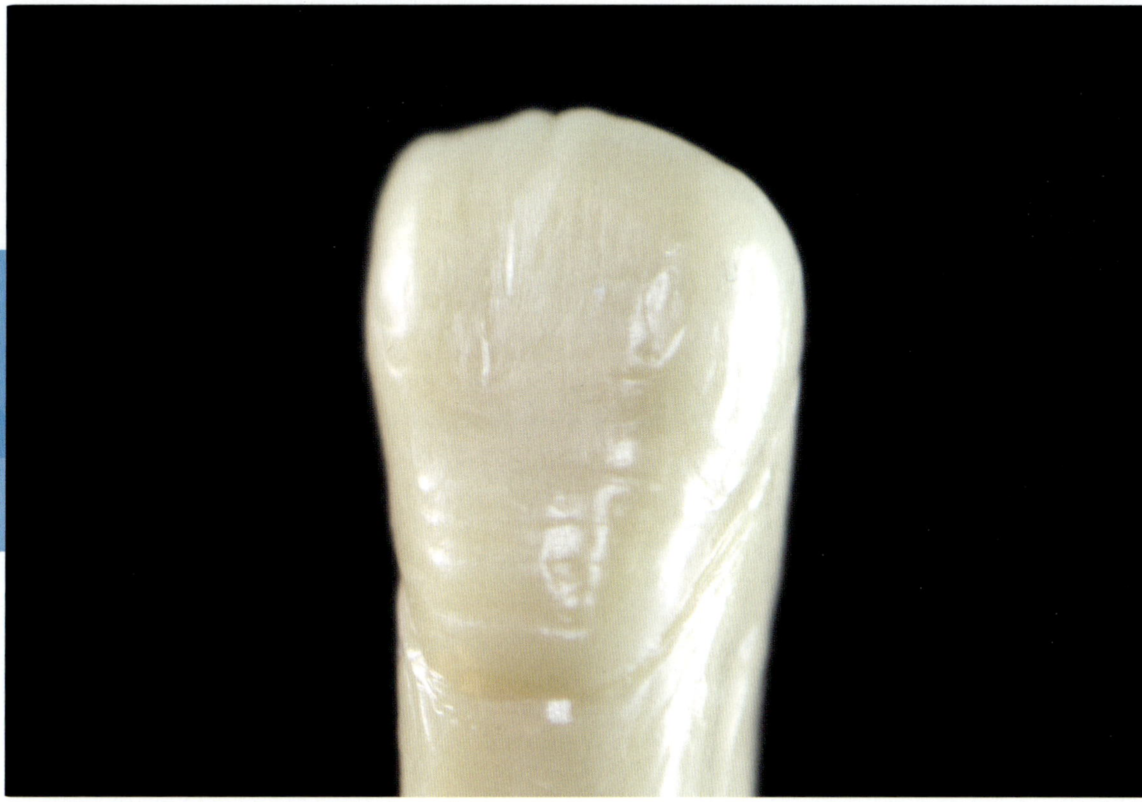

하악 중절치와 비슷한 외형을 가지고 있기 때문에 측절치와 구별되는 차이를 숙지해야 만족할 만한 외형을 얻을 수 있다.

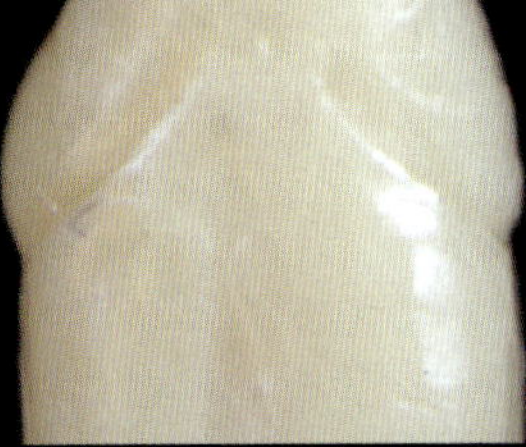

M

Live wax up

1 하악 좌측 측절치

1) 외형과 교합

하악 중절치는 우각상징과 만곡상징이 거의 나타나지 않는 데 비해 측절치는 중절치보다 뚜렷하게 나타나는 특징이 있다.

순면의 외형은 하악 중절치와 비슷하나, 뚜렷한 우각상징으로 근심연이 곧고 직선적인 데 비해 원심연은 약간 만곡을 형성하고 있다(그림 5-6). 이로 인해 절단연 역시 원심부가 치경측으로 경사져 있어서 치축과 거의 직각을 이루는 하악 중절치와 구별된다(그림 5-7).

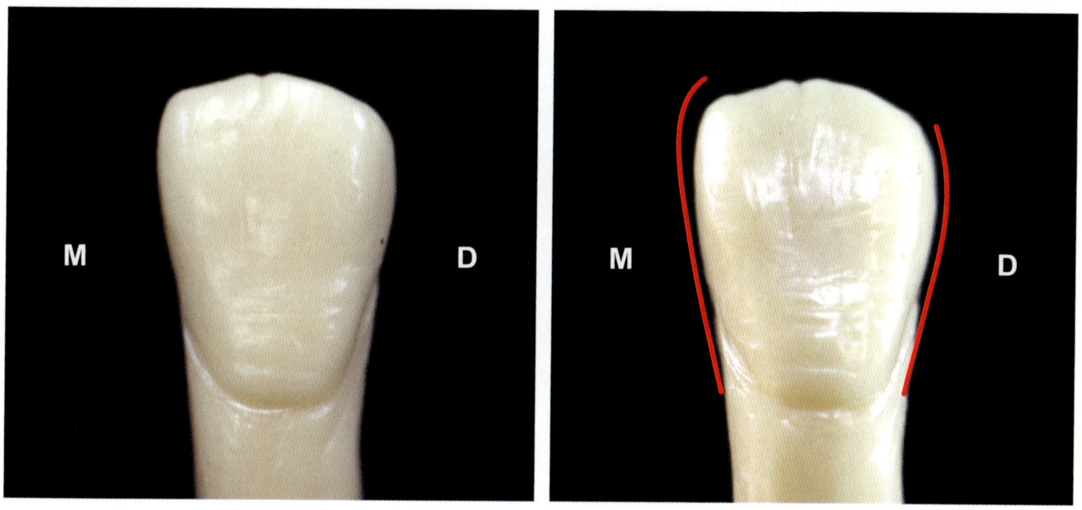

그림 5-6 하악 좌측 측절치 순면

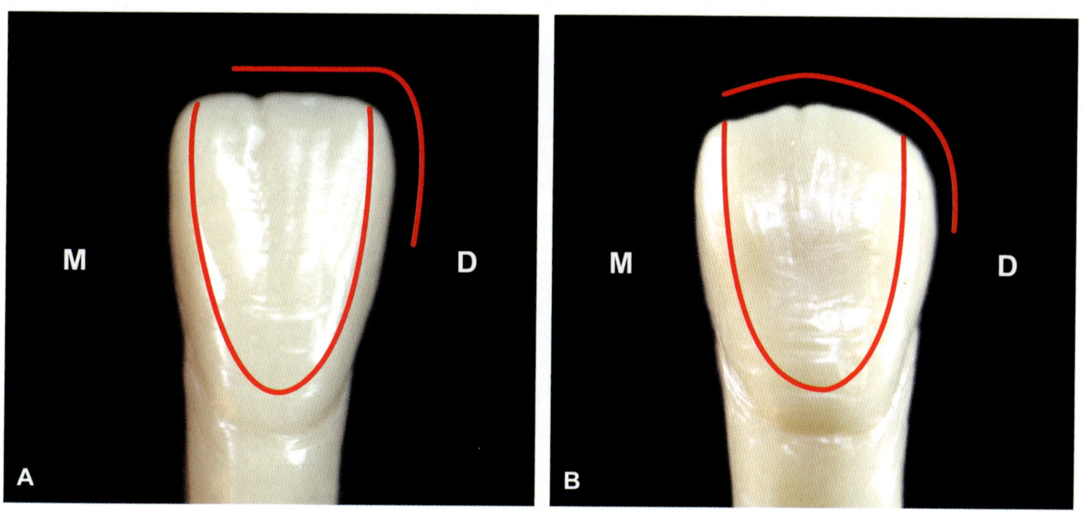

그림 5-7 하악 좌측 중절치 순면(A)과 측절치 순면(B)

설면 역시 하악 중절치와 비슷한 외형이지만 변연융선의 발육이 더 뚜렷하여 변연융선의 두께가 중절치에 비해 더 두껍다. 또한 설면와도 중절치에 비해 더 뚜렷하게 나타난다(그림 5-8). 인접면의 외형은 하악 중절치와 거의 비슷하다.

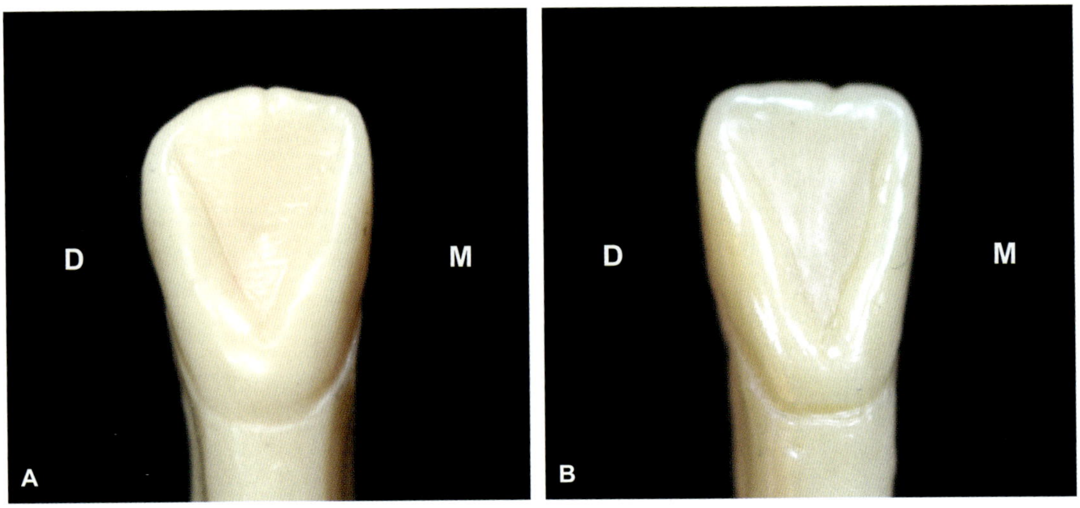

그림 5-8 하악 좌측 측절치 설면(A)과 중절치 설면(B)

2) Live wax up

기본 골격을 형성한 후, 하악 중절치와 구별되는 차이를 유념하며 중절치보다 우각상징과 만곡상징이 뚜렷하게 나타날 수 있도록 왁스 업 한다(그림 5-9). 특히 절단연에서 관찰했을 때 하악 중절치는 절단연이 수평적으로 주행하는 반면에, 측절치는 원심측 절단연이 설측으로 경사지게 제작하도록 한다.

단계별 왁스 업 과정은 오른쪽 아래에 있는 QR코드를 통해 확인할 수 있다.

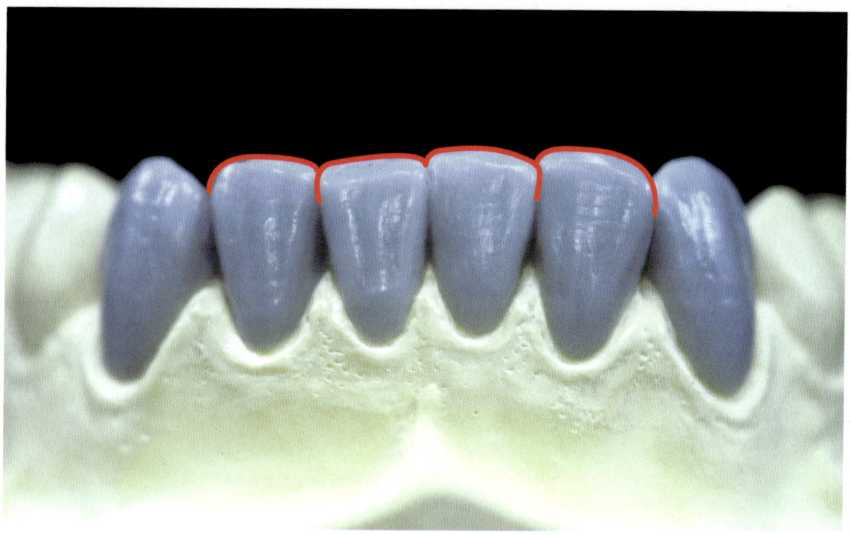

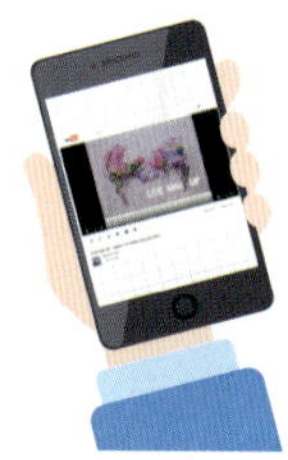

Live wax up

그림 5-9 하악 좌측 측절치 형성

Live wax up

3) 실전 check point

임상에서 지대치 형성이 된 하악 측절치를 보았을 때 왁스 업을 할 수 있는 공간이 부족한 경우가 있다. 이런 경우에는 측절치를 작게 만들 수도 있지만 측절치와 중절치가 중첩되었을 가능성을 염두하고 조각에 임한다면 좀 더 만족스러운 결과에 다가갈 수 있을 것이다(그림 5-10).

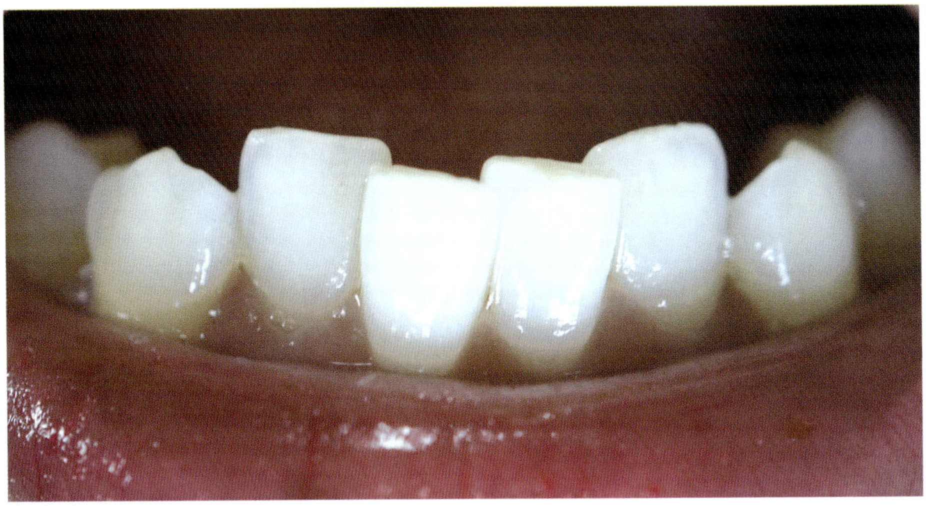

그림 5-10 중첩된 하악 전치부

하악 중·측절치 치관의 평균치

악궁	치아	치관의 길이		치관의 근원심경	치관의 순설경
		순면	구개면		
하악	중절치	9.0	9.5	5.0	6.0
	측절치	9.5	10.0	5.5	6.5

하악 중·측절치 치근의 평균치

악궁	치아	치관 길이	치경부 근원심경	치경부 순설경	근심부 치경선 높이	원심부 치경선 높이
		협근 설근				
하악	중절치	12.5	3.5	5.3	3.0	2.0
	측절치	14.0	4.0	5.8	3.0	2.0

III. 하악 견치

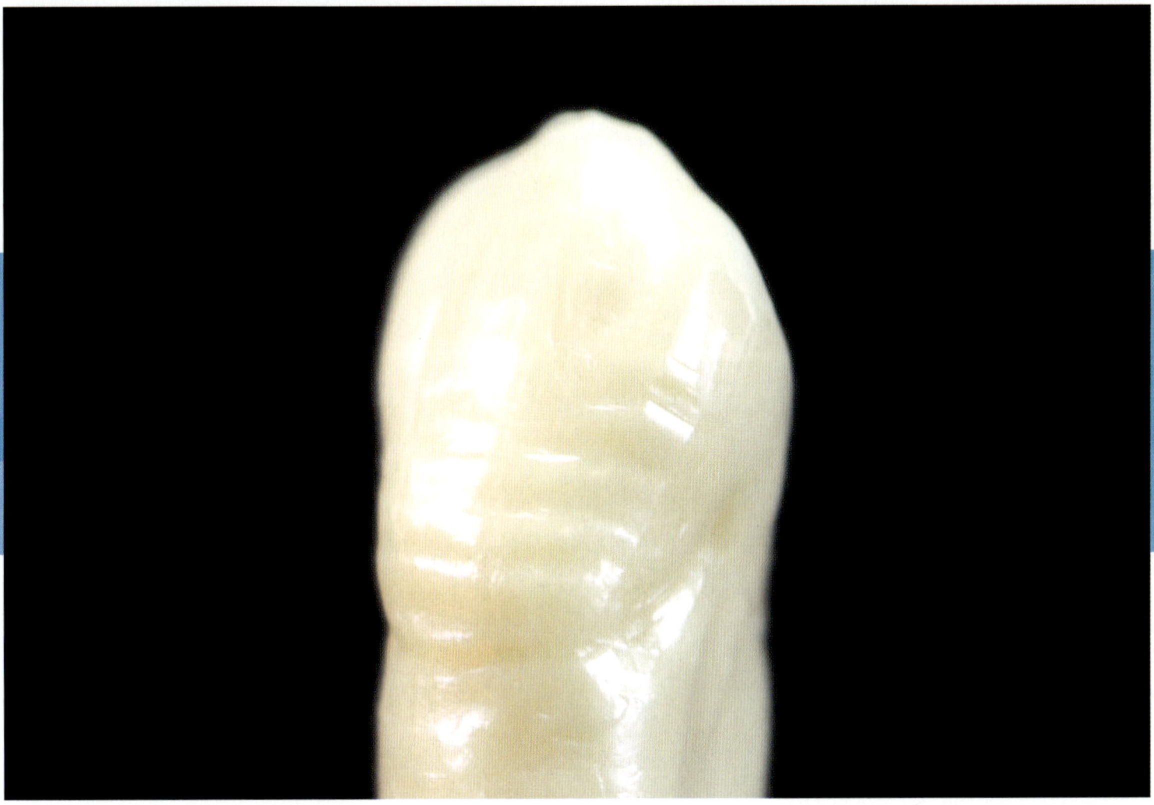

외형이 상악 견치와 비슷하기 때문에 두 치아의 차이점을 비교할 수 있도록 한다.

하악 좌측 견치

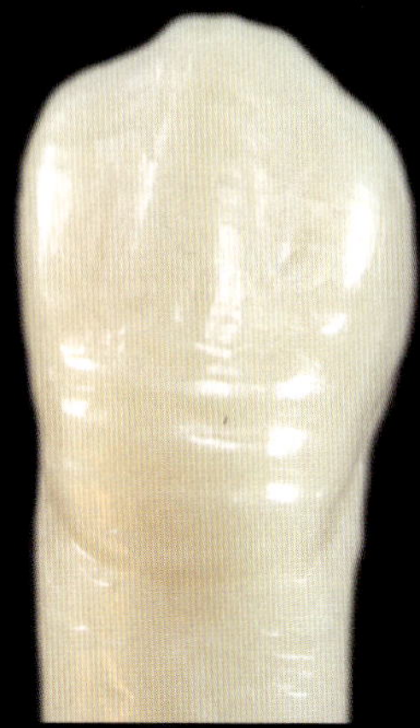

La

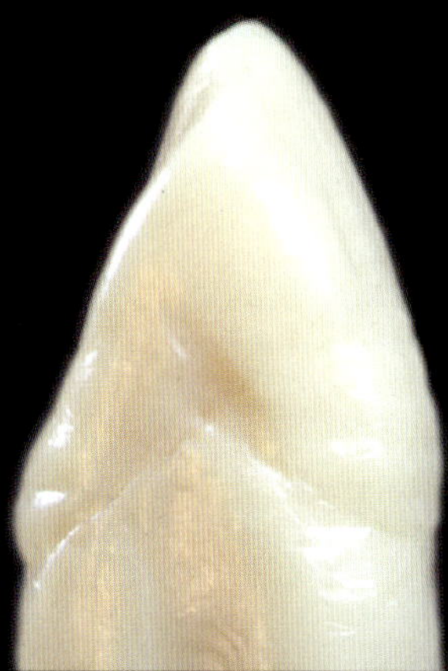

M

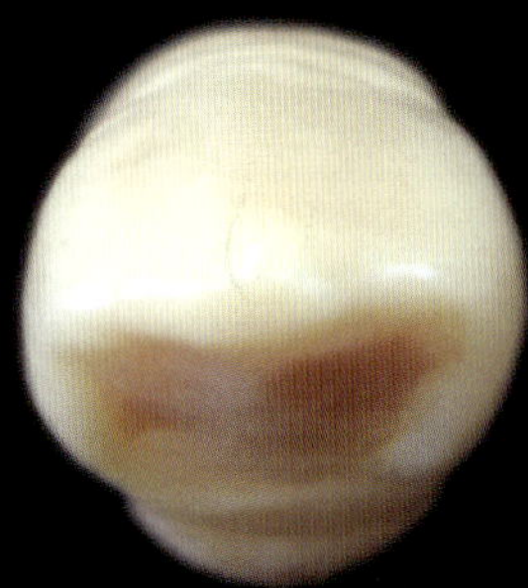

In

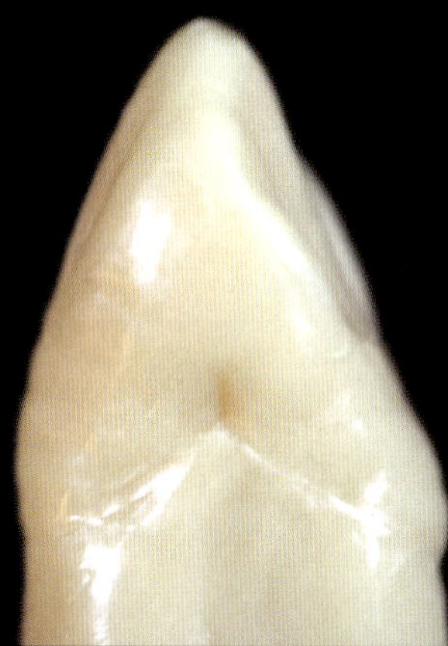

D

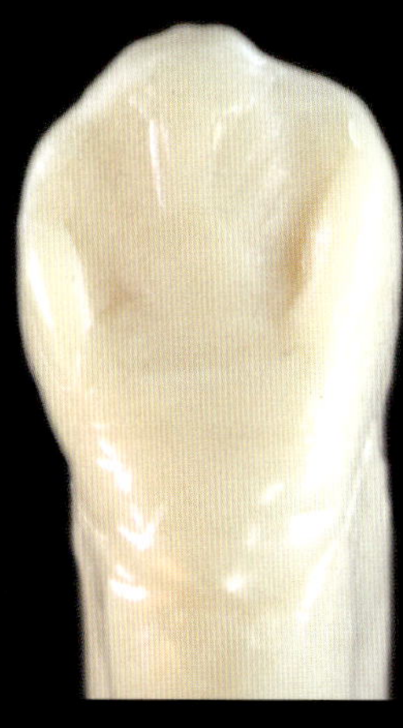

Li

1 하악 좌측 견치

1) 외형과 교합

하악 견치는 상악 견치에 비해 전반적으로 날씬하고 밋밋한 형상이다.

순면의 외형은 상악 견치와 마찬가지로 절단연의 중앙이 돌출된 외형인데 치관의 길이가 상악보다 약 1mm 정도 길고, 치관의 근원심경은 상악보다 약 0.5mm 정도 좁아서 상대적으로 상악 견치보다 하악 견치가 더 길어 보인다(그림 5-11). 첨두의 위치는 상악과 마찬가지로 치관의 근원심 중앙에서 약간 근심에 위치하기 때문에 근심절단연에 비해 원심절단연이 더 긴 특징을 가지고 있다.

순측엽의 발육은 상악만큼 발달하지 못했다. 때문에 융선과 구의 발육이 상악만큼 뚜렷하지는 않다. 접촉 부위는 상악에 비해 절단측에 위치하는데 이러한 영향으로 근심절단연과 원심절단연의 경사도는 상악에 비해 완만하며, 첨두는 상악과 비교해 봤을 때 좀 더 둔각이다(그림 5-12).

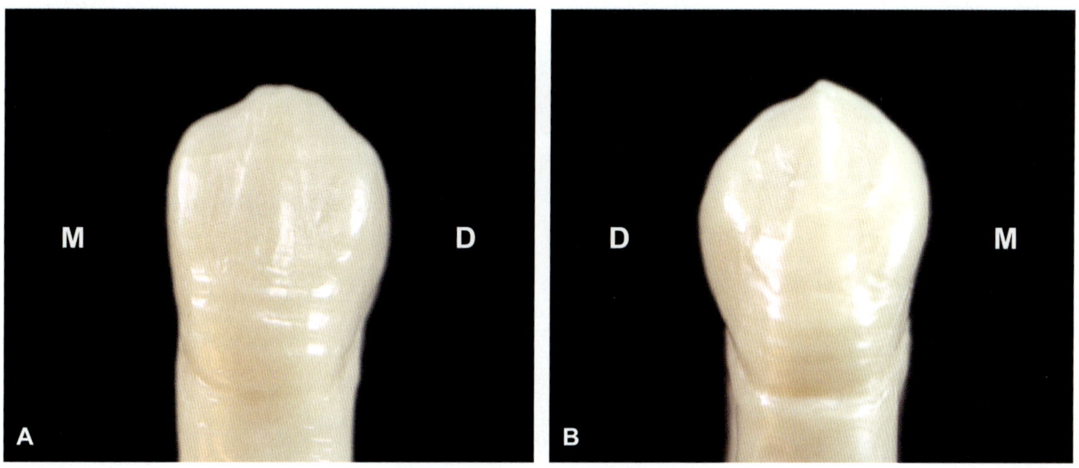

그림 5-11 하악 좌측 견치 순면(A)과 상악 견치 순면(B)

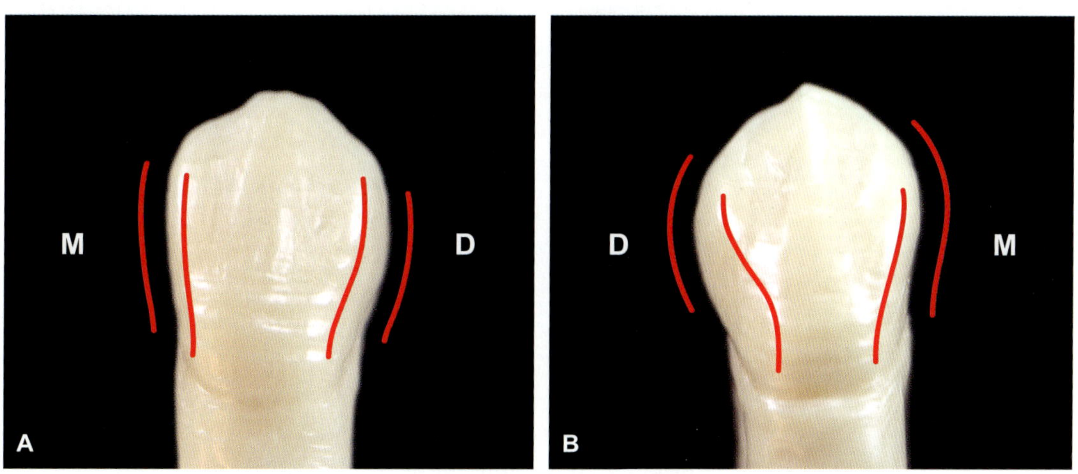

그림 5-12 하악 좌측 견치 순면(A)과 상악 견치 순면(B)의 line angle

설면의 외형은 상악 견치에 비해 엽의 발육이 약하기 때문에 융선과 구의 발육이 상악만큼 뚜렷하지는 않다(그림 5-13). 설면융선의 발육도 절단으로 갈수록 약해져서 첨두 또한 상악에 비해 뭉툭한 편이다.

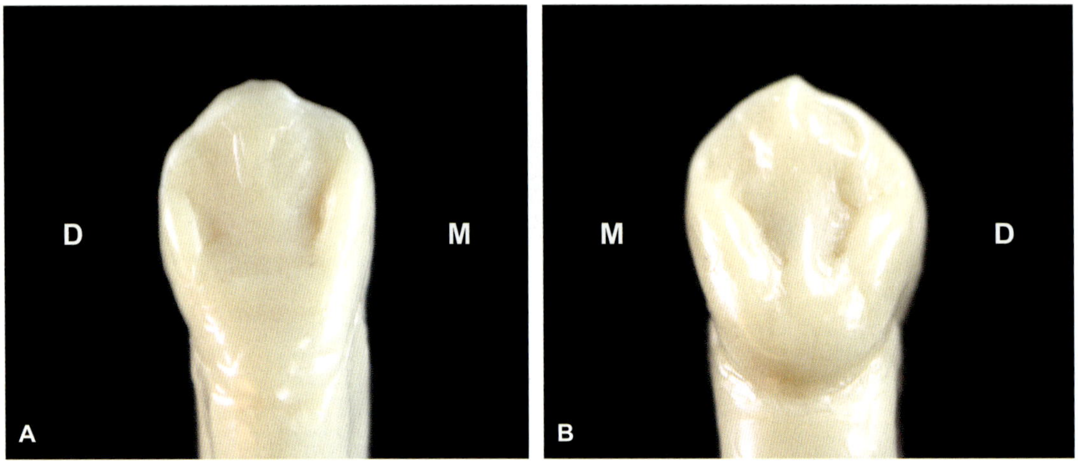

그림 5-13 하악 좌측 견치 설면(A)과 상악 견치 설면(B)

인접면의 외형 또한 상악 견치와 비슷하다(그림 5-14). 상악 견치와 구별되는 특징으로는 중앙순면융선과 설면 중앙융선의 발육이 상악에 비해 약하기 때문에 전반적인 풍융도가 약하다는 것이다. 또한 절단연에서 관찰했을 때 하악 견치는 상악 견치에 비해 풍융도가 약하며, 만곡상징도 상악에 비해 덜 뚜렷한 편이다.

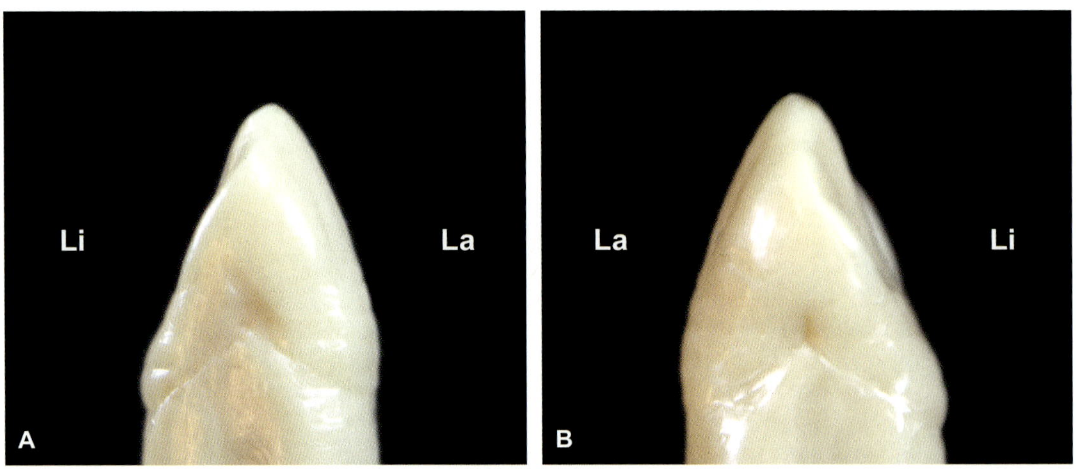

그림 5-14 하악 좌측 견치 근심면(A)과 원심면(B)

2) Live wax up

기본 골격을 형성한 후, 상악 견치와의 차이를 유념하며 왁스 업 하도록 한다(그림 5-15). 일반적으로 하악 견치가 상악 견치보다 날씬하고 긴 외형을 나타낸다.

단계별 왁스 업 과정은 오른쪽 아래에 있는 QR코드를 통해 확인할 수 있다.

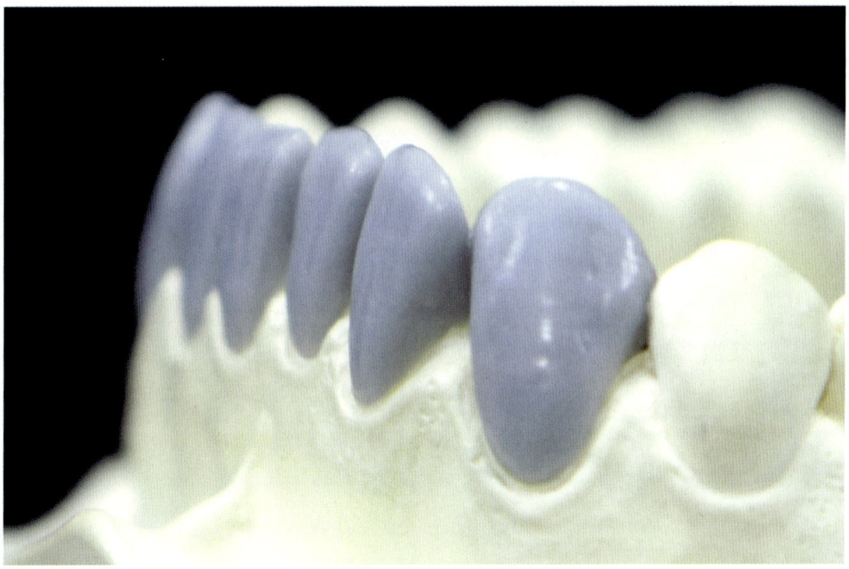

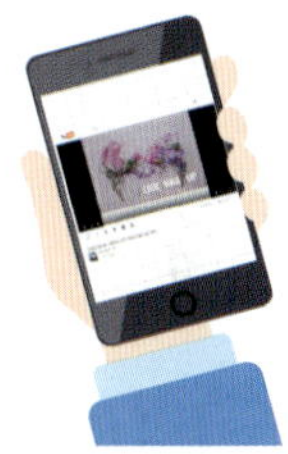

그림 5-15 하악 좌측 견치 형성

상·하악 견치 치관의 평균치

<table>
<tr><th rowspan="2">악궁</th><th rowspan="2">치아</th><th colspan="2">치관의 길이</th><th rowspan="2">치관의 근원심경</th><th rowspan="2">치관의 순설경</th></tr>
<tr><th>순면</th><th>구개면</th></tr>
<tr><td>상악</td><td>견치</td><td colspan="2">10.0</td><td>7.5</td><td>8.0</td></tr>
<tr><td>하악</td><td>견치</td><td colspan="2">11.0</td><td>7.0</td><td>7.5</td></tr>
</table>

상·하악 견치 치근의 평균치

<table>
<tr><th rowspan="2">악궁</th><th rowspan="2">치아</th><th colspan="2">치관 길이</th><th rowspan="2">치경부
근원심경</th><th rowspan="2">치경부
순설경</th><th rowspan="2">근심부
치경선 높이</th><th rowspan="2">원심부
치경선 높이</th></tr>
<tr><th>협근</th><th>설근</th></tr>
<tr><td>상악</td><td>견치</td><td colspan="2">17.0</td><td>5.5</td><td>7.0</td><td>2.5</td><td>1.5</td></tr>
<tr><td>하악</td><td>견치</td><td colspan="2">16.0</td><td>5.5</td><td>7.0</td><td>2.5</td><td>1.0</td></tr>
</table>

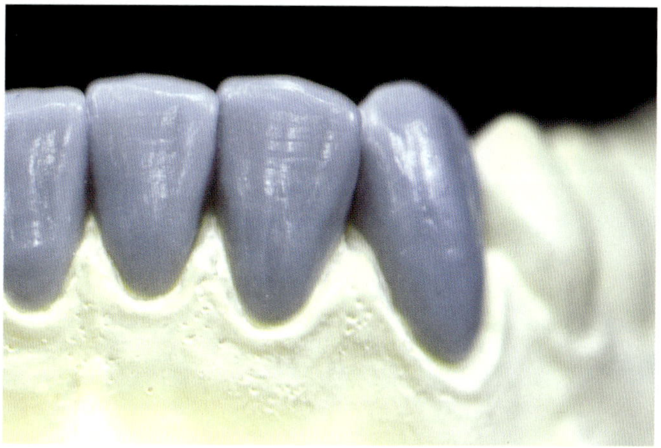

Ⅳ. 하악 전치부 교의치

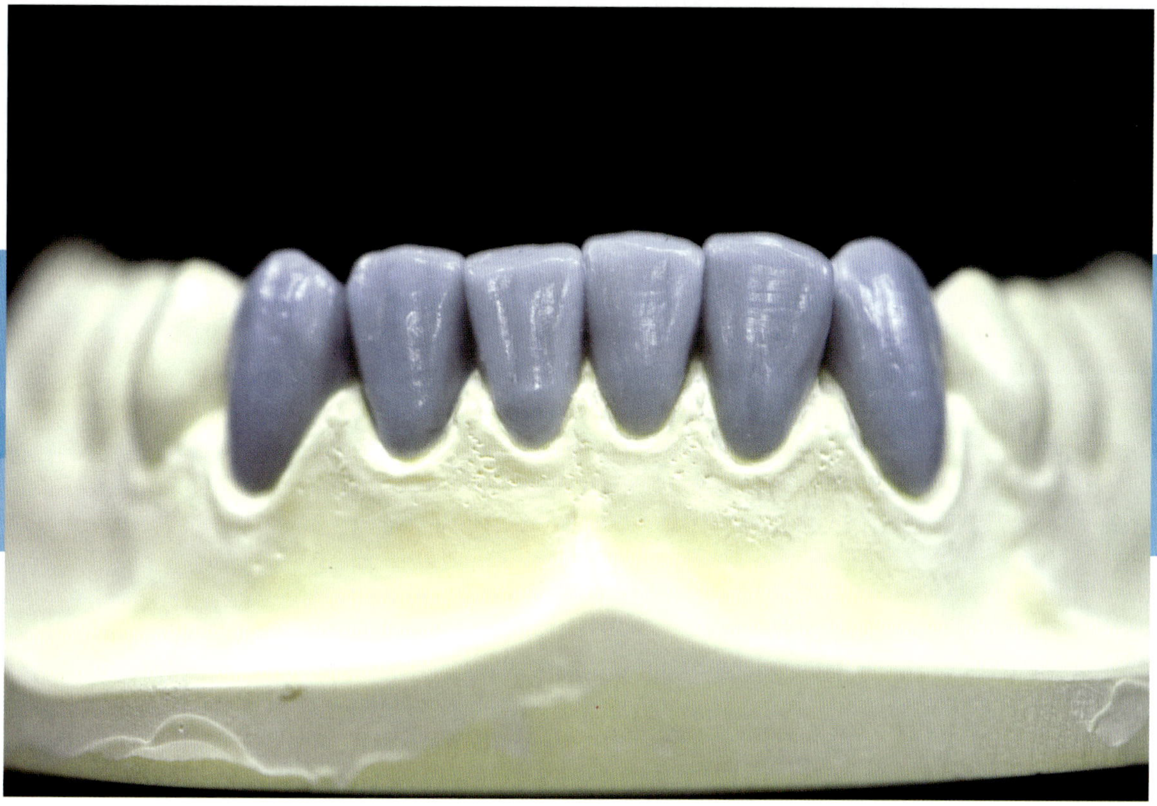

하악 전치부의 마모면은 주로 순면에서 관찰할 수 있다.

1 하악 우측 전치부 교의치

1) 외형과 교합

하악 전치부 교의치(bridge)를 순면에서 관찰해보면 중앙순면융선은 거의 중앙에 위치한다. 또한 절단연의 경사가 중절치는 거의 수평 상태이고, 측절치는 근심에서 원심으로 약간의 경사가 이루어져 있다. 설면의 설면결절은 거의 치경 1/3 부위에 위치해 있고, 설면와는 상악 전치부에 비해 그 깊이가 얕게 나타난다(그림 5-16).

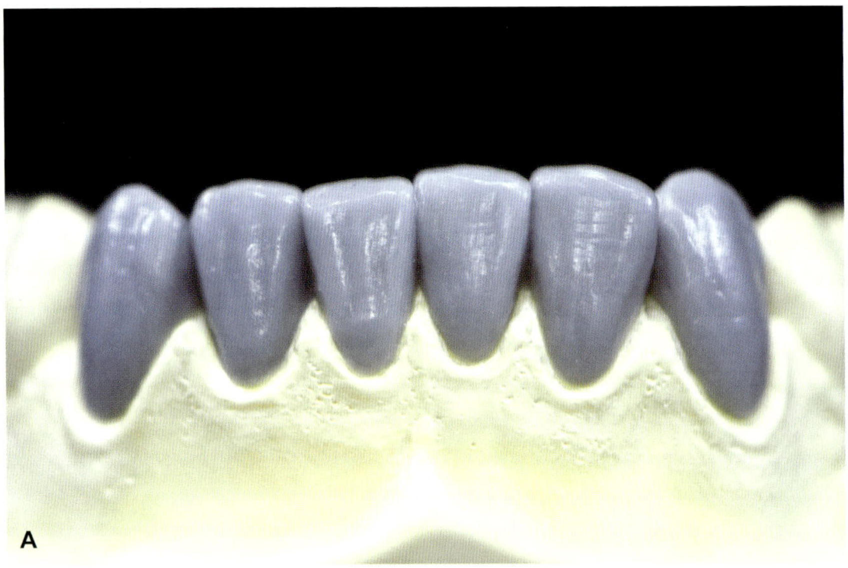

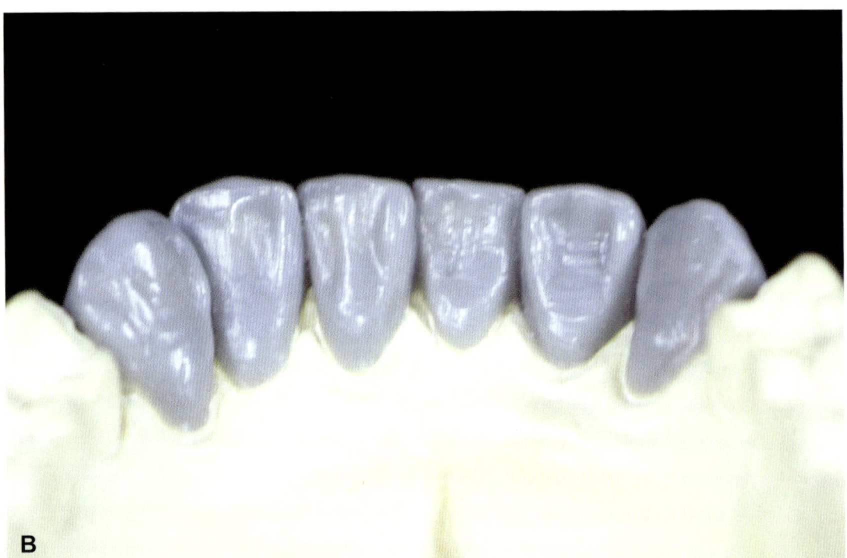

그림 5-16 하악 전치부 교의치 순면(A)과 설면(B)

하악 전치부 교의치의 인접면을 관찰해보면 하악 중절치의 치축은 거의 수직적이고, 측절치의 치축은 약간 설측으로 경사져 있는 것을 볼 수 있다(그림 5-17). 치간공극은 절단측보다는 치은측이, 순측보다는 설측이 더 크게 나타난다.

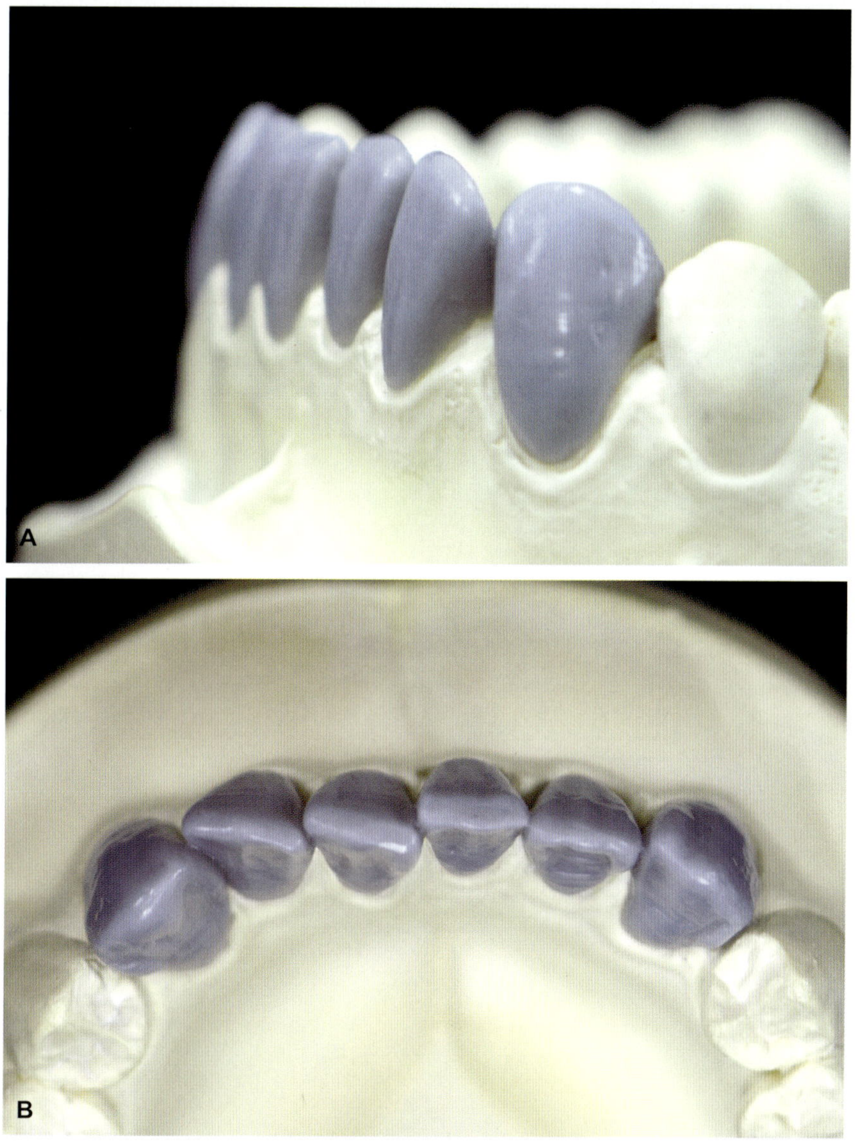

그림 5-17 하악 좌측 전치부 인접면(A)과 절단면(B)

2) Live wax up

하악 우측 전치부 교의치의 외형을 숙지하고 모델을 통해 기본 정보를 취득한 후, 조각을 위한 기본 골격을 만들어 준다. 중앙순측엽의 가장 풍융한 부위에 뼈대를 형성해 주고 그 부위에 살을 붙여주는 느낌으로 왁스를 적층한다(그림 5-18).

단계별 왁스 업 과정은 아래에 있는 QR코드를 통해 확인할 수 있다.

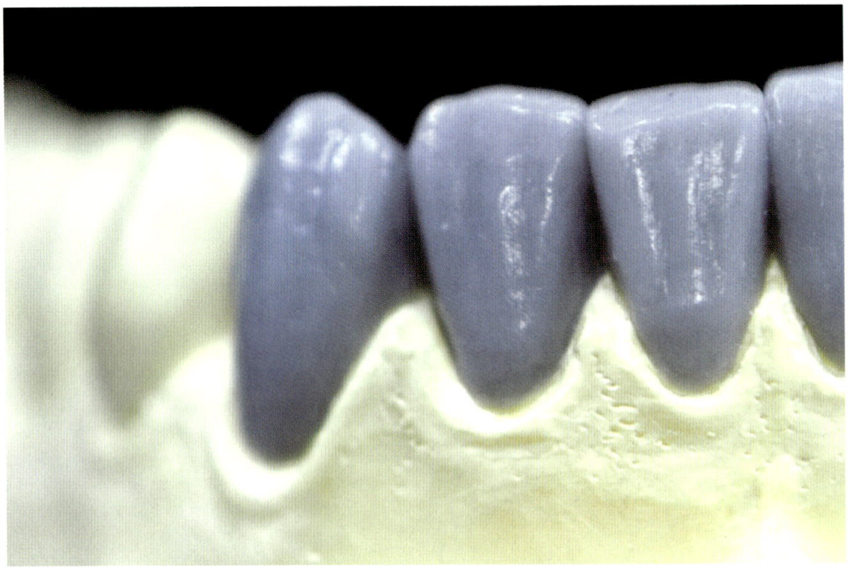

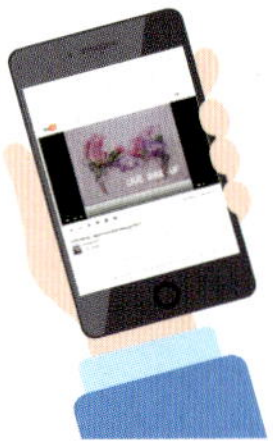

골격 영상

완성 영상

그림 5-18 하악 우측 전치부 교의치 형성

상·하악 전치부 치관의 평균치

악궁	치아	치관의 길이		치관의 근원심경	치관의 순설경
		순면	구개면		
상악	중절치	10.5		8.5	7.0
	측절치	9.0		6.5	6.0
하악	중절치	9.0	9.5	5.0	6.0
	측절치	9.5	10.0	5.5	6.5
상악	견치	10.0		7.5	8.0
하악	견치	11.0		7.0	7.5

상·하악 전치부 치근의 평균치

악궁	치아	치관 길이 협근 설근	치경부 근원심경	치경부 순설경	근심부 치경선 높이	원심부 치경선 높이
상악	중절치	13.0	7.0	6.0	3.5	2.5
	측절치	13.0	5.0	5.0	3.0	2.0
하악	중절치	12.5	3.5	5.3	3.0	2.0
	측절치	14.0	4.0	5.8	3.0	2.0
상악	견치	17.0	5.5	7.0	2.5	1.5
하악	견치	16.0	5.5	7.0	2.5	1.0

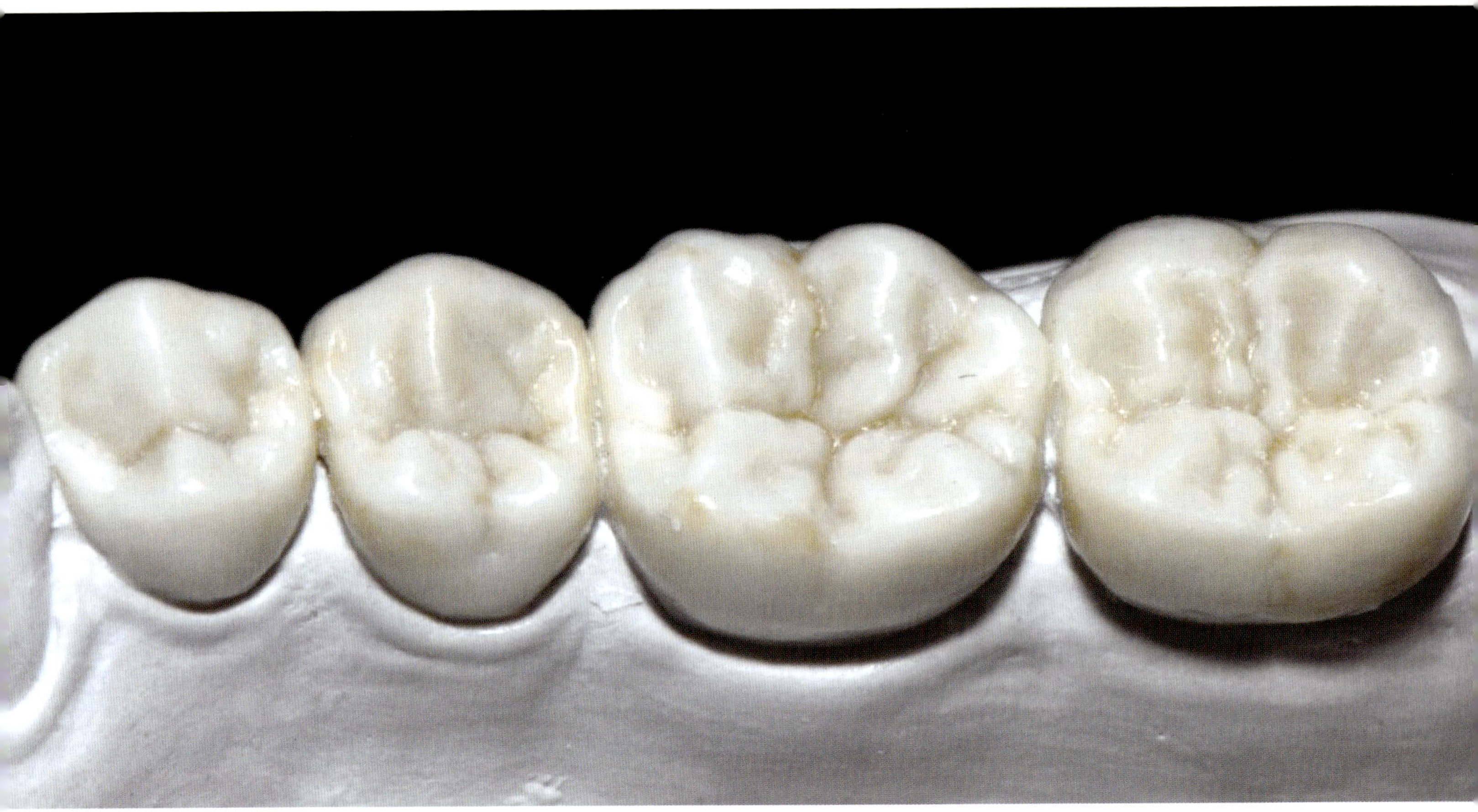

치아 형태를 이해하기 위해서 자를 가지고 접근하는 것도 좋은 방법이다.
-강 월-

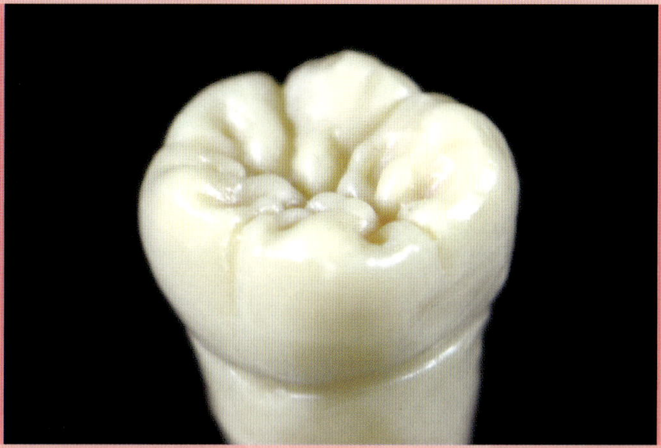

Chapter 06

하악 구치부

Ⅰ. 하악 제1소구치
Ⅱ. 하악 제2소구치
Ⅲ. 하악 제1대구치
Ⅳ. 하악 제2대구치
Ⅴ. 하악 구치부 교의치

I. 하악 제1소구치

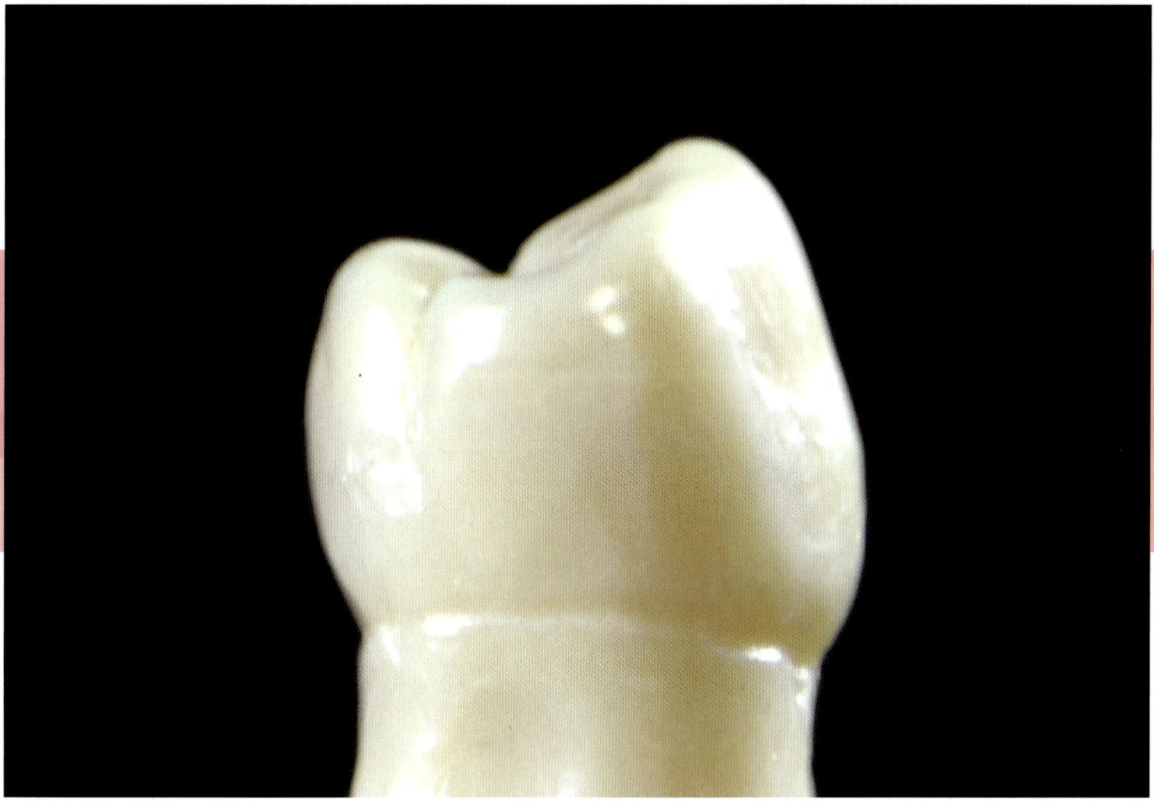

하악 소구치 중에서 가장 작은 치아로 설측교두의 발육이 매우 약하게 나타나는데, 마치 견치의 설면결절이 더 발육된 것과 같은 형태이다.

하악 우측 제1소구치 제작과정

Production process

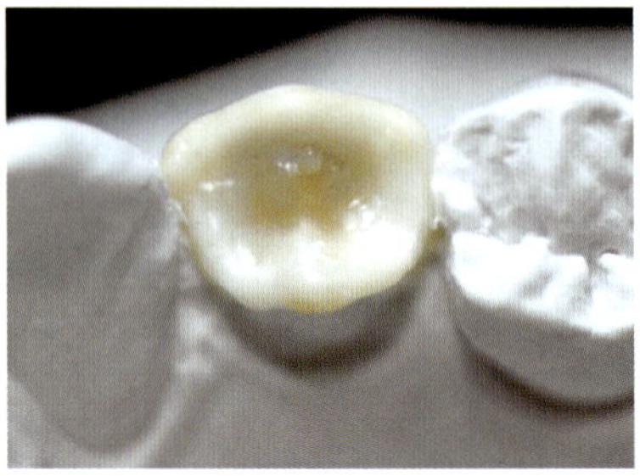

1. 교합면 형성

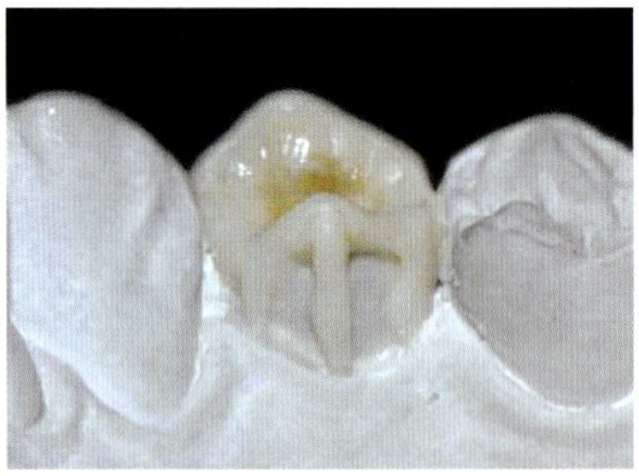

5. 설면 골격

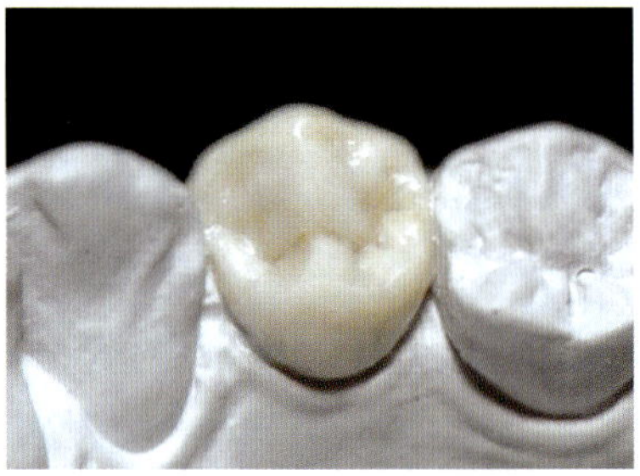

9. 교합면 부웅선

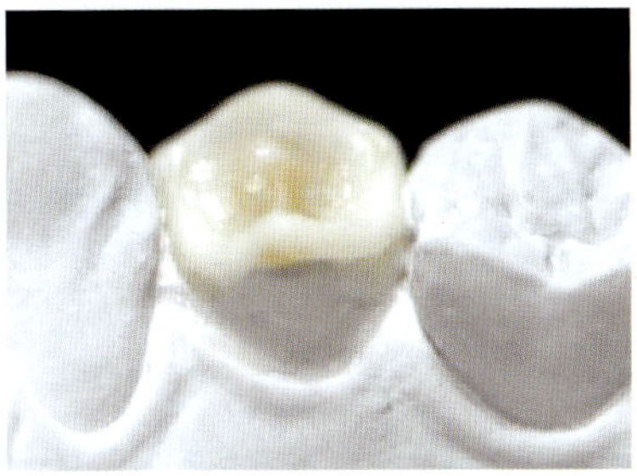

2. 교두정 높이

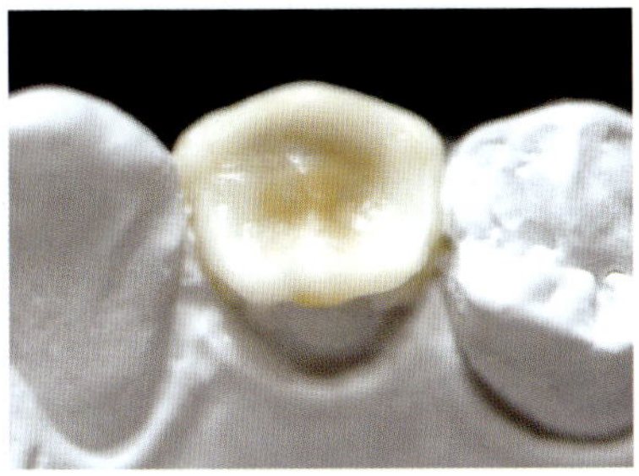

3. 교합면 외형

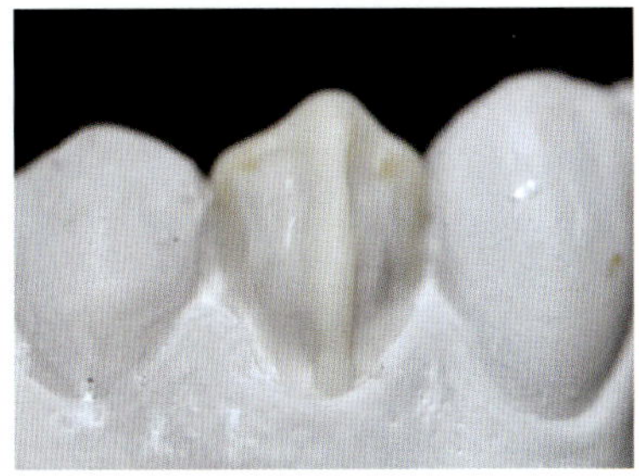

4. 협면 골격

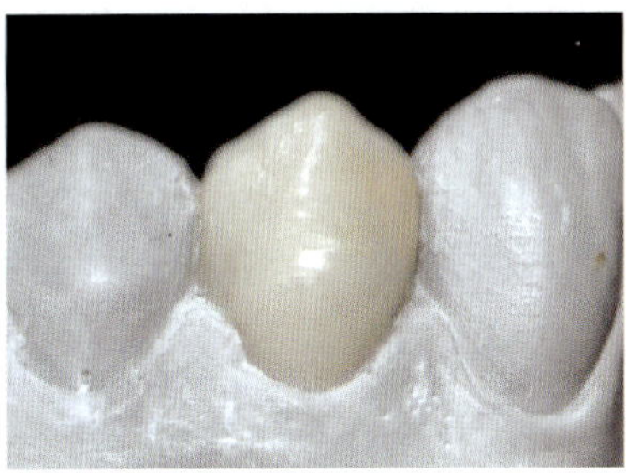

6. 협면 완성

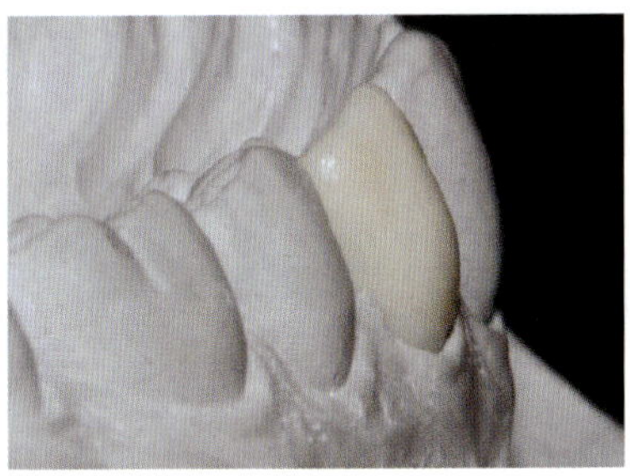

7. 협면 풍융도

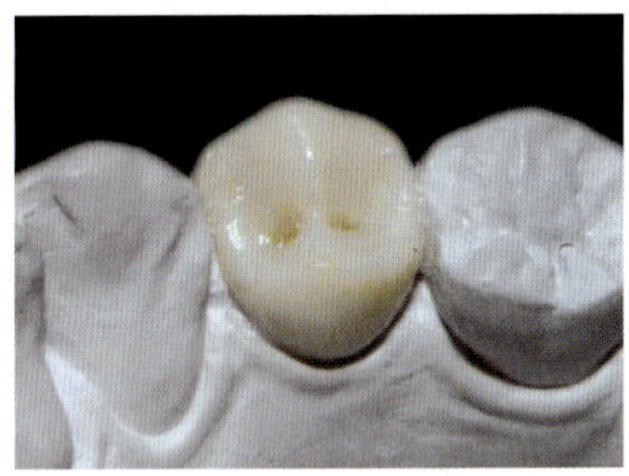

8. 교합면 삼각융선

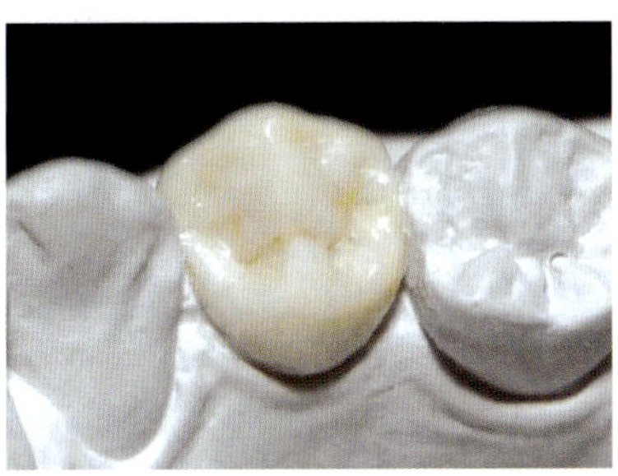

10. 교합면 완성

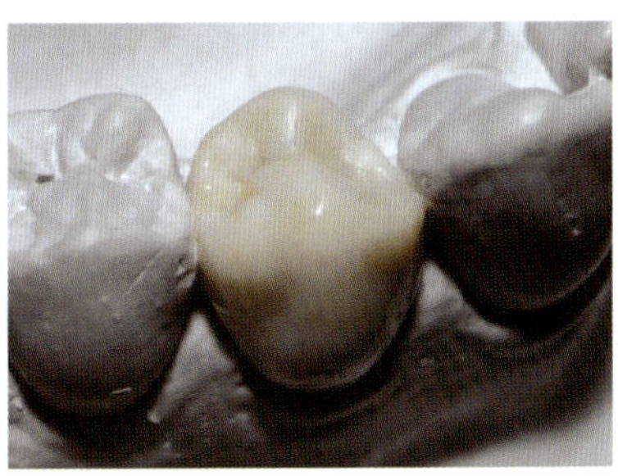

11. 교두정 높이

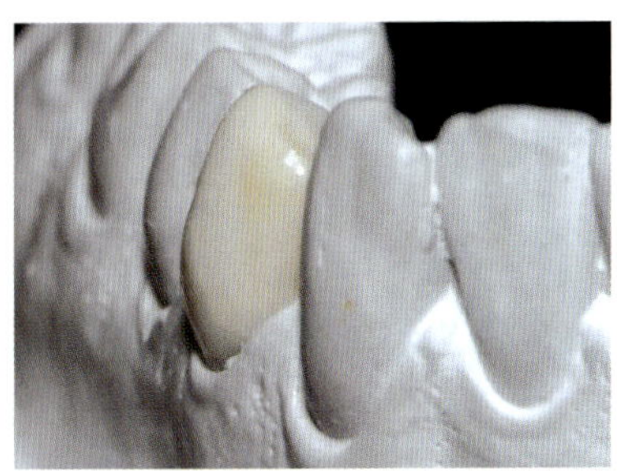

12. 협면 풍융도 완성

하악 좌측 제1소구치

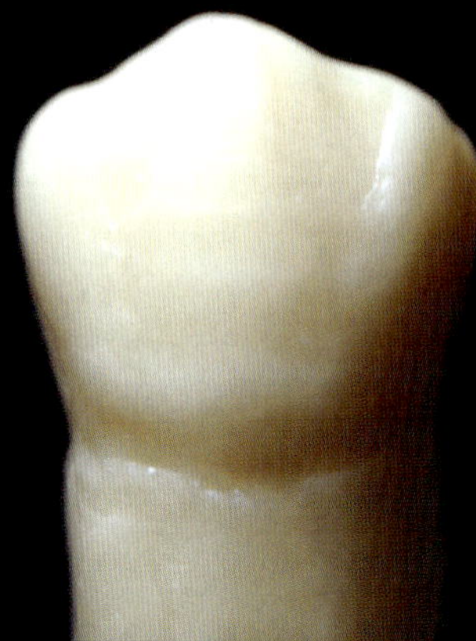

B

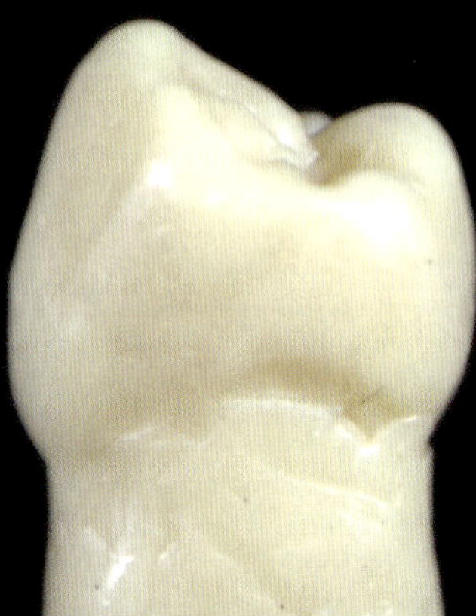

D

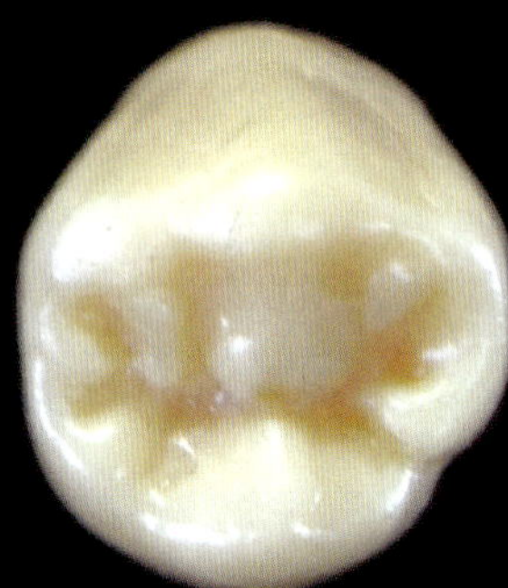

O

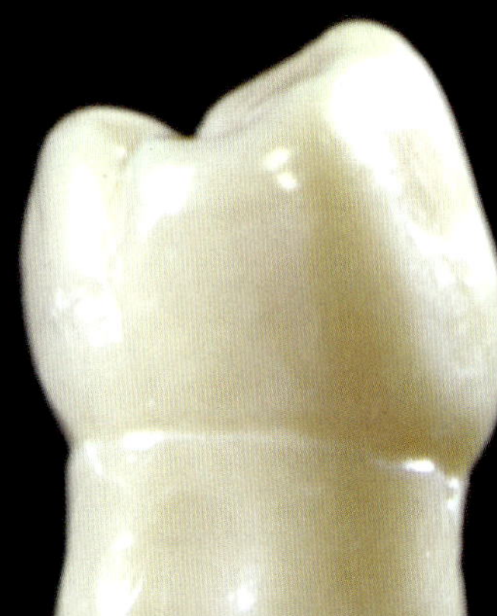

M

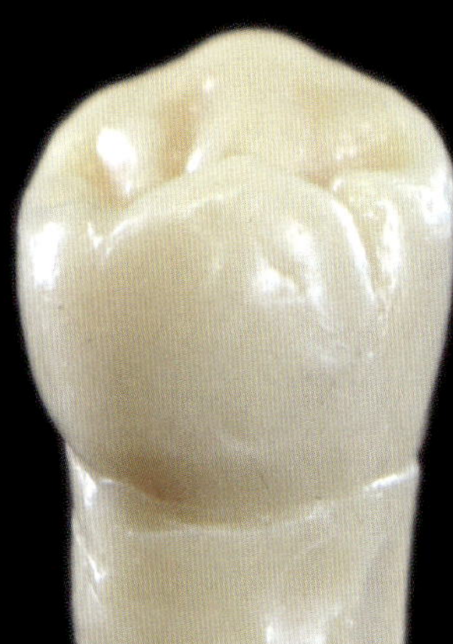

L

1 하악 좌 · 우측 제1소구치

1) 외형과 교합

하악 제1소구치의 크기와 형태는 상악 제1소구치와 비슷한 반면에 교두의 발육이 매우 약하게 나타나는 특징을 가지고 있다.

협면은 상악 소구치보다 더 풍융한 형태이고, 설면은 상·하악 소구치부 중에서 가장 발육이 약해서 설측교두의 치관 길이는 협측교두 치관 길이에 약 2/3 정도밖에 되지 않으며, 치관의 근원심 폭도 다른 소구치에 비해 좁기 때문에 설측에서 치아를 관찰할 경우 교합면과 근원심면이 거의 다 보이는 특징을 가지고 있다(그림 6-1). 설측엽과 근심협측엽이 만나는 지점에는 근심설측구가 형성되며 근심설측구는 교합면의 근심와와 연결되어 있다.

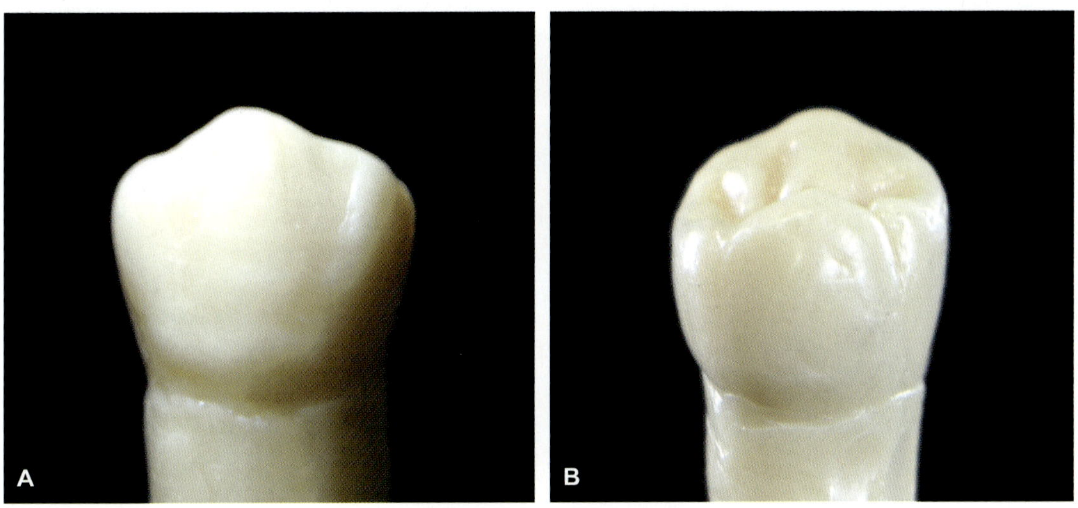

그림 6-1 하악 좌측 제1소구치 협면(A)과 설면(B)

근원심면에서 관찰했을 때 두드러지는 특징은 협측반부와 설측반부의 크기 비율이 약 3:1 정도로 나타난다는 것이다. 설측교두의 교두정은 치근의 설측연과 거의 같은 선상에 위치하고, 협측교두의 교두정은 치근의 협측연에 비해 설측으로 경사져 있다.

Chapter 06

근원심 외형을 구별해 줄 수 있는 특징은 근심변연융선은 설측 치경부 방향으로 경사져 있고, 원심변연융선의 높이는 근심변연융선보다 낮은 반면에 치축과 거의 직각이 되게 주행하고 있다(그림 6-2).

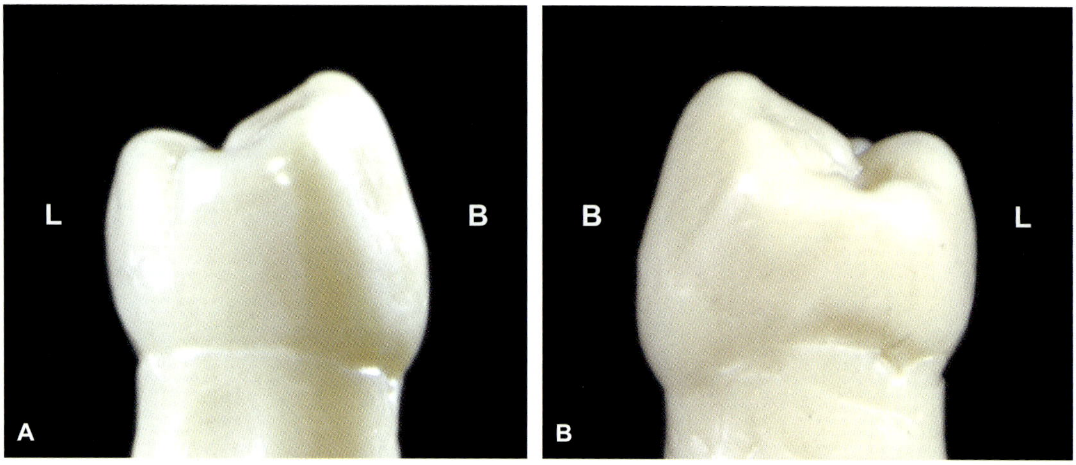

그림 6-2 하악 좌측 제1소구치 근심면(A)과 원심면(B)

교합면의 외형은 일반적으로 다이아몬드 형태이다. 교합면에서 관찰했을 때 치관의 대부분이 중앙협측엽으로 이루어져 있어서 협측반부와 설측반부의 비율은 약 3:1이다. 교합면의 근심부에는 근심설측구가 존재하고, 횡주융선이 근심측으로 치우쳐 있기 때문에 근심반부가 원심반부에 비해 좁아 보이는 특징을 가지고 있다.

왁스 업을 하기 전에 교합면 map을 아래 그림과 같이 형성해 주면 왁스 업을 하기가 용이하다(그림 6-3).

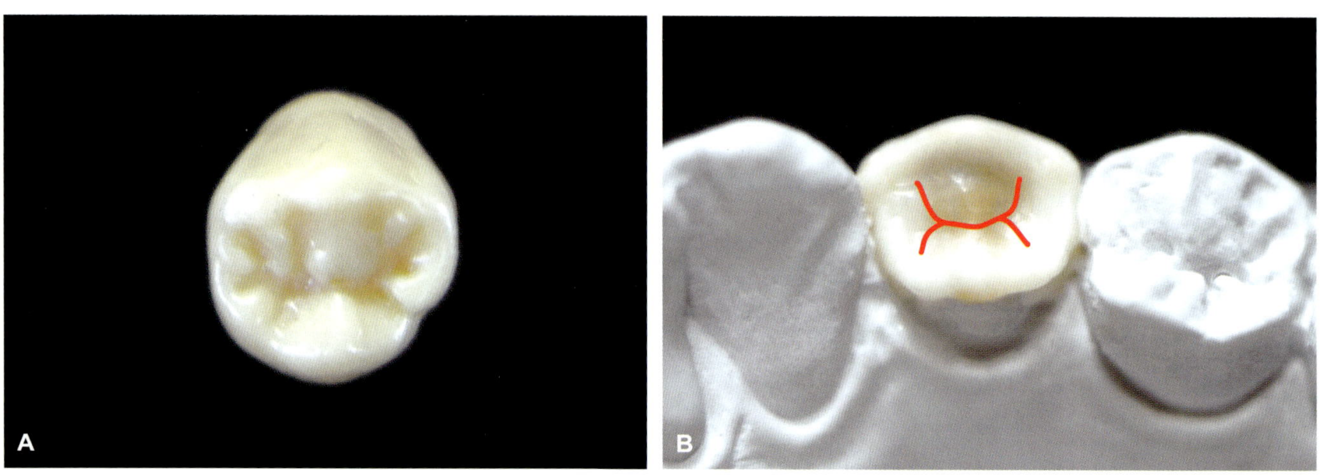

그림 6-3 하악 우측 제1소구치 교합면(A)과 교합면 map(B)

NAT를 기준으로 본 교합나침반과 교합점은 아래의 그림과 같다(그림 6-4).

교합나침반이란 치아가 움직이는 방향을 수평면에 표시한 것으로 LT는 측방운동, PT는 전방운동, MT는 내측방운동, LPT는 전측방운동, RT는 후방운동, ISS는 운동 초기에 내방으로 미끄러지는 움직임을 말한다.

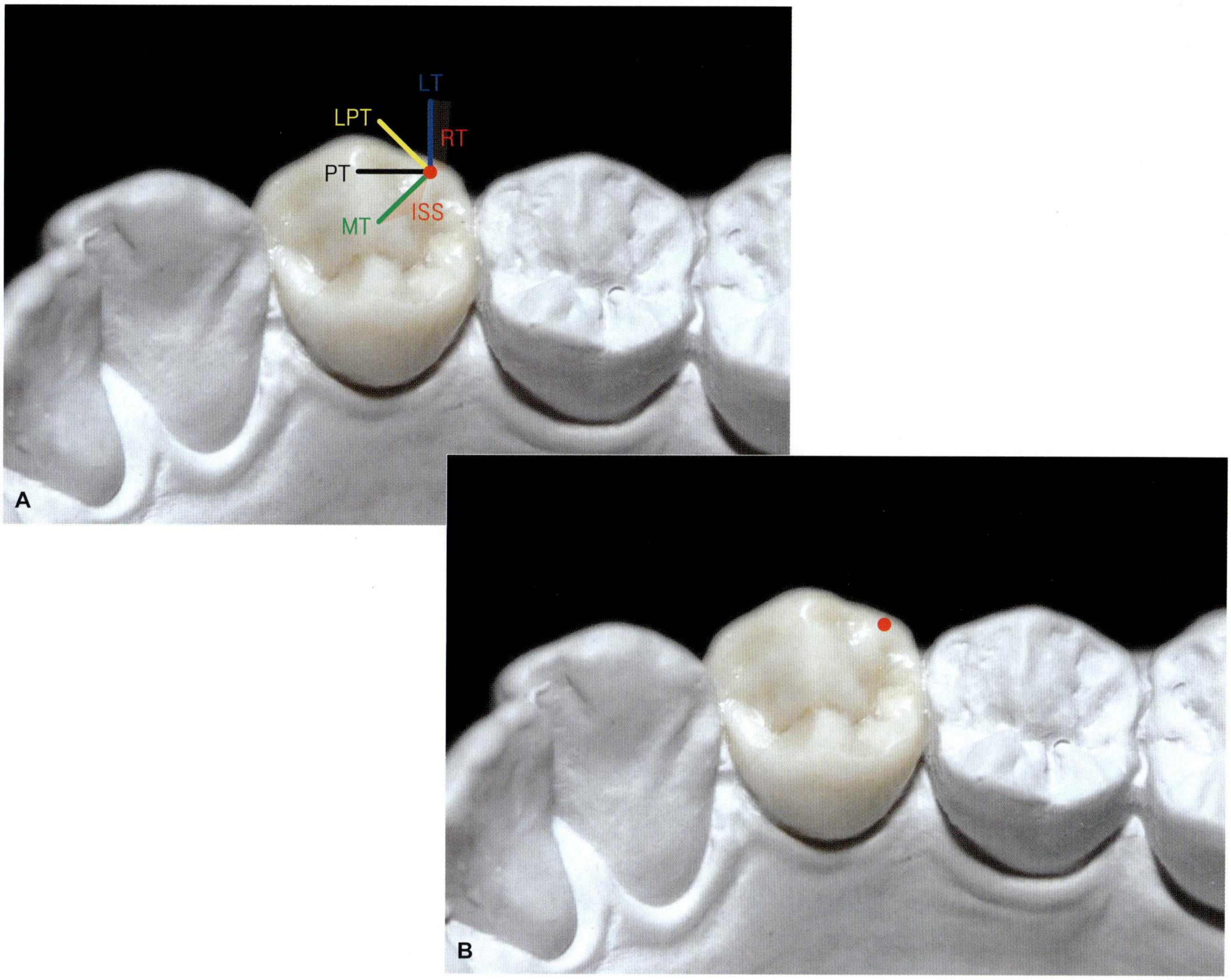

그림 6-4 하악 우측 제1소구치 교합나침반(A)과 교합점(B)

2) Live wax up

왁스 업을 위한 기본 골격을 만들어 준다. 협면과 설면의 가장 풍융한 위치에 골격을 형성해 주고 교합면에는 map을 표시해 준다(그림 6-5). 그 다음에 뼈대에 살을 붙여준다는 느낌으로 왁스를 올려주면서 융선과 구를 형성해 준다.

교합면을 형성하고 교합점을 찾는 영상은 아래의 QR코드를 통해 확인할 수 있다(그림 6-6).

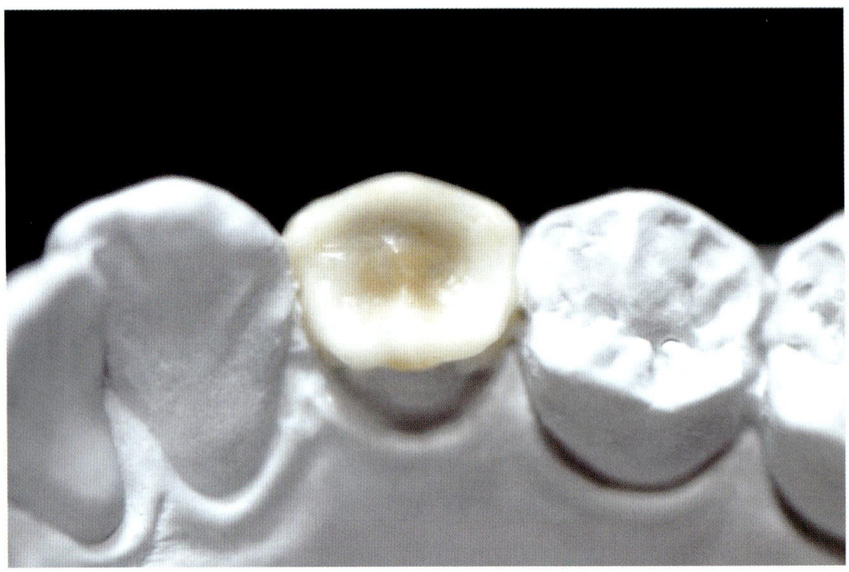

그림 6-5 하악 우측 제1소구치 골격 형성

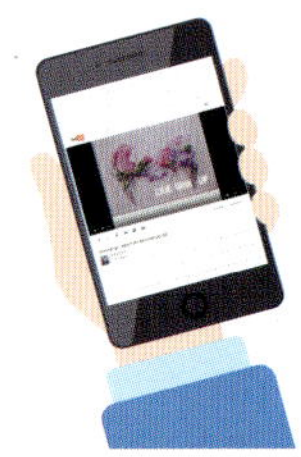

좌측

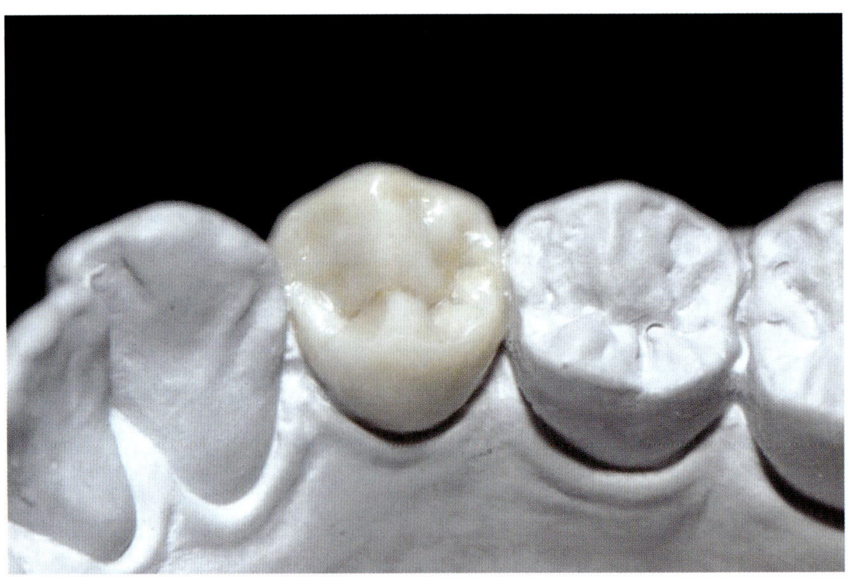

그림 6-6 하악 우측 제1소구치 교합면 형성

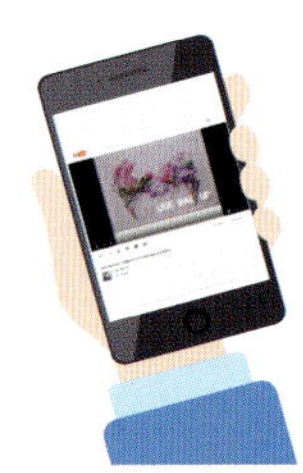

좌측

3) 실전 check point

설측교두를 형성할 때에는 상악 제1소구치 설측교두에 의해 작업측 운동과 후방운동에 영향을 미칠 수 있으므로 운동로에 장애가 되지 않도록 유념해야 한다(그림 6-7).

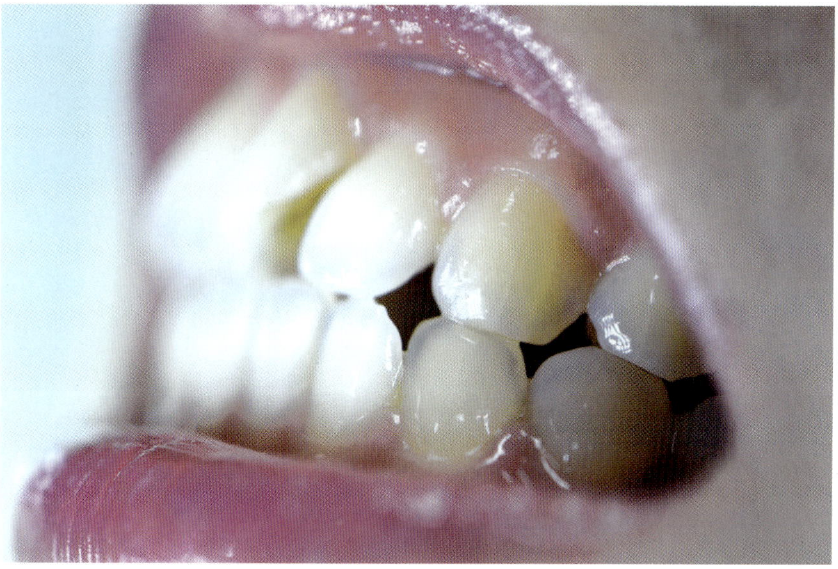

그림 6-7 작업측 운동

하악 제1, 2소구치 치관의 평균치

악궁	치아	치관의 길이		치관의 근원심경	치관의 협설경
		순면	구개면		
하악	제1소구치	8.5		7.0	7.5
	제2소구치	8.0		7.0	8.5

하악 제1, 2소구치 치근의 평균치

악궁	치아	치관 길이		치경부 근원심경	치경부 협설경	근심부 치경선 높이	원심부 치경선 높이
		협근	설근				
하악	제1소구치	14.0		5.0	6.5	1.0	0.0
	제2소구치	14.5		5.0	7.0	1.0	0.0

하악 제1, 2소구치 교두의 비율

악궁	치아	협설측 교두비	설측 근원심 교두비	협측 근원심 교두비
하악	제1소구치	3 : 1		
	제2소구치	2 : 1	4 : 3	

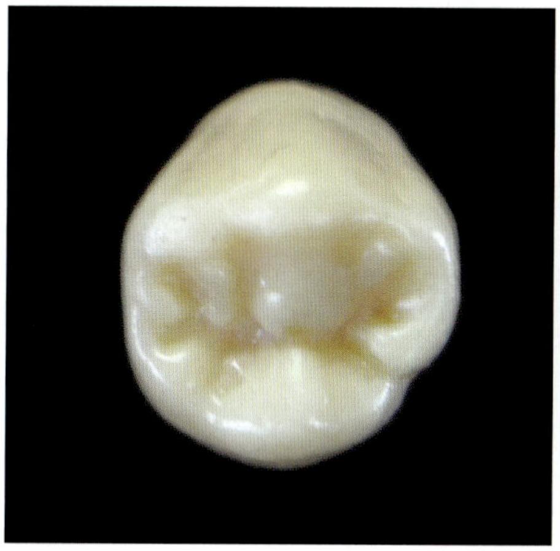

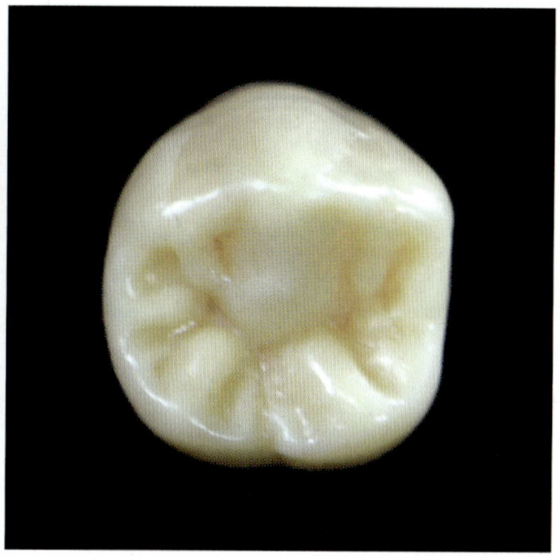

II. 하악 제2소구치

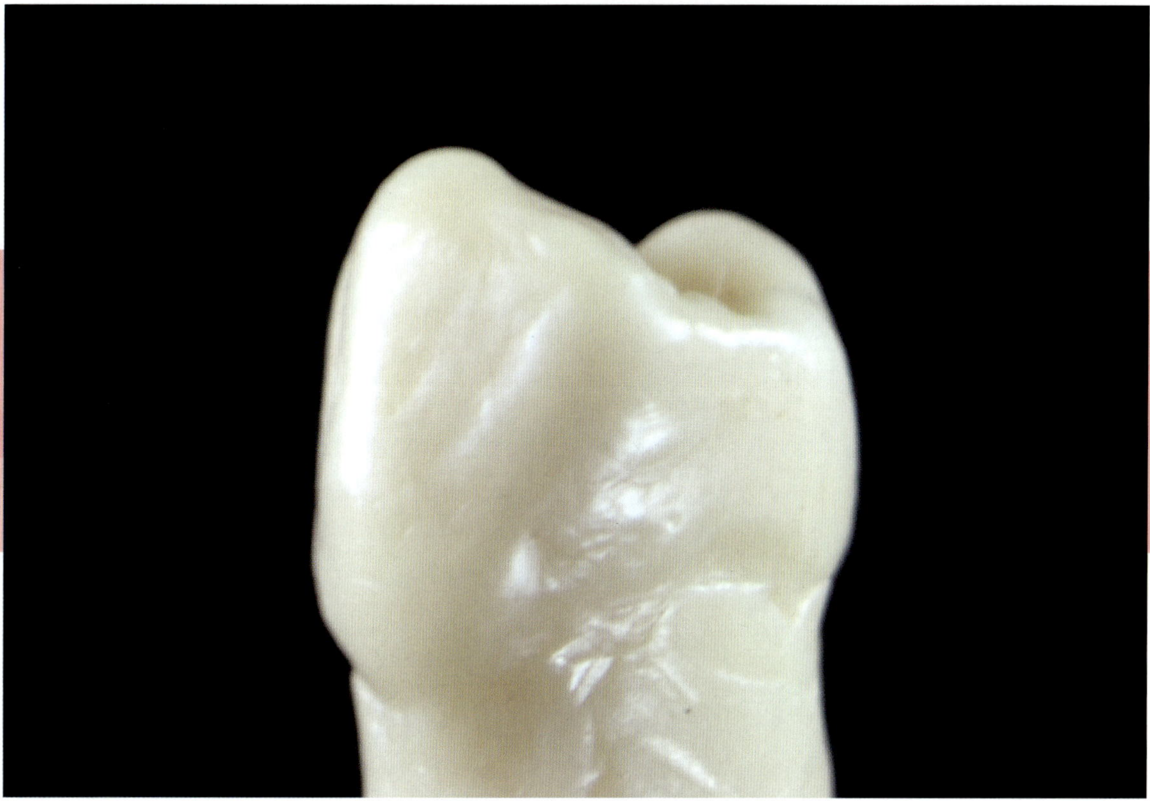

설측교두가 1개인 2교두 형태와 설측교두가 2개인 3교두 형태가 있다.

하악 우측 제2소구치

제작과정

Production process

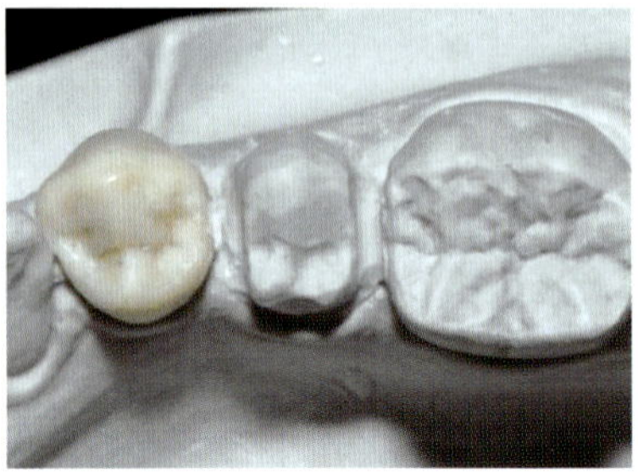

1. 지대치 교합면

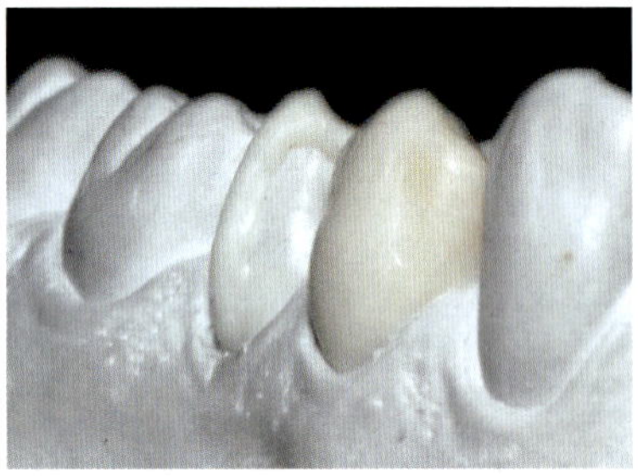

5. 협면 풍융도

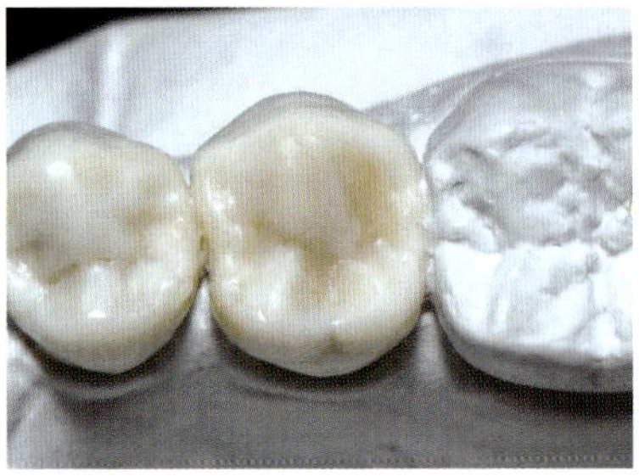

9. 교합면 삼각융선

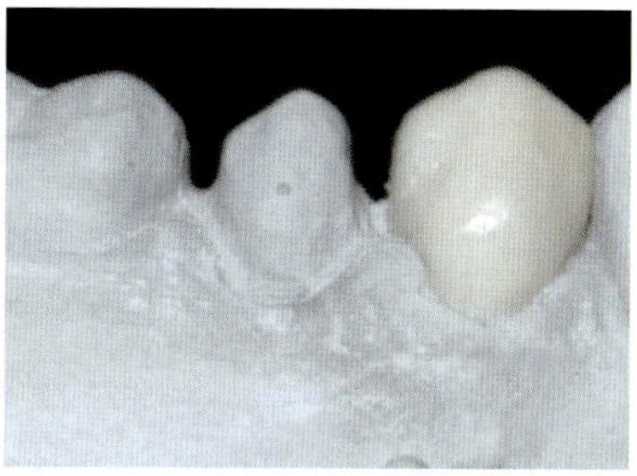

2. 지대치 협면

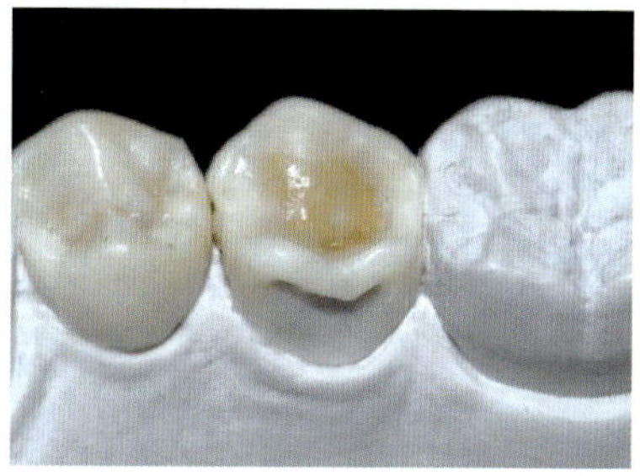

3. 교합면 외형

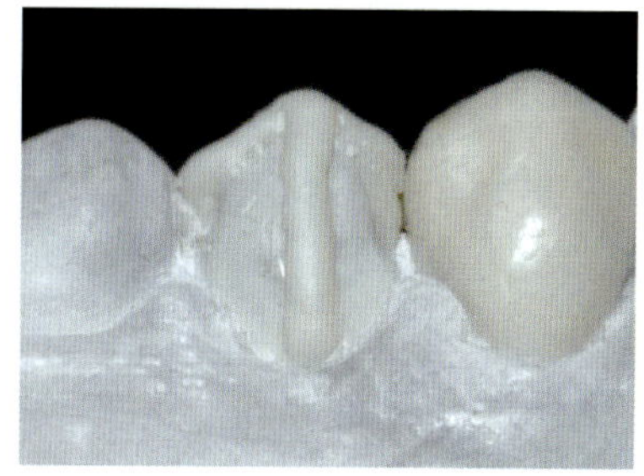

4. 협면 골격

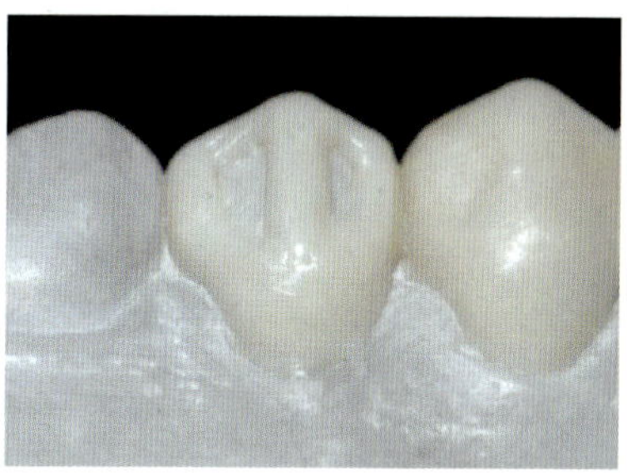

6. 협면 외형

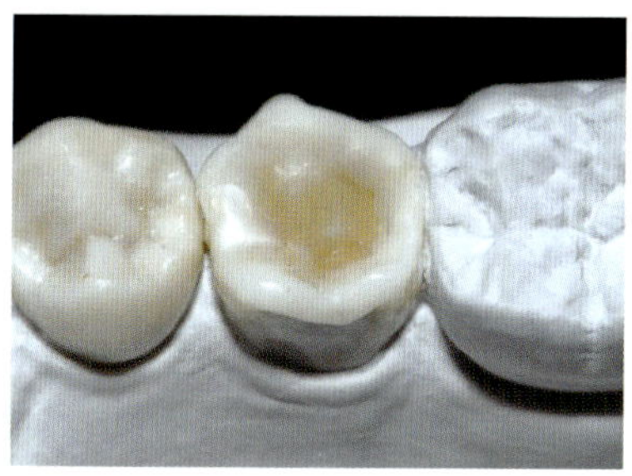

7. 교합면 우각

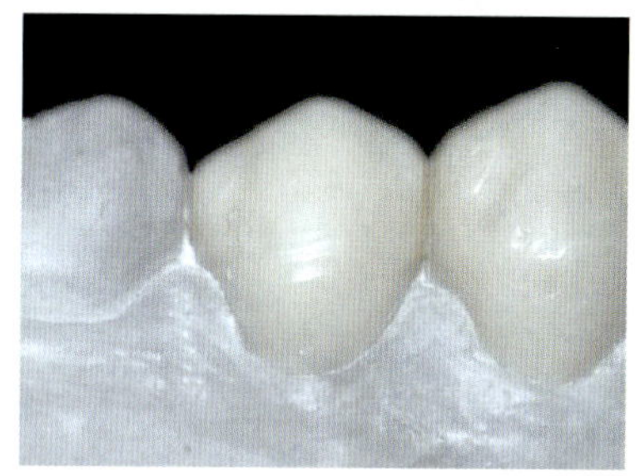

8. 교합면 완성

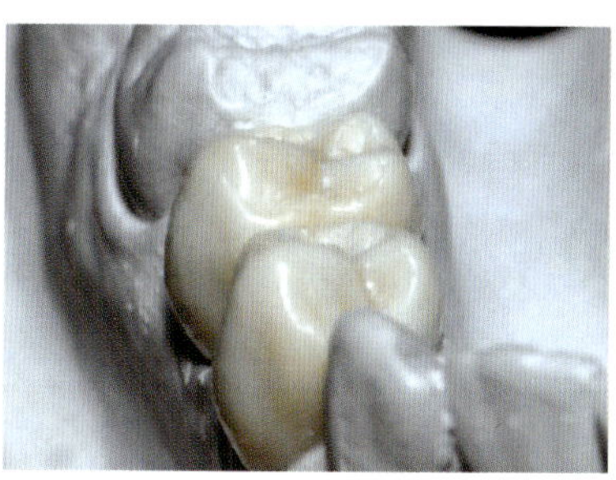

10. 교두 경사각

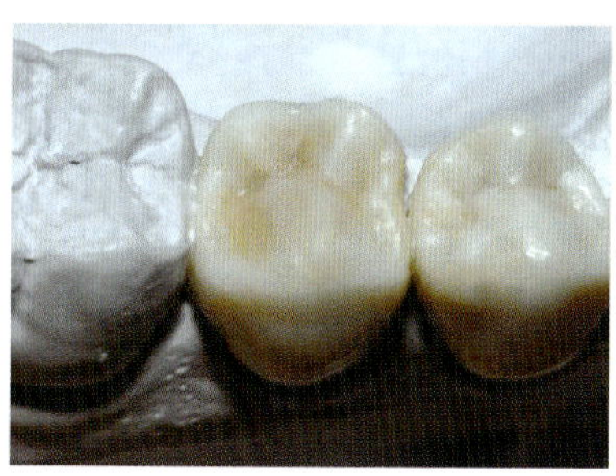

11. 교두정 높이

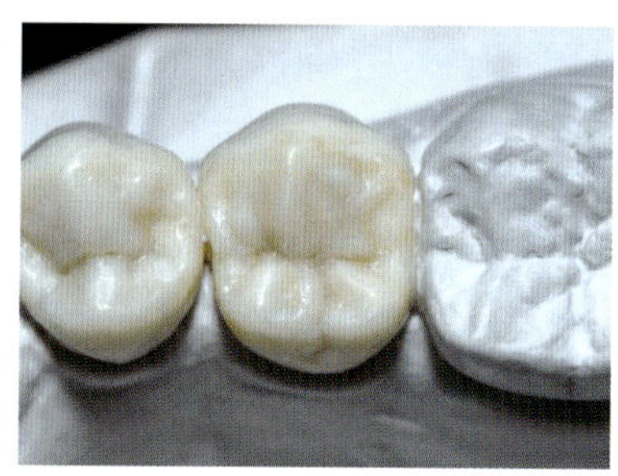

12. 교합면 완성

하악 좌측 제2소구치

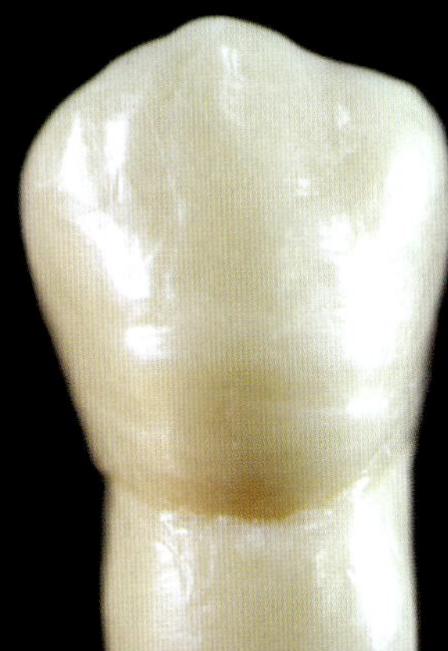

B

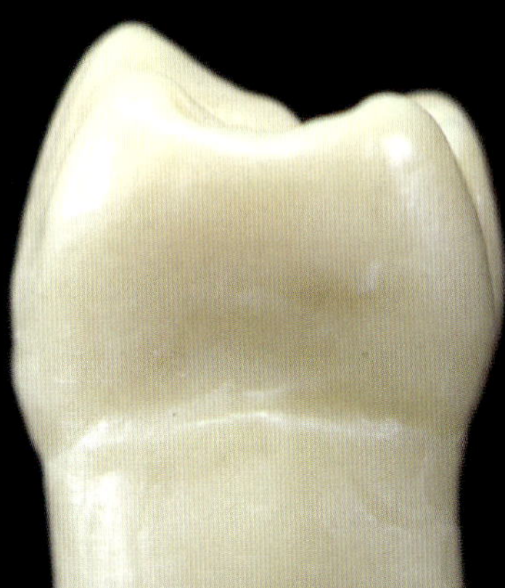

D

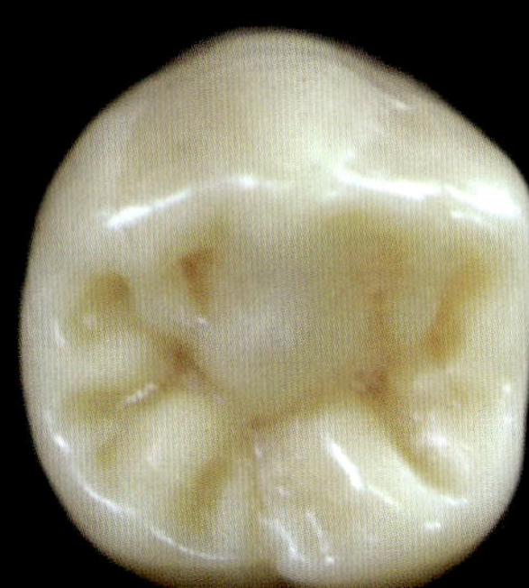

O

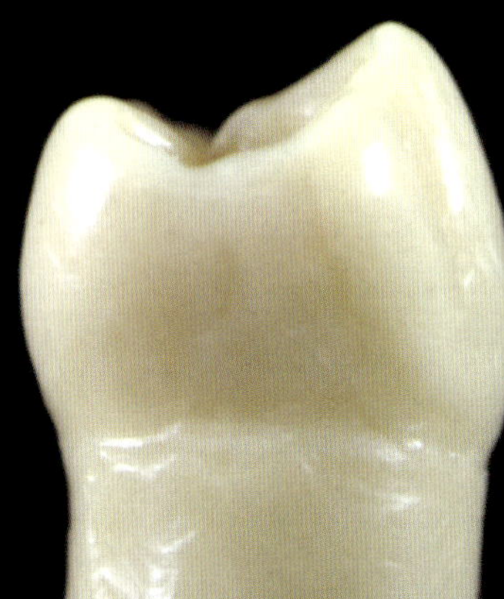

M

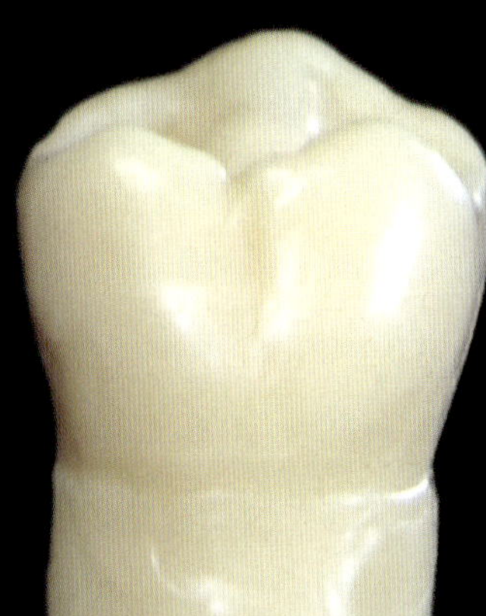

L

1 하악 좌 · 우측 제2소구치

1) 외형과 교합

하악 제2소구치의 가장 큰 특징으로는 교합면 외형이 불규칙한 사각형이나 오각형 형태를 갖고 있다는 것이다. 협면의 외형은 하악 제1소구치와 비슷하지만 근원심 접촉부가 제1소구치에 비해 약간 교합면 방향으로 높게 위치함으로써 교두융선의 경사도가 제1소구치에 비해 완만한 편이다(그림 6-8).

설면의 외형은 보통 두 가지 타입으로 나누어진다. 설측엽이 하나의 설측교두로 나타나는 2교두형과 설측엽이 근원심으로 나누어져 나타나는 3교두형이다. 2교두형은 3교두형에 비해 설면의 외형이 상대적으로 작다. 설측교두는 하악 제1소구치에 비해 발달이 좋아서 협측교두에 비해 치관의 길이가 약 1~2mm 정도 짧게 나타난다(그림 6-9).

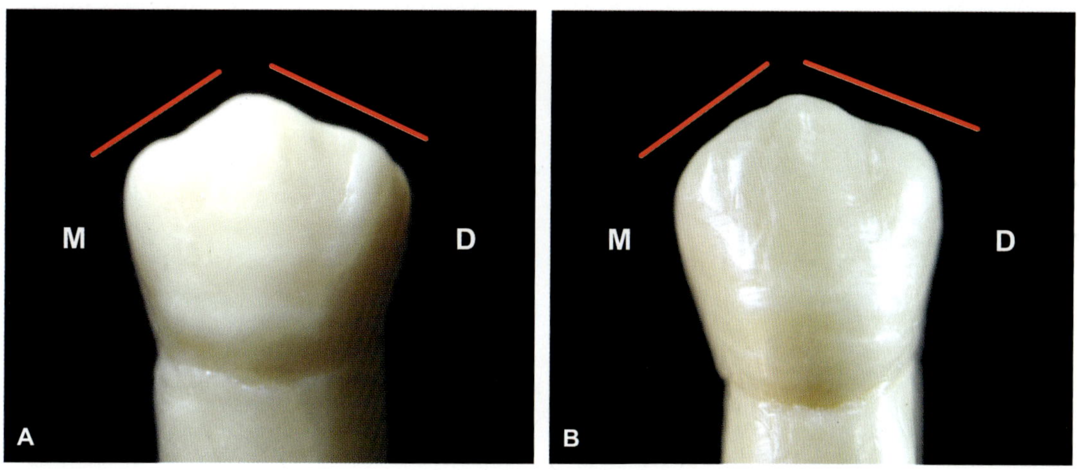

그림 6-8 하악 좌측 제1소구치 협면(A)과 제2소구치 협면(B)

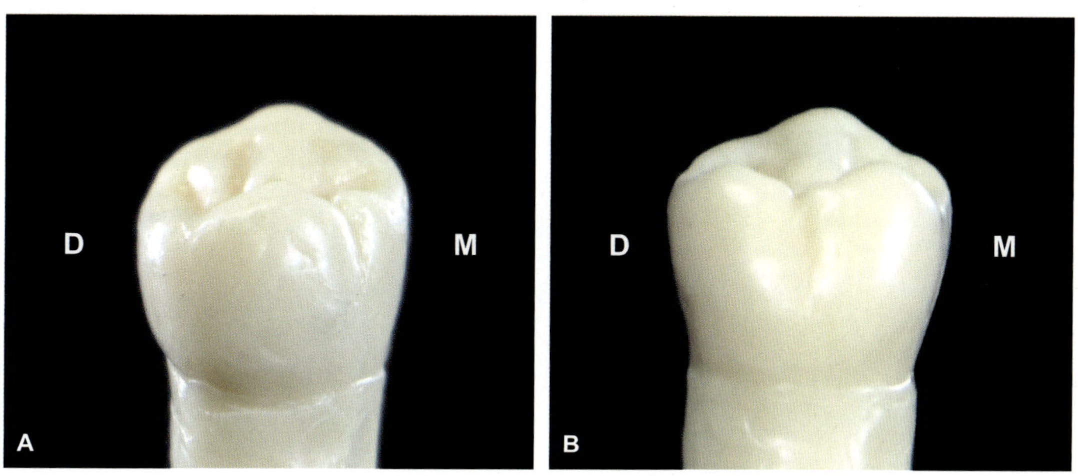

그림 6-9 하악 좌측 제1소구치 설면(A)과 제2소구치 설면(B)

근심면과 원심면의 외형은 제1소구치와 비슷하게 나타나지만 하악 제2소구치는 제1소구치에 비해 근원심 변연융선이 치축에 직각으로 주행하고 있다(그림 6-10).

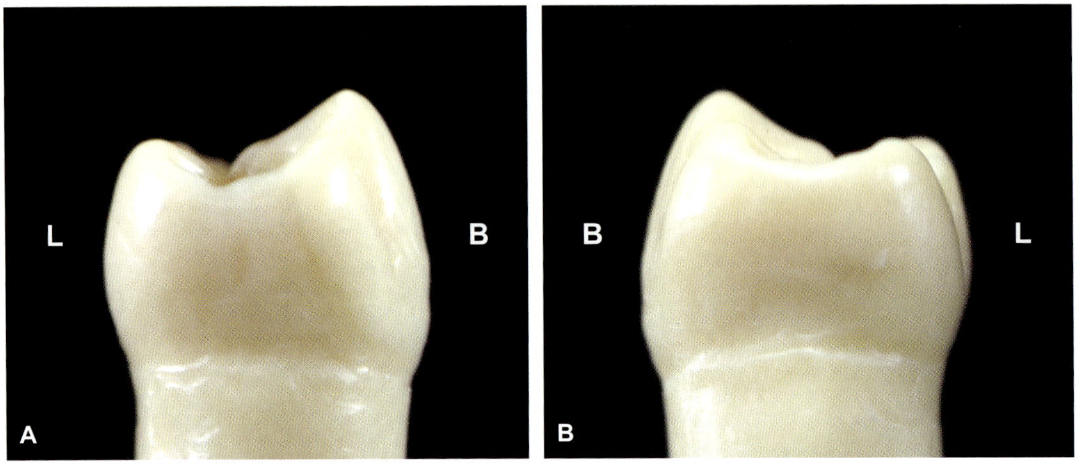

그림 6-10 하악 좌측 제1소구치 근심면(A)과 원심면(B)

교합면도 마찬가지로 보통 2교두형과 3교두형으로 나누어지는데, 일반적으로 많이 나타나는 3교두형에 대해서 설명하도록 하겠다(그림 6-11). 설측에 2개의 교두를 가지는 형태로, 일반적으로 설측의 근원심 교두비는 4:3이고, 협설측 교두비는 2:1로 나타난다.

왁스 업을 하기 전에 교합면 map을 아래의 그림과 같이 형성해 주면 왁스 업을 하기가 용이하다.

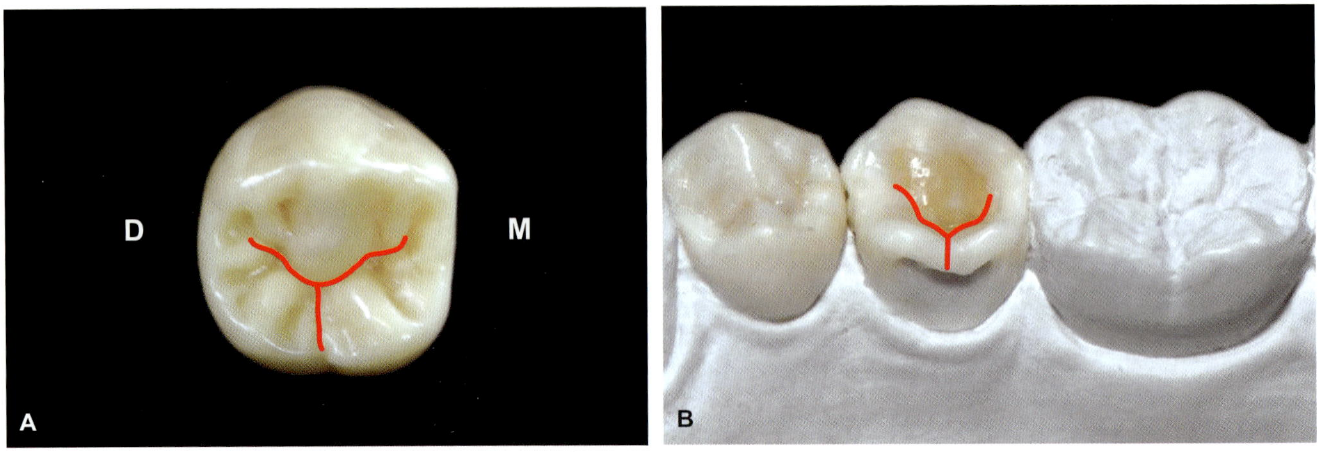

그림 6-11 하악 제1소구치의 좌측 교합면(A)과 우측 교합면 map(B)

교합나침반과 교합점에 대해서 살펴보면, 제2소구치의 교합나침반과 NAT를 기준으로 본 교합점은 아래의 그림과 같다(그림 6-12, 6-13).

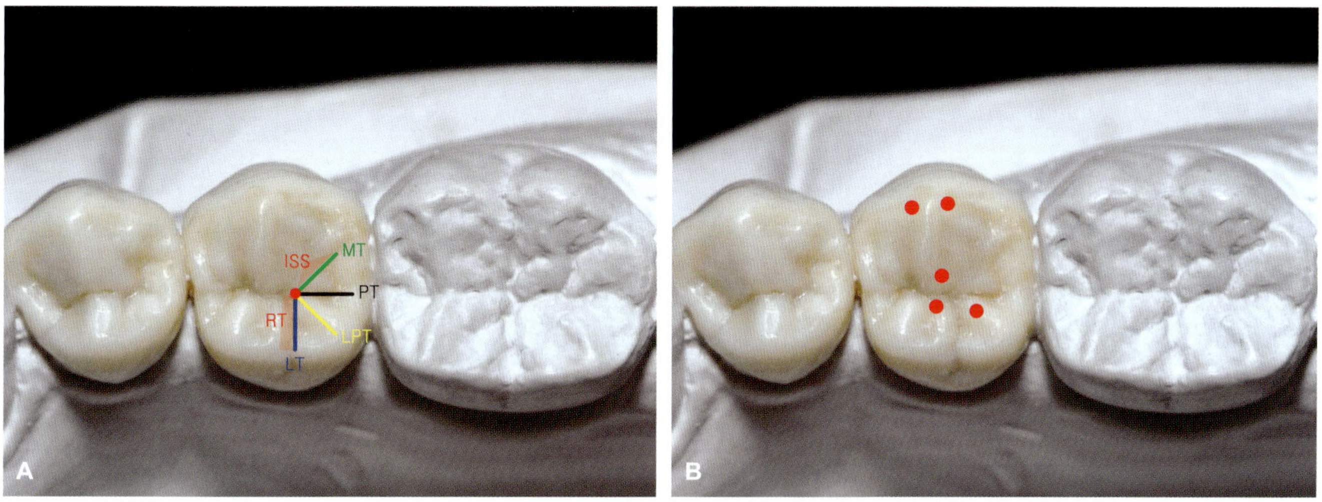

그림 6-12 하악 우측 제1소구치 교합나침반(A)과 교합점(B)

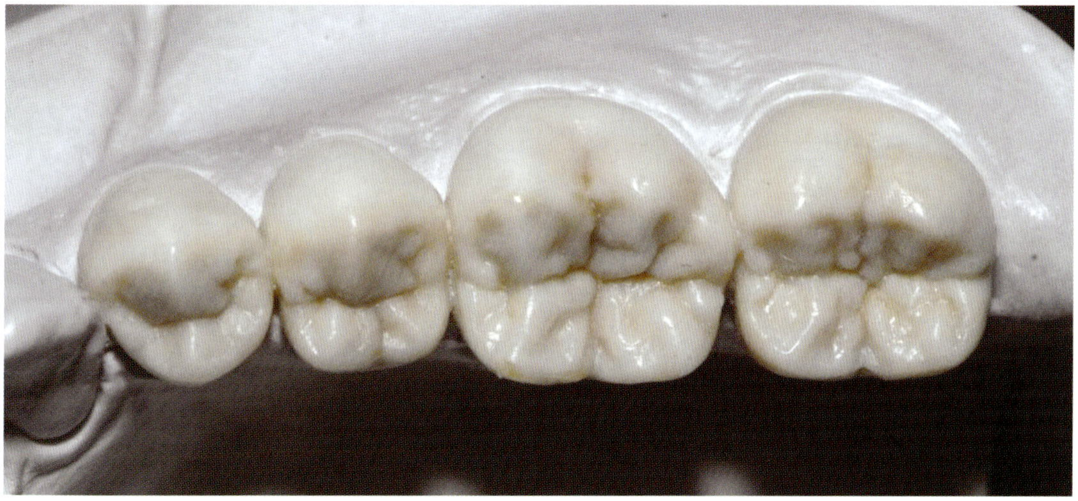

그림 6-13 하악 우측 구치부 교합면

2) Live wax up

왁스 업을 위한 기본 골격을 만들어 준다. 협면과 설면의 가장 풍융한 위치에 골격을 형성해 주고 교합면에는 map을 표시해 준다(그림 6-14). 그 다음에 뼈대에 살을 붙여준다는 느낌으로 왁스를 올려주면서 융선과 구를 형성해 준다.

교합면을 형성하고 교합점을 찾는 영상은 아래의 QR코드를 통해 확인할 수 있다(그림 6-15).

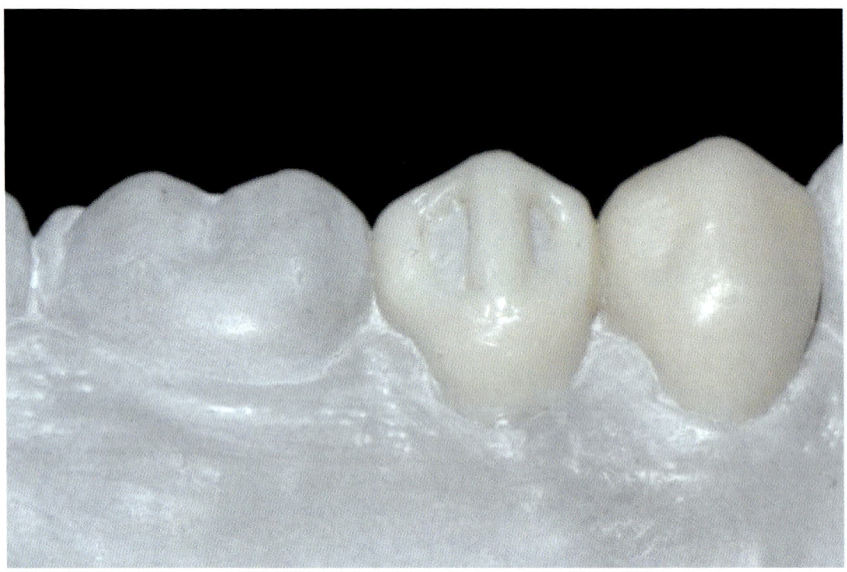

그림 6-14 하악 우측 제2소구치 골격 형성

좌측

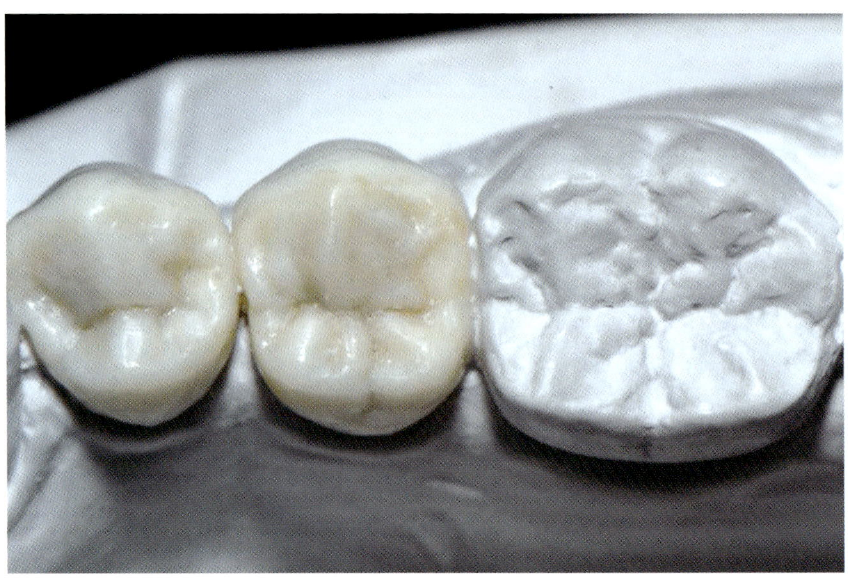

그림 6-15 하악 우측 제2소구치 교합면 형성

좌측

3) 실전 check point

하악 제2소구치 중심구를 형성해 줄 때는 협면에서 내려오는 교두정과 설면에서 내려오는 교두정이 만나서 Y자 형태의 구를 만들어 주는 게 자연스럽다(그림 6-16).

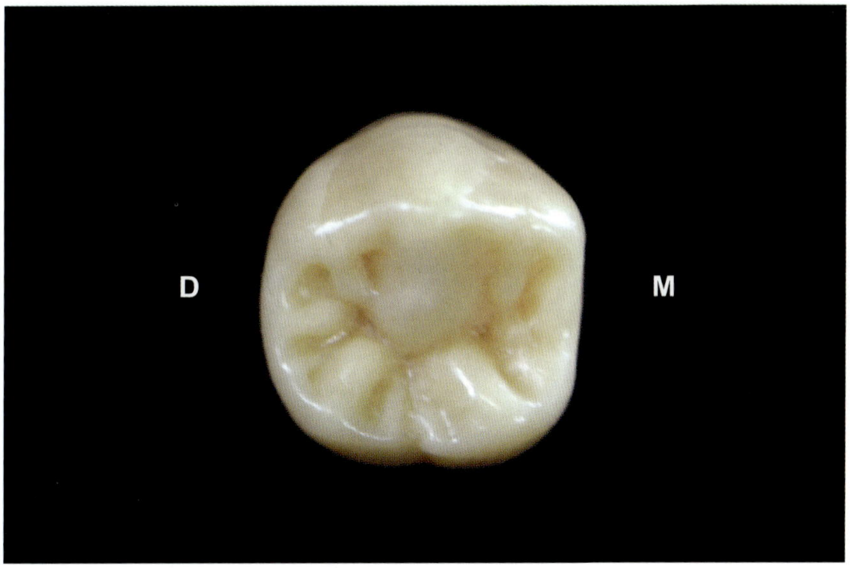

그림 6-16 하악 좌측 제2소구치

하악 제1, 2소구치 치관의 평균치

악궁	치아	치관의 길이		치관의 근원심경	치관의 협설경
		순면	구개면		
하악	제1소구치	8.5		7.0	7.5
	제2소구치	8.0		7.0	8.5

하악 제1, 2소구치 치근의 평균치

악궁	치아	치관 길이	치경부 근원심경	치경부 협설경	근심부 치경선 높이	원심부 치경선 높이
		협근 설근				
하악	제1소구치	14.0	5.0	6.5	1.0	0.0
	제2소구치	14.5	5.0	7.0	1.0	0.0

하악 제1, 2소구치 교두의 비율

악궁	치아	협설측 교두비	설측 근원심 교두비	협측 근원심 교두비
하악	제1소구치	3 : 1		
	제2소구치	2 : 1	4 : 3	

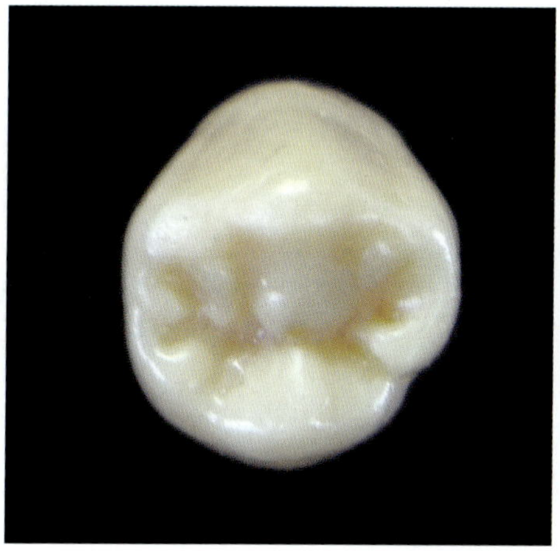

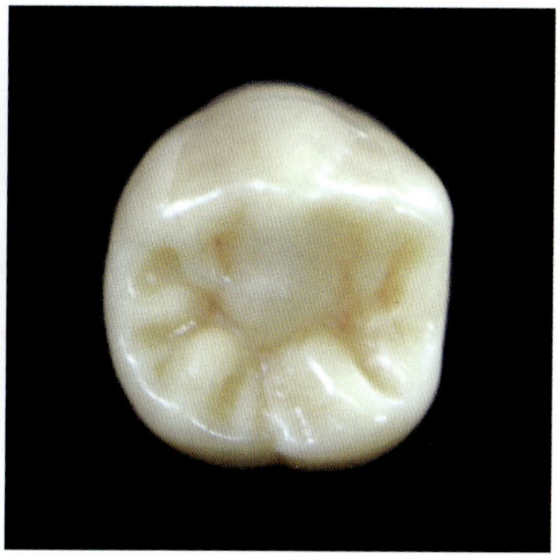

III. 하악 제1대구치

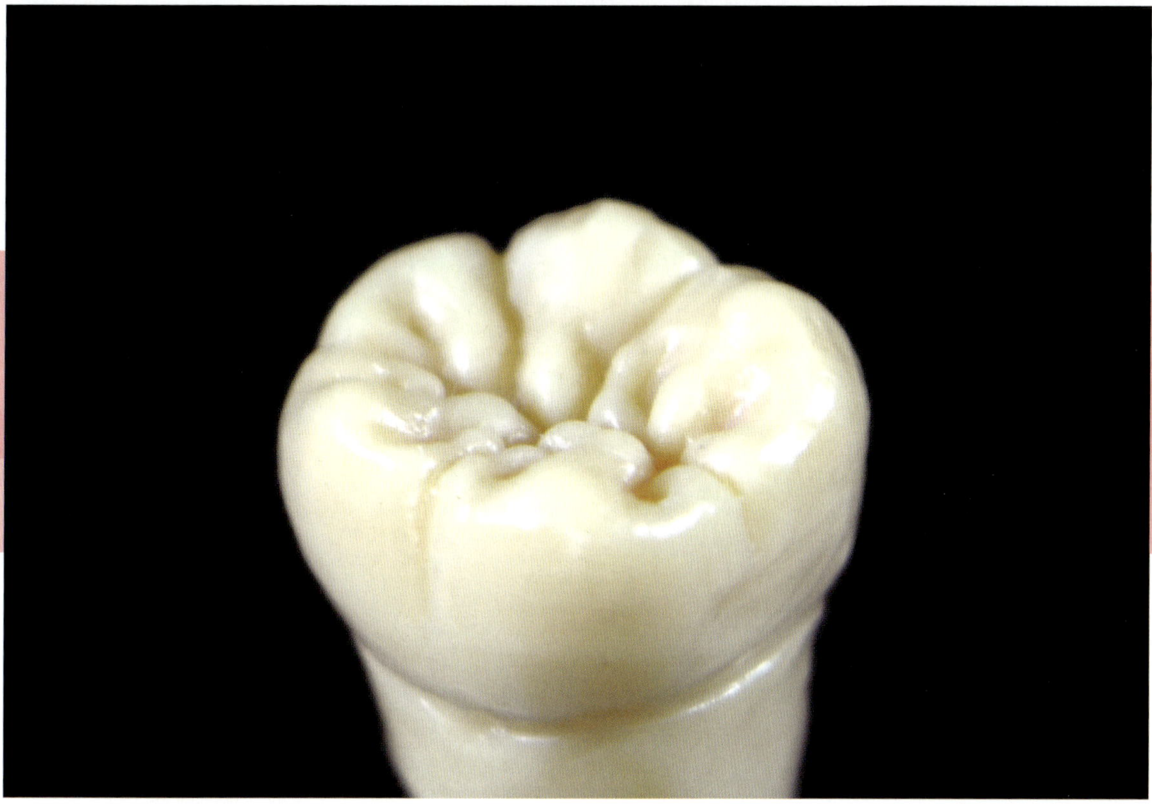

하악 제1대구치는 여섯 살쯤 되면 맹출되는 구치라서 '6세 구치'라는 이명을 가지고 있다.

하악 우측 제1대구치

제작과정

Production process

Live wax up

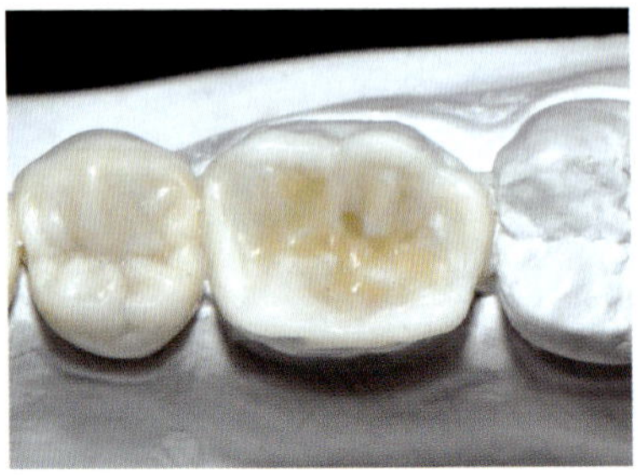

1. 교합면 외형

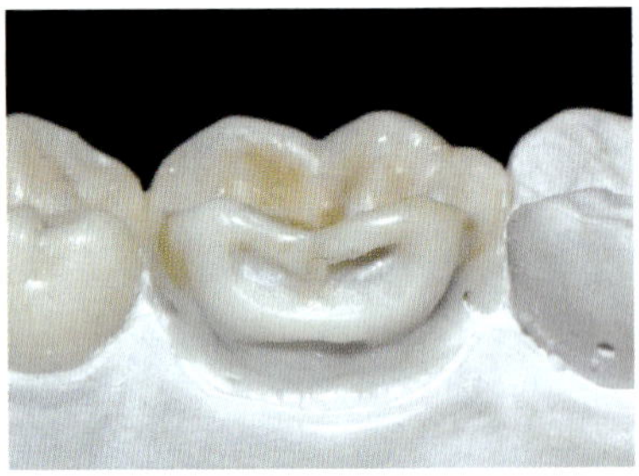

5. 설면 골격

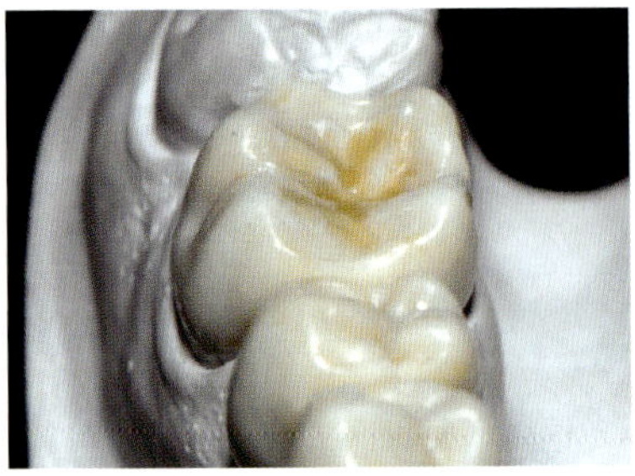

9. 교두 경사각

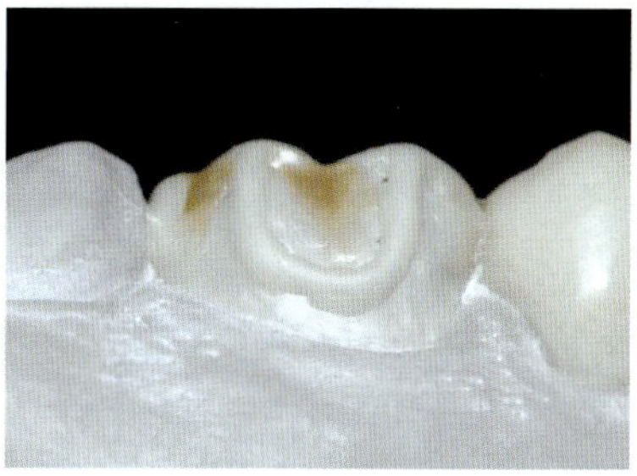

2. 협면 골격

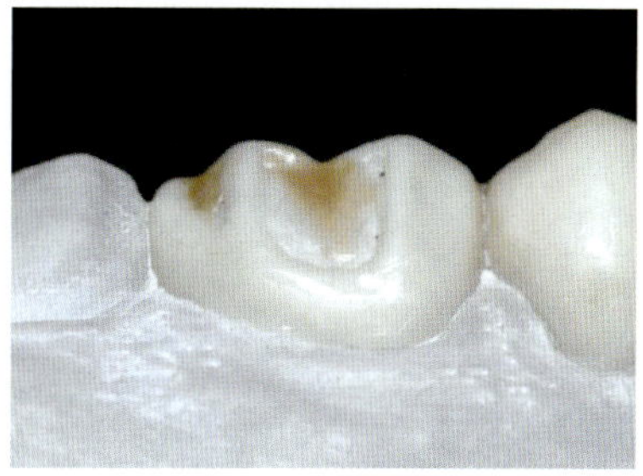

3. 협면 외형

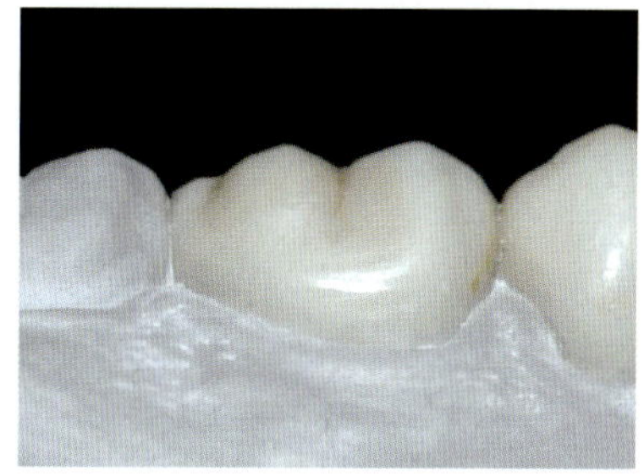

4. 협면 완성

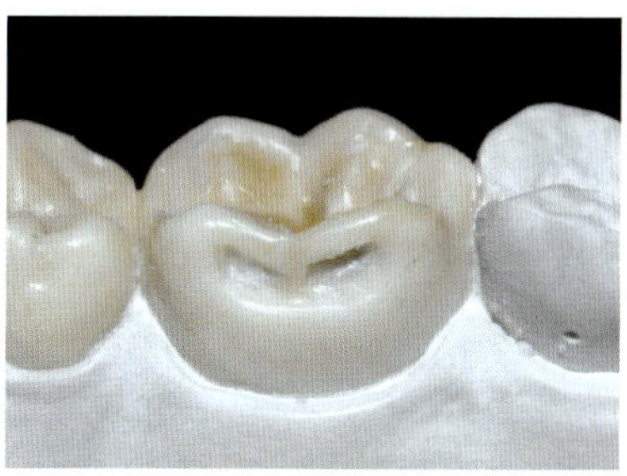

6. 설면 외형

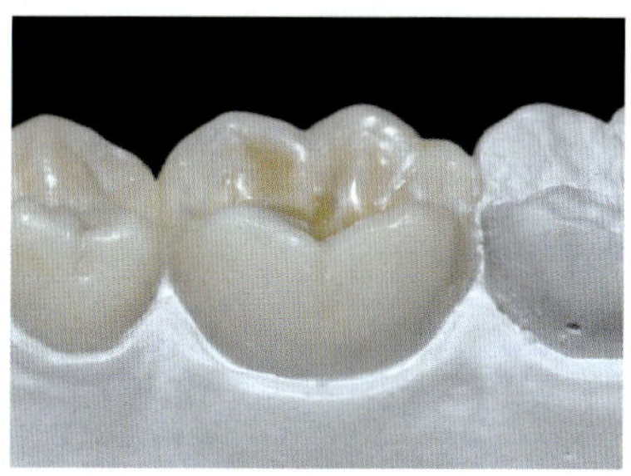

7. 설면 완성

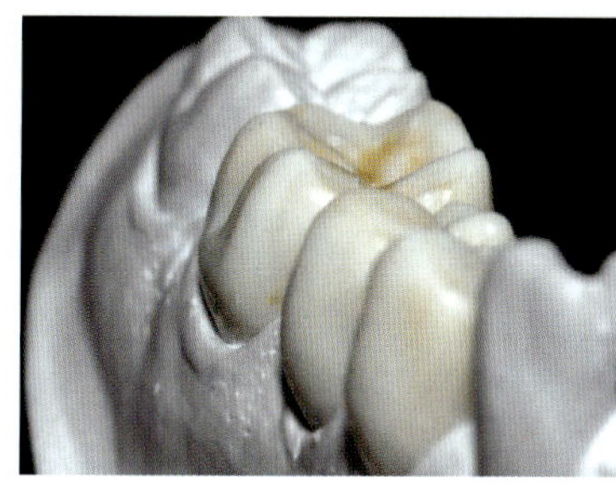

8. 협면 풍융도

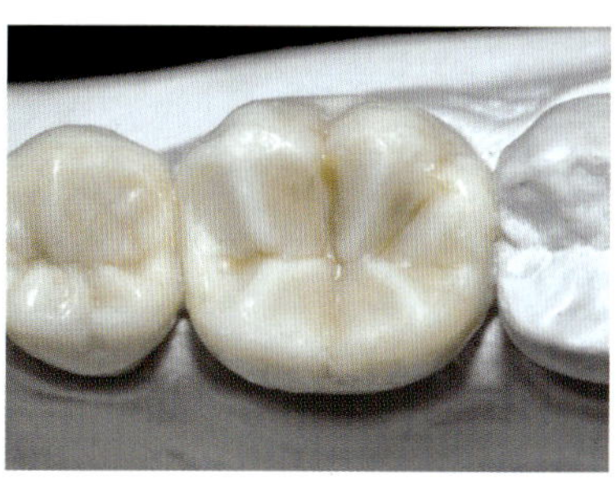

10. 교합면 삼각융선

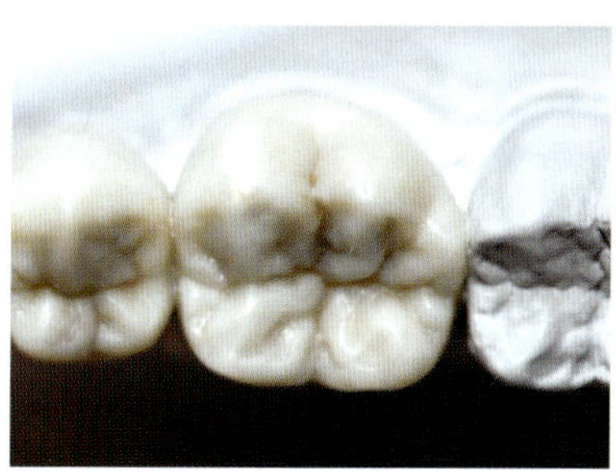

11. 교합면 부융선

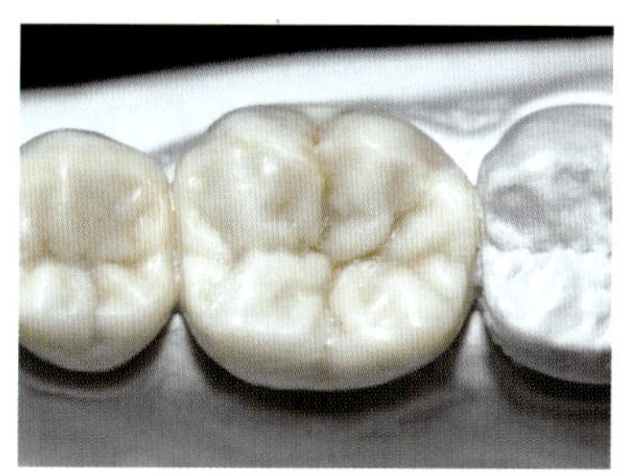

12. 교합면 완성

하악 좌측 제1대구치

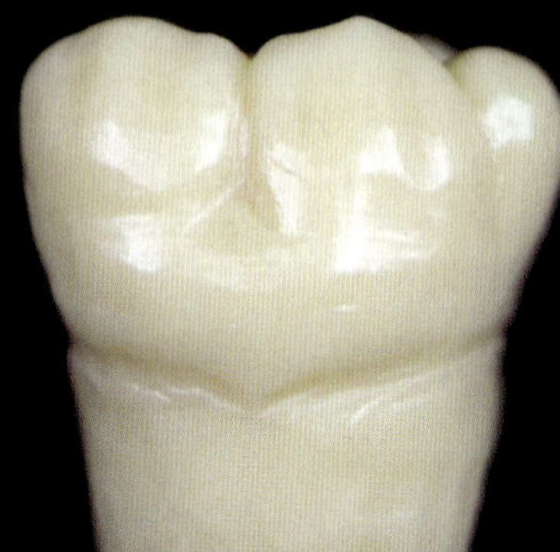

B

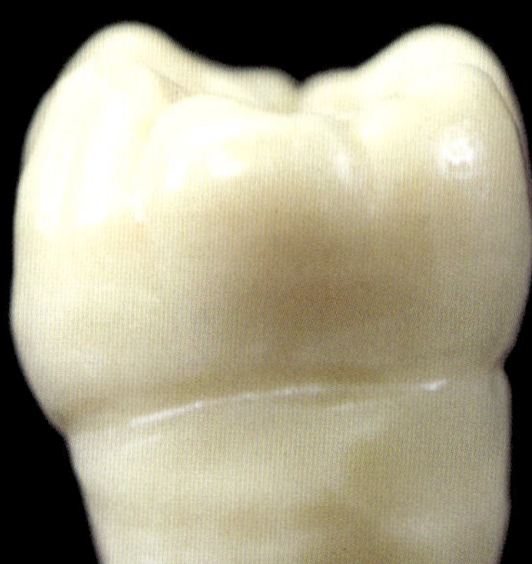

D

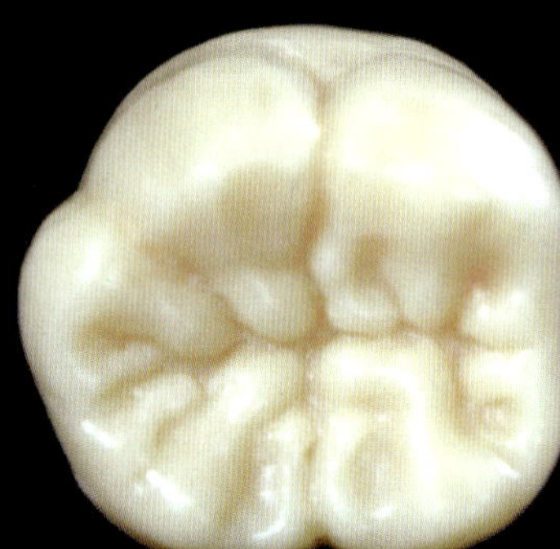

O

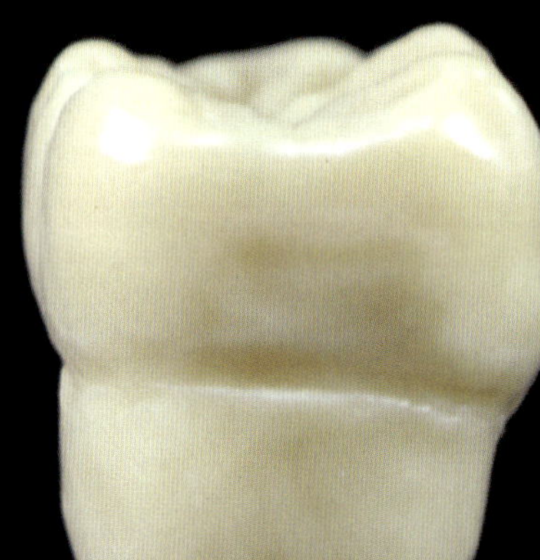

M

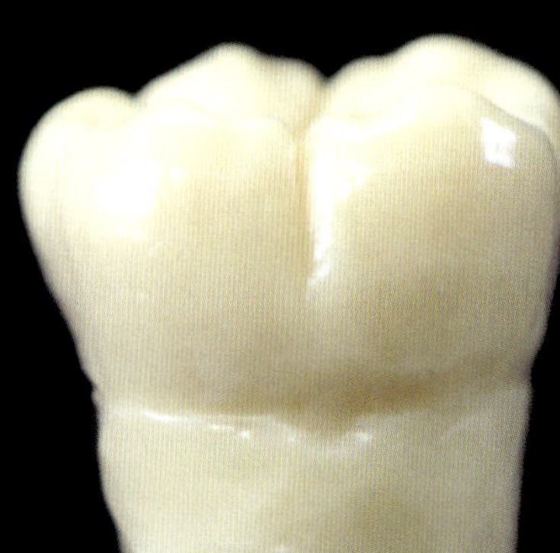

L

1 하악 좌 · 우측 제1대구치

1) 외형과 교합

하악 제1대구치는 하악 구치부 중에서 가장 큰 치아로 5개의 교두를 가지고 있다. 상악 제1대구치와 구별되는 특징은 하악 제1대구치는 협면에서 관찰했을 때 원심교두를 포함한 3개의 교두가 보이고, 상악 제1대구치는 협면에서 관찰했을 때 2개의 교두가 보이는 것이다.

협면에서 관찰해보면, 근심측에 위치한 근심협측교두는 3개의 교두 중에서 근원심경이 가장 크고 치관의 길이가 가장 긴 교두이지만 원심협측교두에 비해서 교두융선의 굴곡은 약한 편이다. 근심협측교두 원심쪽에 위치한 원심협측교두는 근심협측교두보다 근원심경과 치관의 길이가 짧지만 교두융선의 굴곡은 근심협측교두에 비해 풍융하다(그림 6-17).

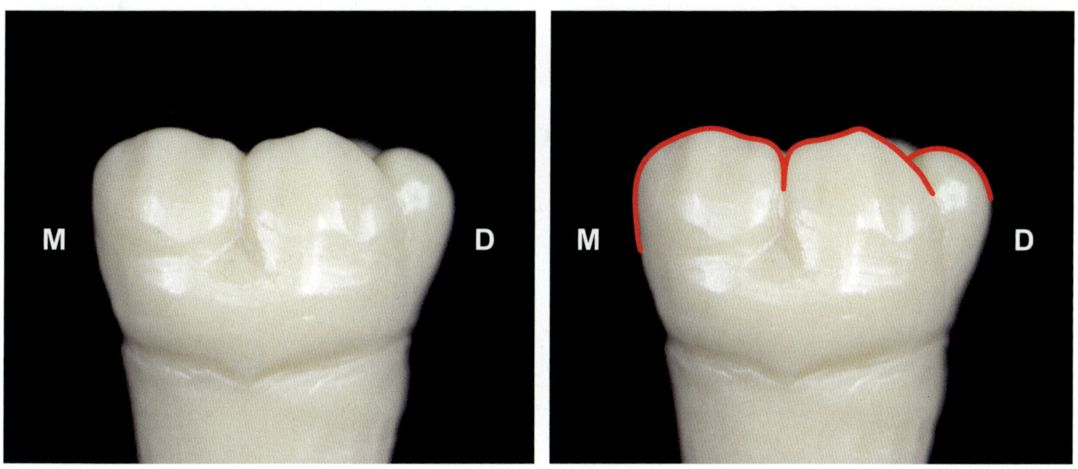

그림 6-17 하악 좌측 제1대구치 협측 교두

근심협측교두와 원심협측교두 사이에는 근심협면구가 주행하는데, 보통 치관의 근원심경의 중앙에서 약간 근심쪽에 위치하고 치관 길이의 중앙쯤에서 근심협면구가 사라진다. 그리고 근심협측교두와 원심협측교두의 발육이 좋은 경우에는 근심협면구가 끝나는 지점에 깊고 작은 와가 형성되는데 이를 협면소와라고 한다.

원심협측교두 원심쪽에 위치한 원심교두는 협측의 3개의 교두 중에서 가장 작고 원심에 위치해 있기 때문에 협면에서 보이는 원심교두는 매우 작은 형태이다. 원심교두와 원심협측교두 사이에는 원심협면구가 존재하는데, 일반적으로 원심부에 위치하며 원심협측능각 부근에서 사라지는 형태이다(그림 6-18, 6-19).

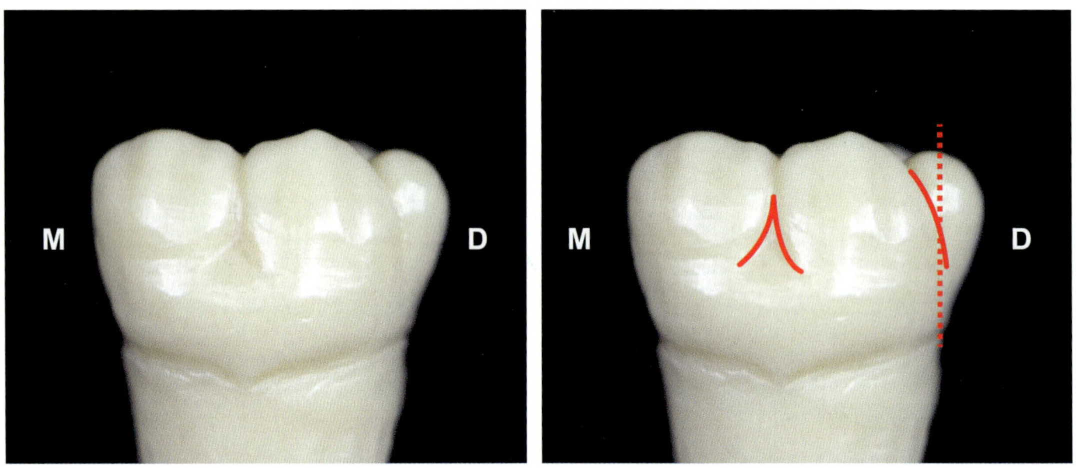

그림 6-18 하악 좌측 제1대구치 협측구

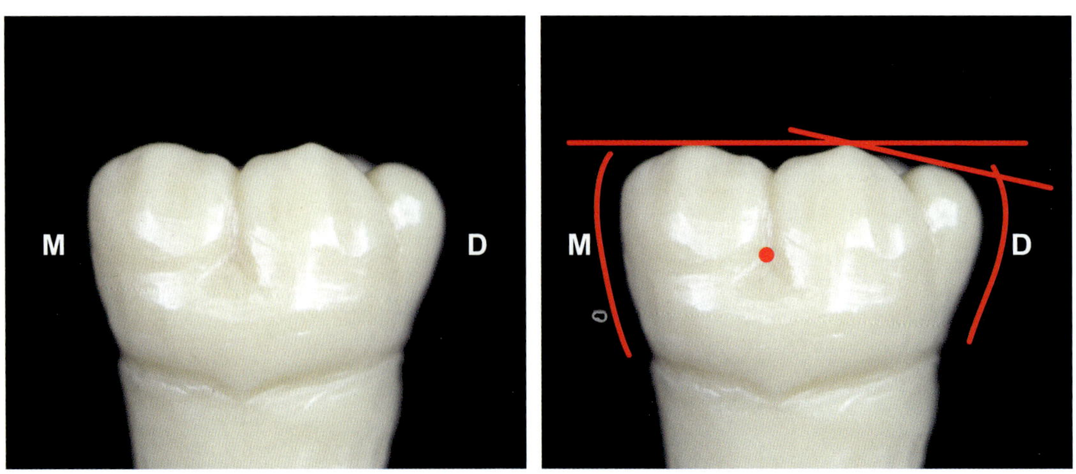

그림 6-19 하악 좌측 제1대구치 협면

근심면에서 관찰했을 때 협측연은 치경 1/3 부위에서 풍융부를 이루고 있으며, 협측교두는 교합측으로 갈수록 설측으로 치우친 외형을 가지고 있어서 협측 교두정이 협측 치경선보다 안쪽에 위치한다. 설측연은 중앙 1/3 부위가 풍융하며 협측연과 달리 설측 교두정은 설측 치경선과 거의 같은 선상에 위치해 있다. 접촉부는 협설폭의 중앙에서 약간 협측에 위치하고 근심변연융선 아래에 위치한다. 근심면은 접촉부를 중심으로 볼록한 편이며 접촉부에서 치경부 방향으로는 평평하거나 약간 오목한 형상이다.

원심면도 근심면과 비슷한 외형이다. 근심면과 구별되는 차이점으로는 원심측 치관 길이가 근심면보다 약간 짧아서 원심면에서는 적은 부위의 교합면을 관찰할 수 있다. 마찬가지로 치관 길이가 짧은 만큼 접촉부 위치도 근심면보다 치경부 방향으로 낮은 곳에 위치한다. 또한 원심면이 근심면보다 좁고 더 풍융한 형태를 나타낸다(그림 6-20).

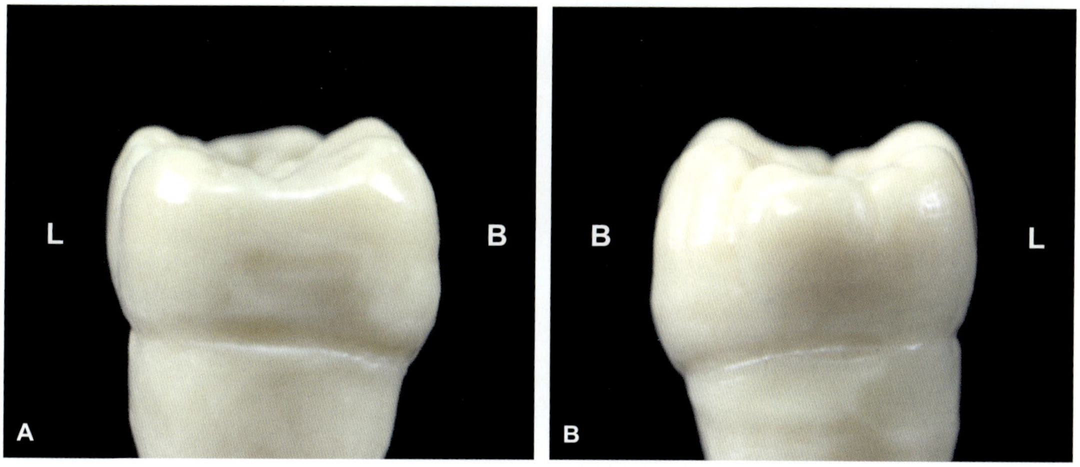

그림 6-20 하악 좌측 제1대구치 근심면(A)과 원심면(B)

설면의 설측교두는 근원심 엽에 의해 근심설측교두와 원심설측교두로 나누어진다(그림 6-21). 설측교두는 협측교두에 비해 교두가 예리하게 나타난다. 근심설측교두와 원심설측교두 사이에는 설면구가 존재하며, 설면의 근원심 폭은 협면보다 좁게 나타나서 설면에서 관찰했을 때 협면의 일부도 보이게 된다.

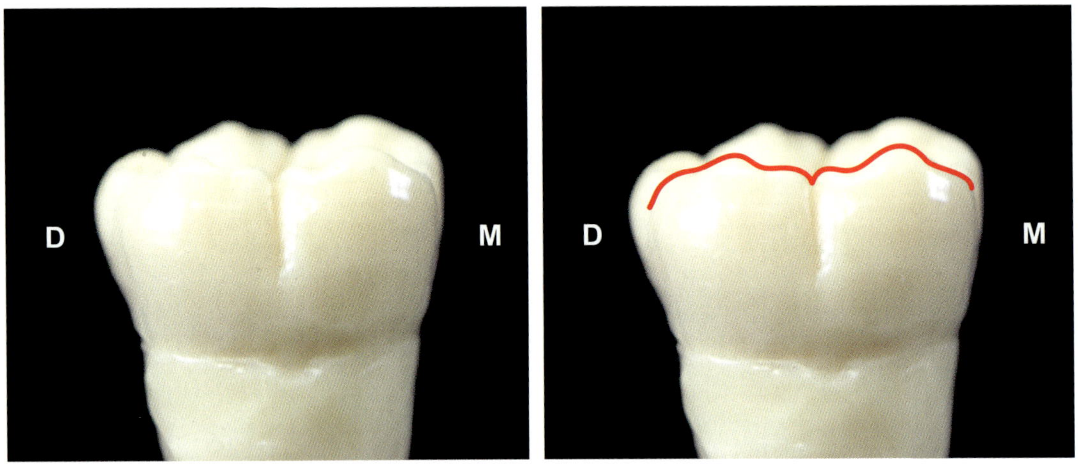

그림 6-21 하악 좌측 제1대구치 설면

교합면은 보통 근심협측교두, 원심협측교두, 원심교두, 근심설측교두, 원심설측교두로 나누어진다. 협측 교두정이 설측으로 치우쳐 있기 때문에 중심구를 기준으로 협측반부와 설측반부는 6:4의 비율로 나타난다. 또한 만곡상징이 뚜렷하게 나타나며, 근심연과 설측연은 직선적이고 원심연은 원심교두와 만곡상징에 의해 돌출된 외형을 가지고 있다(그림 6-22).

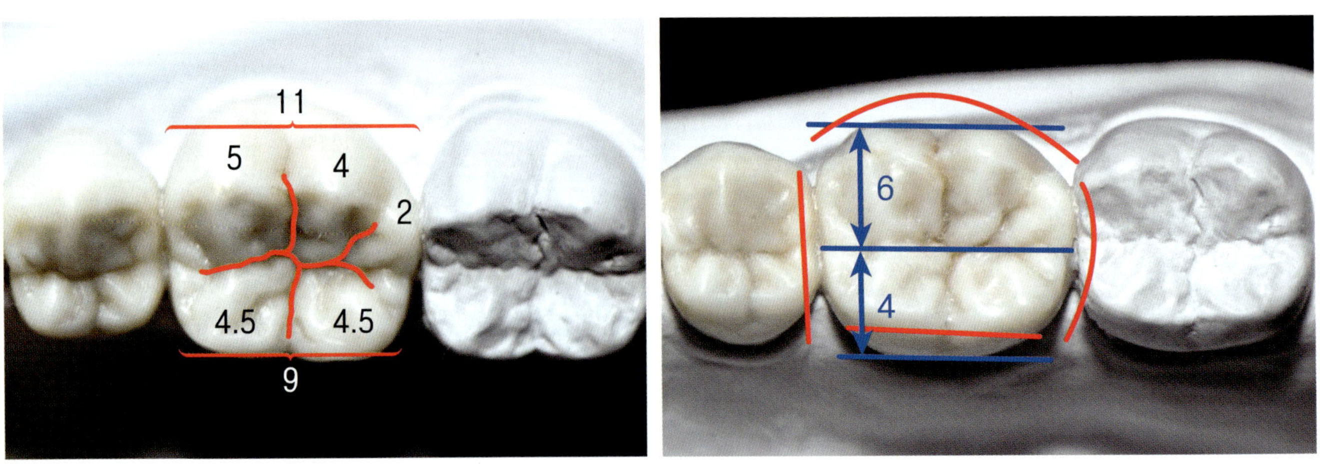

그림 6-22 하악 우측 제1대구치 교합면

제1대구치도 왁스 업을 하기 전에 교합면 map을 아래의 그림과 같이 형성해 주면 왁스 업을 하기가 용이하다(그림 6-23).

교합면의 외형은 교합과 긴밀한 관계에 놓여있기 때문에 "교합이론"(Ralf Suckert 저, Neuer Merkuer 출판사)에 언급된 교합면의 기능과 관계된 교합나침반과 교합점에 대해서 살펴보고자 한다. 제1대구치의 교합나침반과 NAT를 기준으로 본 교합점은 아래의 그림과 같다(그림 6-24).

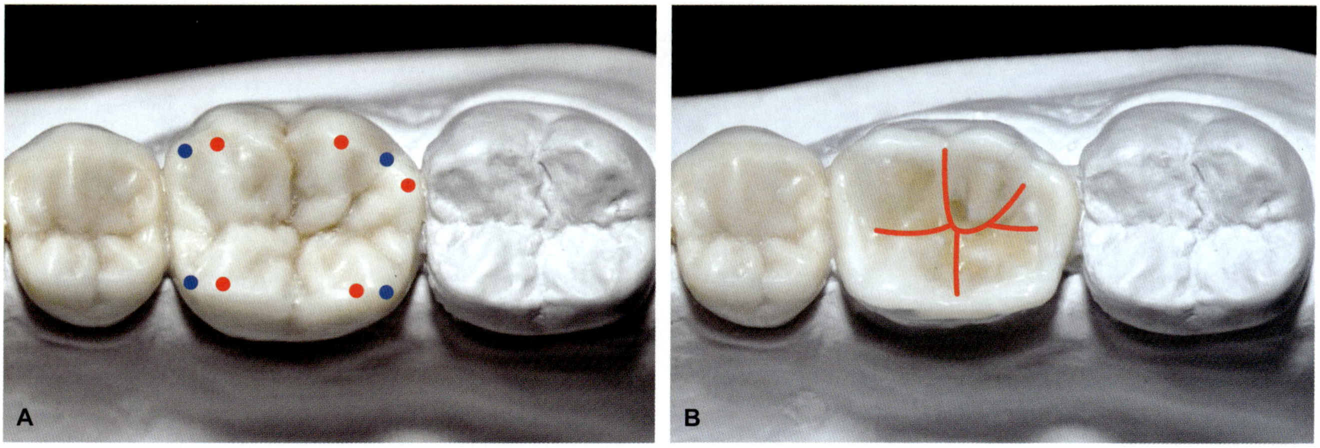

그림 6-23 하악 우측 제1대구치 교합면(A)과 교합면 map(B)

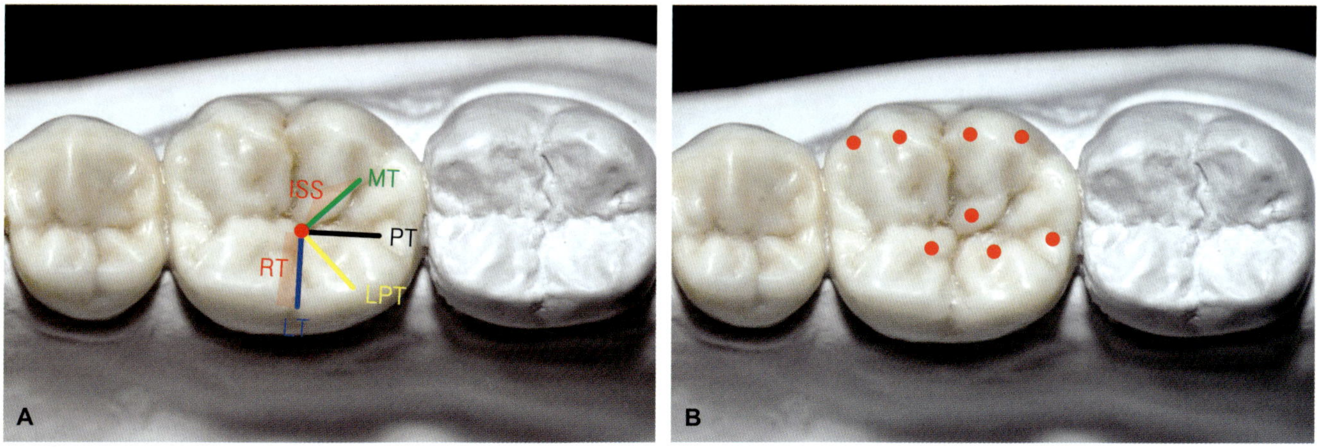

그림 6-24 하악 우측 제1대구치 교합나침반(A)과 교합점(B)

2) Live wax up

왁스 업을 위한 기본 골격을 만들어 준다. 협면과 설면의 가장 풍융한 위치에 골격을 형성해 주고 교합면에는 map을 표시해 준다(그림 6-25). 그 다음에 뼈대에 살을 붙여준다는 느낌으로 왁스를 채워주면서 융선과 구를 형성해 준다.

교합면을 형성하고 교합점을 찾는 영상을 아래의 QR코드를 통해 확인할 수 있다(그림 6-26).

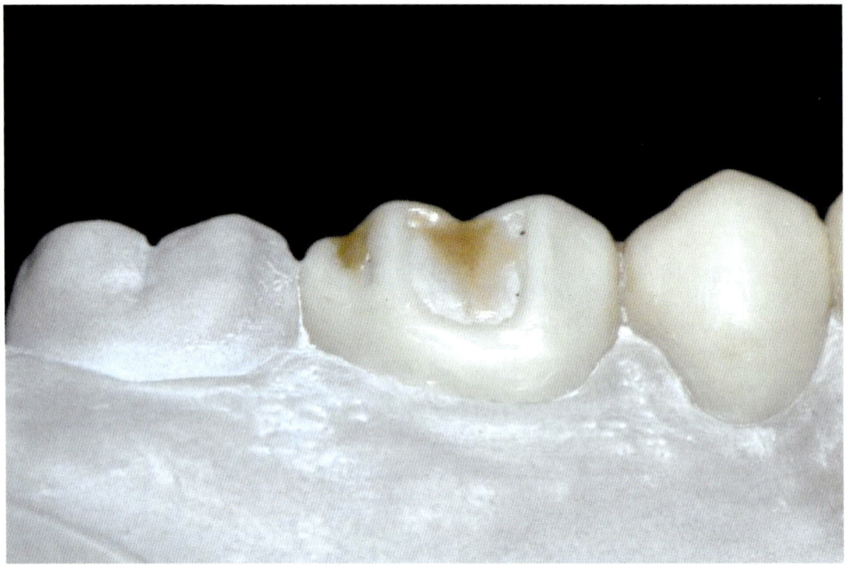

그림 6-25 하악 우측 제1대구치 골격 형성

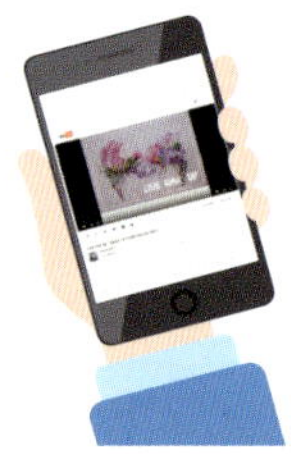

좌측

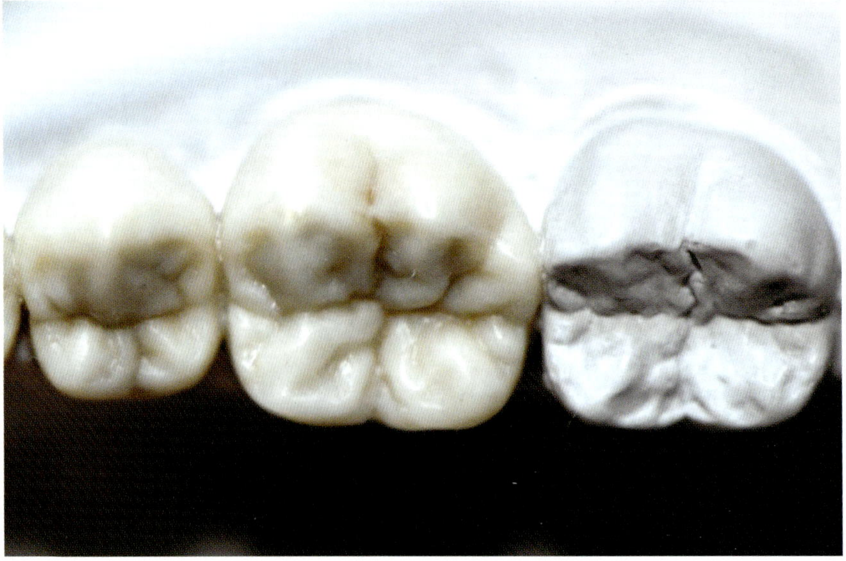

그림 6-26 하악 우측 제1대구치 교합면 형성

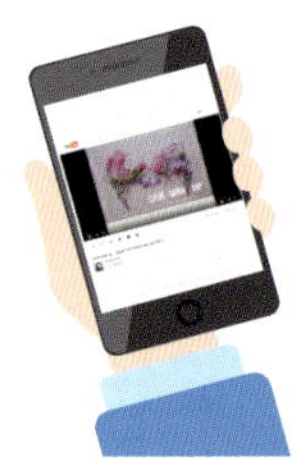

좌측

3) 실전 check point

하악 제1대구치는 보철물을 가장 많이 제작하게 되는 치아로 왁스 업 연습을 많이 해두면 좋은 치아이다. 특히 하악은 협면이 기능교두이기 때문에 협측 치경부 마진보다 협측 교두정을 중심구 안쪽으로 좀 더 꺾어지면서 들어가야만 기본적인 외형이 형성되므로 이를 간과하지 않도록 유념하며 왁스 업을 하는 것이 좋다(그림 6-27).

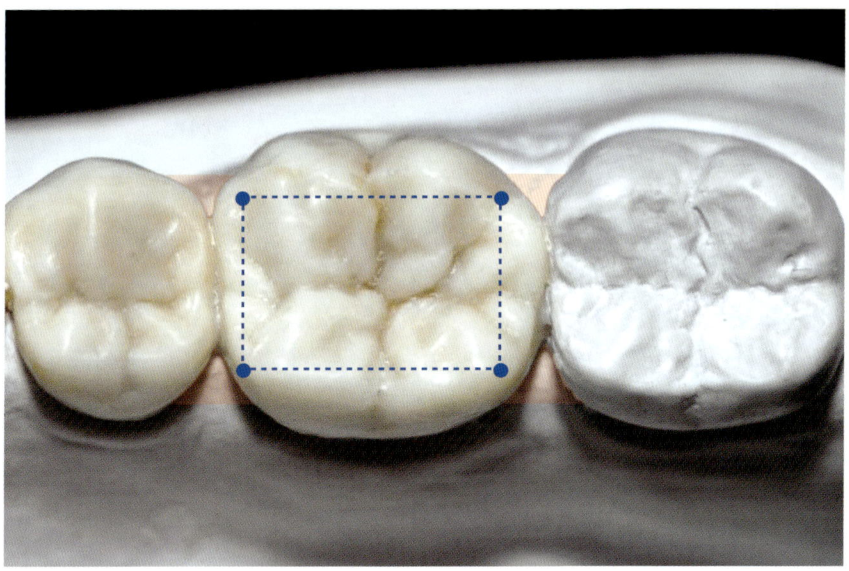

그림 6-27 하악 우측 제1대구치

4) 외형 check point

1. 전체적 외형은 반대측 동명치와 같다.
2. 협측 풍융부는 치경 1/3 부위이고, 설측 풍융부는 중앙 1/3 부위이다.
3. 협측 교두정은 BO line과 일치하고, 설측 교두정은 LO line과 일치한다.
4. 협측 근원심 교두비는 5:4:2이고, 설측 근원심 교두비는 4.5:4.5이다.
5. 교두에서 협면융선으로의 이행은 일치한다.
6. 변연융선의 높이는 인접치와 동일하다.
7. 설측교두는 협측교두에 비해 뾰족한 형태이다.
8. 협면에서 보면 3개의 교두와 2개의 구가 존재한다.
9. 4개의 삼각융선과 2개의 횡주융선이 있다.
10. 기능교두인 협측교두의 외사면이 설측교두의 외사면보다 넓다.
11. 중심구는 전체 외형에서 약간 설측에 위치한다.
12. 주구는 부구보다 뚜렷하다.
13. 중심와는 근원심와보다 깊게 형성되어 있다.
14. 교합면에서 볼 때 협설경이 근원심경보다 작은 부등변사각형의 형태이다.
15. 치간공극은 협측이 설측보다 작고, 교합측이 치은측보다 작다.
16. 교합면에 근심협측삼각구, 근심설측삼각구, 원심설측삼각구가 존재한다.
17. 협면에서 보면 교두정이 근심에서 원심으로 갈수록 치경측을 향하여 낮아진다.
18. Over margin이나 under margin이 없다.
19. 표면이 활택하다.
20. 전체적으로 조화를 이루고 있다.

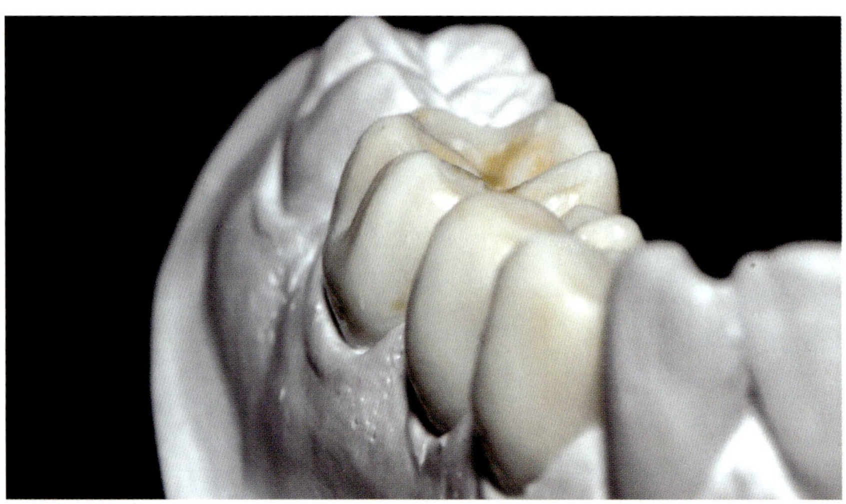

하악 제1, 2대구치 치관의 평균치

<table>
<tr><th rowspan="2">악궁</th><th rowspan="2">치아</th><th colspan="2">치관의 길이</th><th rowspan="2">치관의 근원심경</th><th rowspan="2">치관의 협설경</th></tr>
<tr><th>순면</th><th>구개면</th></tr>
<tr><td rowspan="2">하악</td><td>제1대구치</td><td colspan="2">7.5</td><td>11.0</td><td>10.5</td></tr>
<tr><td>제2대구치</td><td colspan="2">7.0</td><td>10.5</td><td>10.0</td></tr>
</table>

하악 제1, 2대구치 치근의 평균치

<table>
<tr><th rowspan="2">악궁</th><th rowspan="2">치아</th><th colspan="2">치관 길이</th><th rowspan="2">치경부
근원심경</th><th rowspan="2">치경부
협설경</th><th rowspan="2">근심부
치경선 높이</th><th rowspan="2">원심부
치경선 높이</th></tr>
<tr><th>협근</th><th>설근</th></tr>
<tr><td rowspan="2">하악</td><td>제1대구치</td><td colspan="2">14.0</td><td>9.0</td><td>9.0</td><td>1.0</td><td>0.0</td></tr>
<tr><td>제2대구치</td><td colspan="2">13.0</td><td>8.0</td><td>9.0</td><td>1.0</td><td>0.0</td></tr>
</table>

하악 제1, 2대구치 교두의 비율

<table>
<tr><th>악궁</th><th>치아</th><th>협설측 교두비</th><th>설측 근원심 교두비</th><th>협측 근원심 교두비</th></tr>
<tr><td rowspan="2">하악</td><td>제1대구치</td><td></td><td>4.5 : 4.5</td><td>5 : 4 : 2</td></tr>
<tr><td>제2대구치</td><td></td><td>4.5 : 4.5</td><td>5 : 5</td></tr>
</table>

IV. 하악 제2대구치

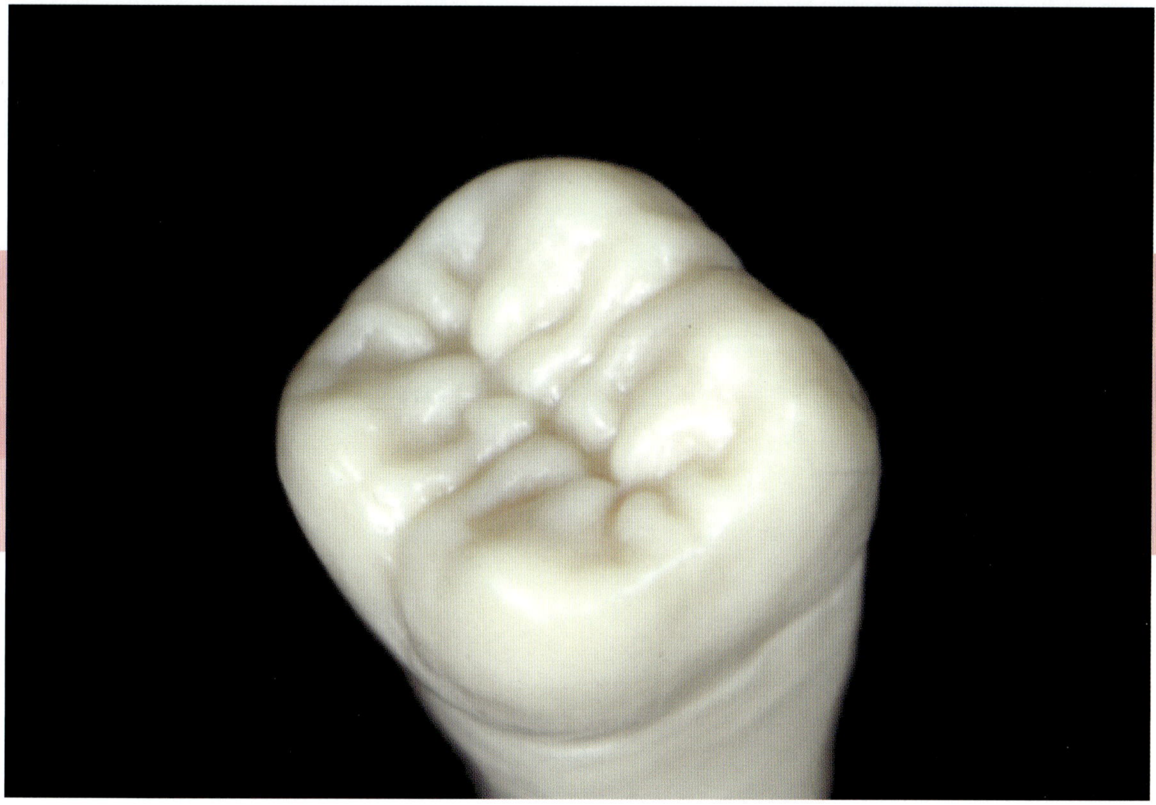

제1대구치에 비해 근원심으로 더 압편된 외형이다.

하악 우측 제2대구치

제작과정

Production process

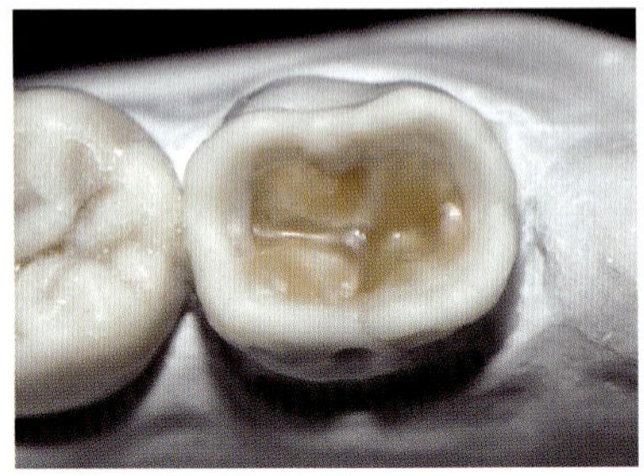

1. 교합면 외형

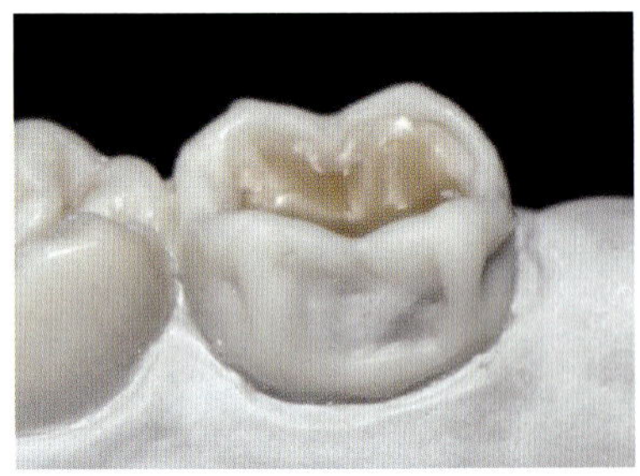

5. 설면 골격

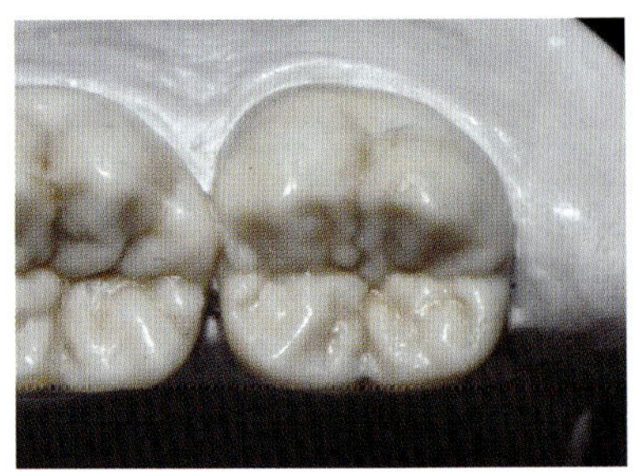

9. 교합면 외사면

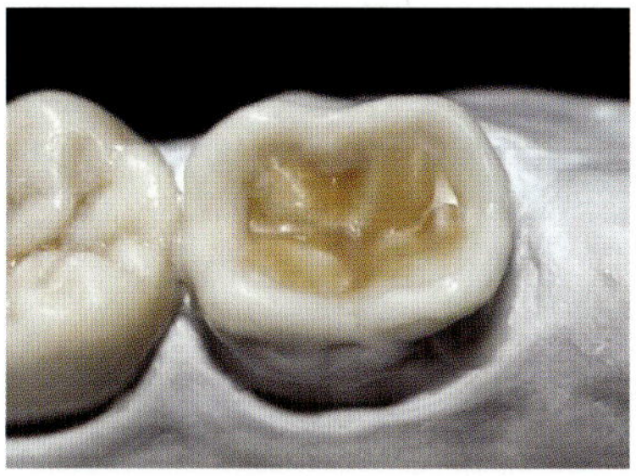

2. Embrasure

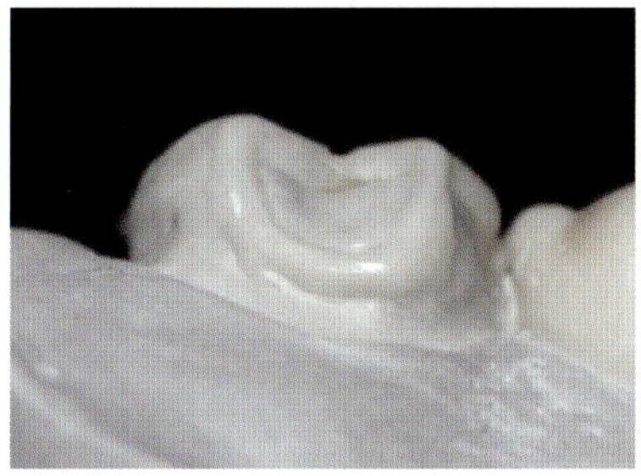

3. 협면 골격

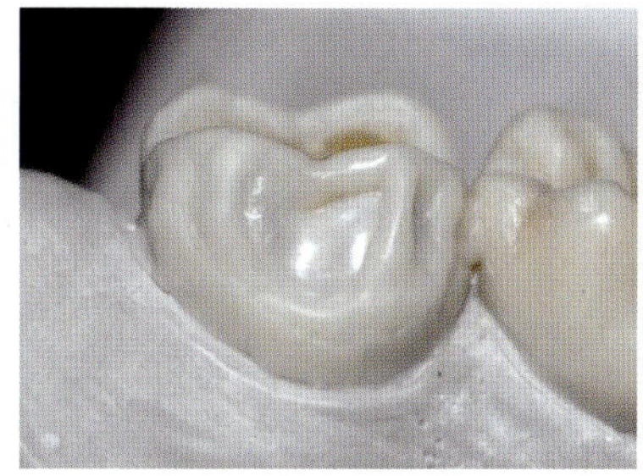

4. 협면 외형

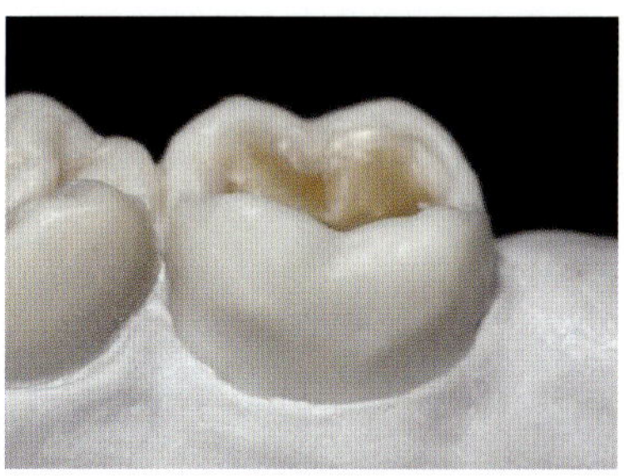

6. 설면 외형

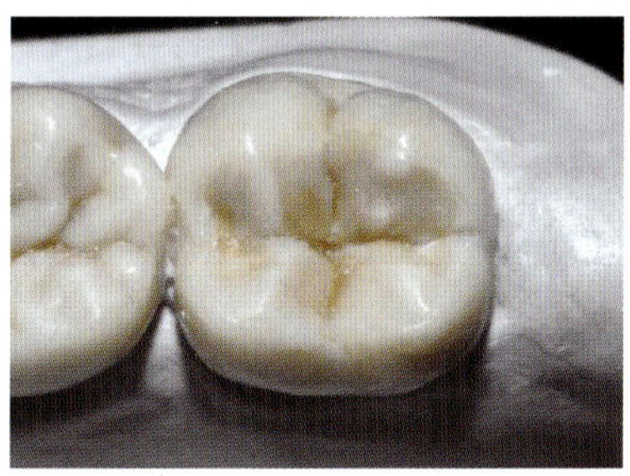

7. 교합면 삼각융선

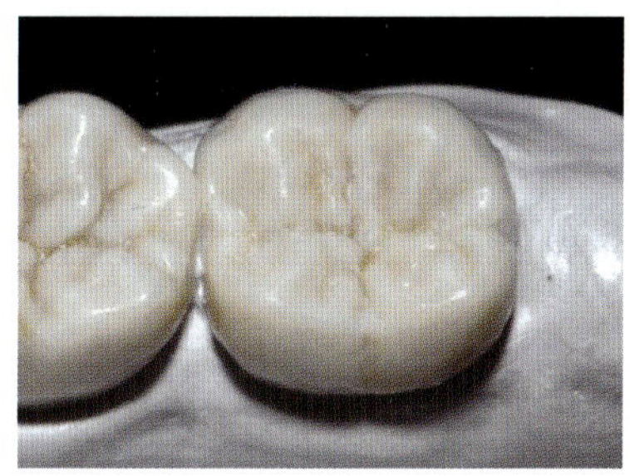

8. 교합면 부융선

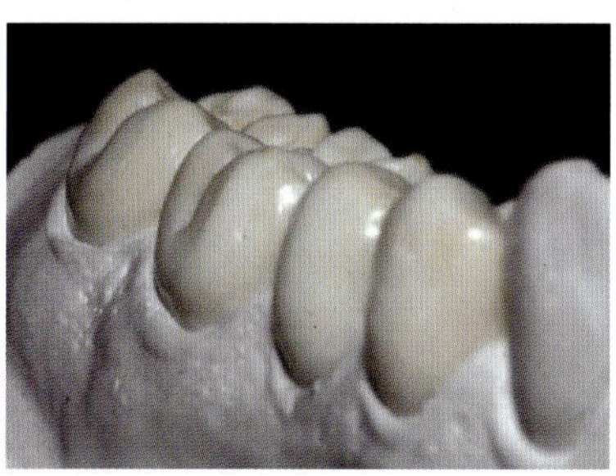

10. 협면 풍융도

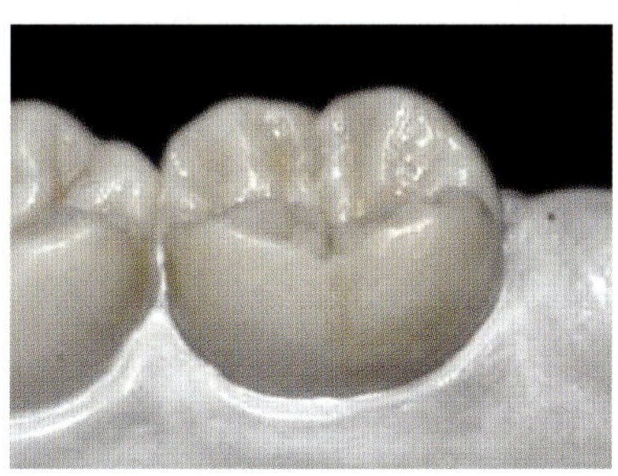

11. 교두정 높이

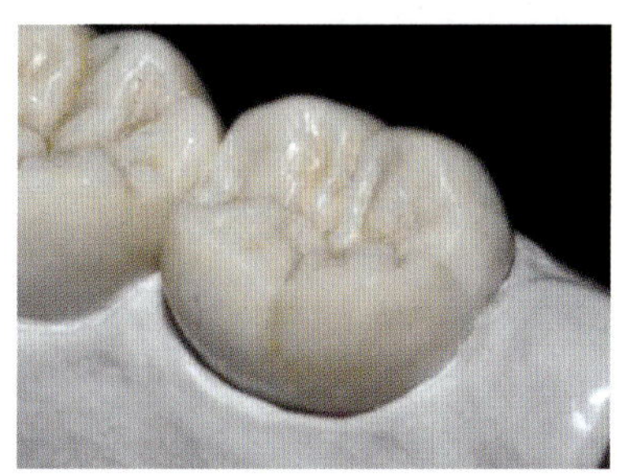

12. 교두 경사각

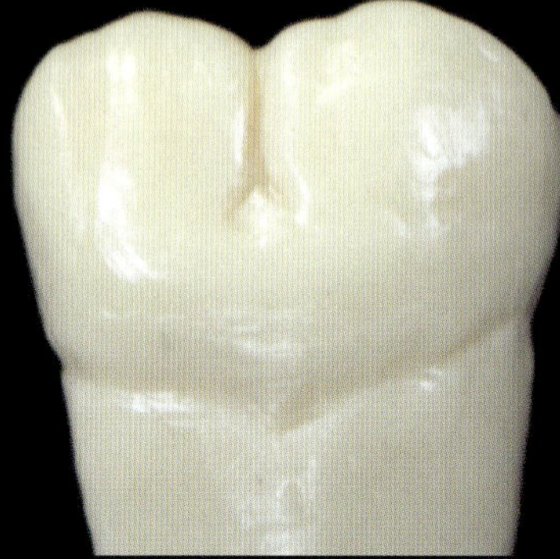

B

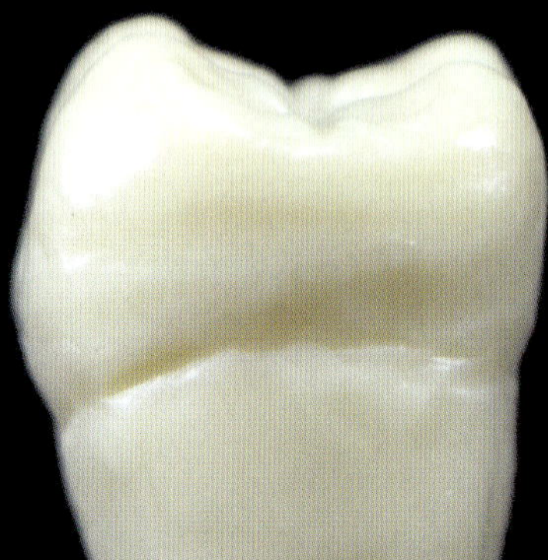

D

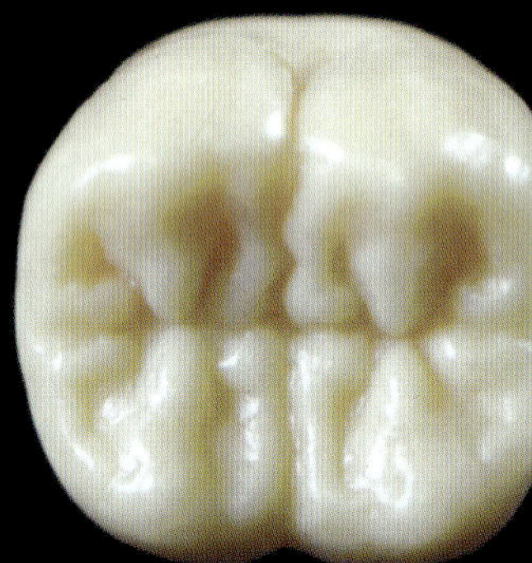

O

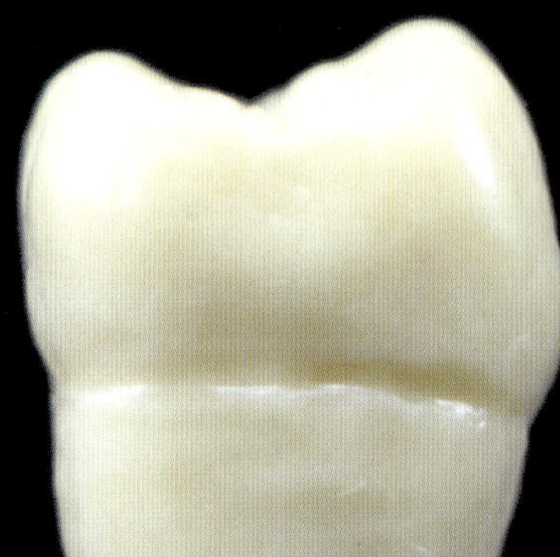

M

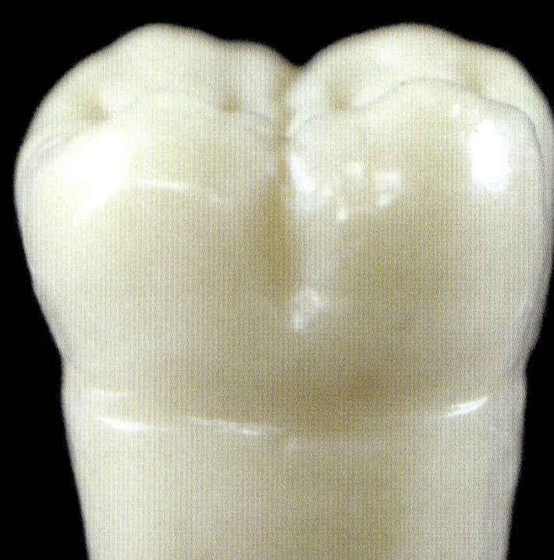

L

1 하악 좌 · 우측 제2대구치

1) 외형과 교합

하악 제2대구치의 협면은 하악 제1대구치와 달리 2개의 협측교두만 관찰되며, 근원심 협측교두는 거의 비슷한 크기로 나누어져 있다(그림 6-28).

설면도 마찬가지로 근원심 설측교두가 거의 비슷한 크기로 나누어지며, 치관의 근원심 폭이 협면보다는 작지만 거의 비슷하기 때문에 육안으로는 4개의 교두가 균등하게 나누어진 형상이다(그림 6-29).

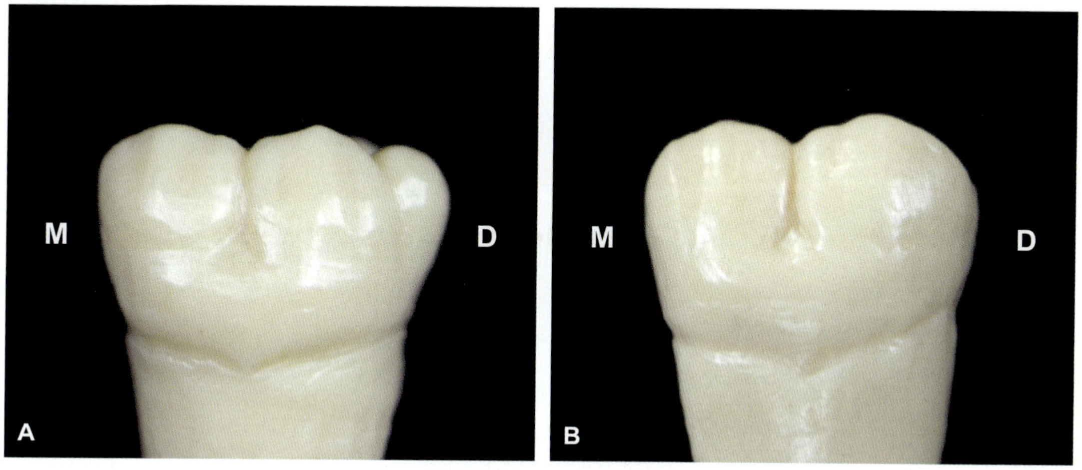

그림 6-28 하악 좌측 제1대구치 협면(A)과 제2대구치 협면(B)

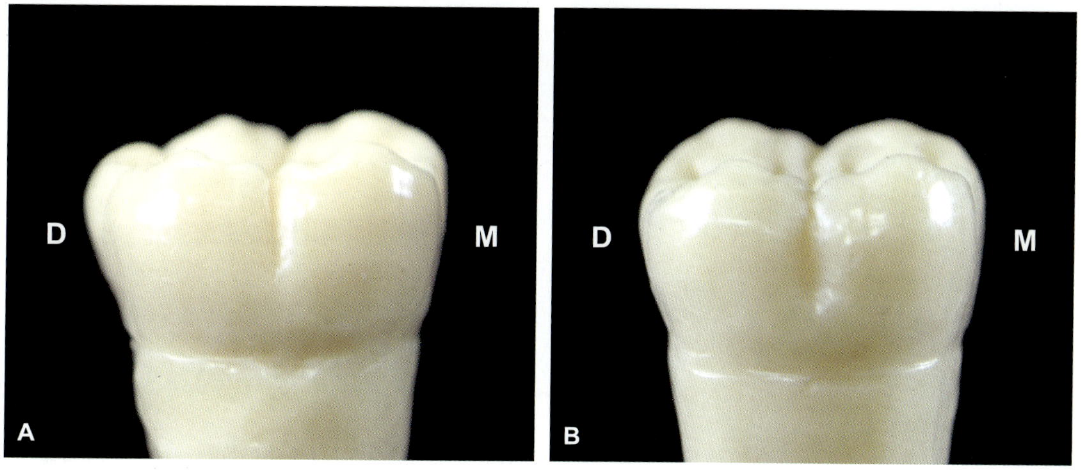

그림 6-29 하악 좌측 제1대구치 설면(A)과 제2대구치 설면(B)

근원심면의 외형은 하악 제1대구치와 비슷한 형태이지만 전반적으로 길이가 짧은 형태이다(그림 6-30).

교합면의 중심구는 거의 십자 모양을 가지고 있기 때문에 교두가 일정하게 배분되어 있는 것 같지만 원심교두보다는 근심교두가 약간 더 큰 형태이다(그림 6-31).

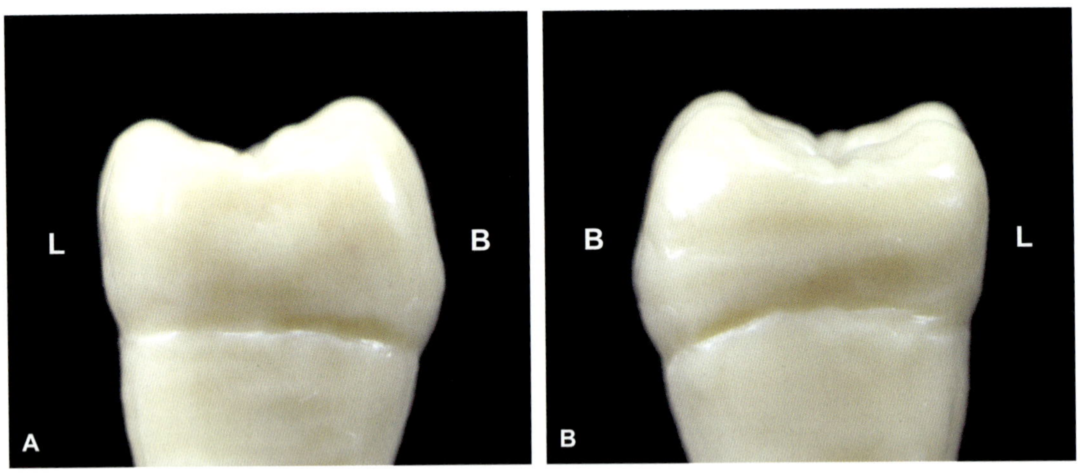

그림 6-30 하악 좌측 제2대구치 근심면(A)과 원심면(B)

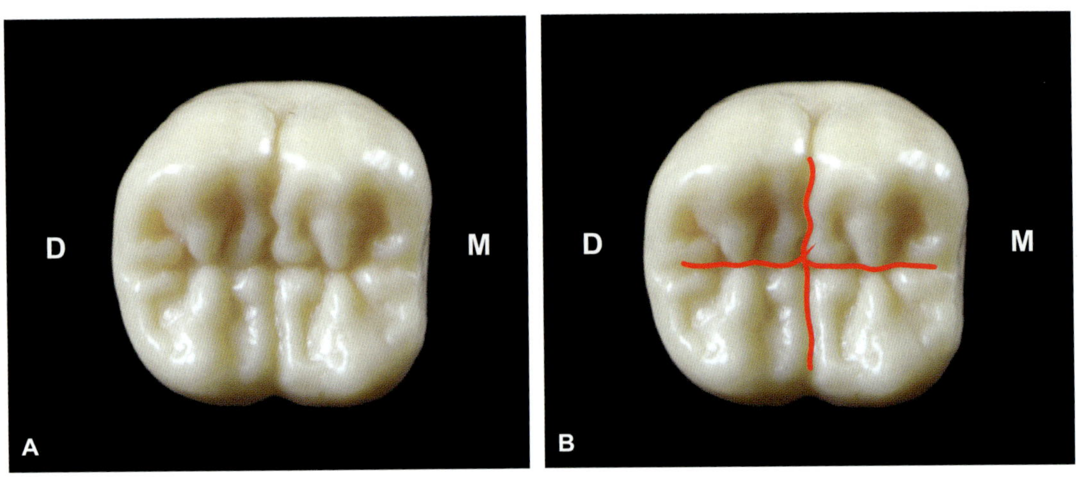

그림 6-31 하악 좌측 제2대구치 교합면(A)과 교합면 map(B)

왁스 업을 하고자 할 때에는 교합면 map을 아래 그림과 같이 형성해 주면 왁스 업을 하기가 용이하다. 교합나침반과 교합점에 대해서 살펴보면, 제2대구치의 교합나침반과 NAT를 기준으로 본 교합점은 아래의 그림과 같다(그림 6-31, 6-32).

하악 좌측 제1대구치와 제2대구치의 교합면을 비교하면서 치아 형태를 이해한다(그림 6-33).

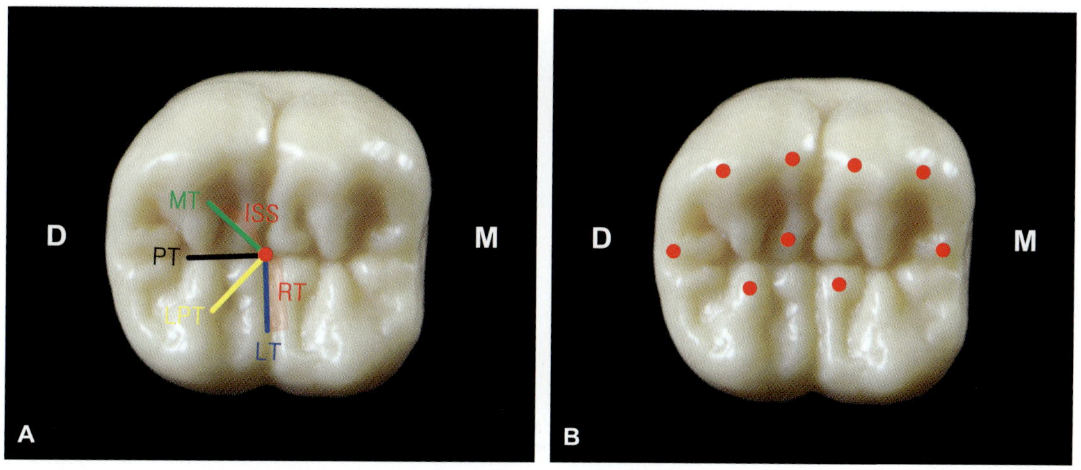

그림 6-32 하악 좌측 제2대구치 교합나침반(A)과 교합점(B)

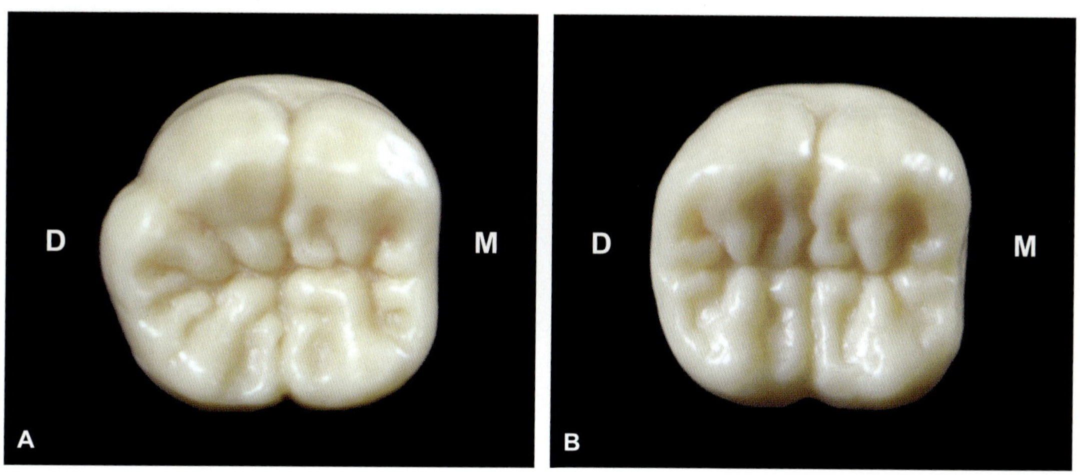

그림 6-33 하악 좌측 제1대구치와 제2대구치의 교합면

2) Live wax up

왁스 업을 위한 기본 골격을 만들어 준다(그림 6-34). 협면과 설면의 가장 풍융한 위치에 골격을 형성해 주고 교합면에는 map을 표시해 준다. 그 다음에 뼈대에 살을 붙여준다는 느낌으로 왁스를 채워주면서 융선과 구를 형성해 준다.

교합면을 형성하고 교합점을 찾는 영상을 아래의 QR코드를 통해 확인할 수 있다(그림 6-35).

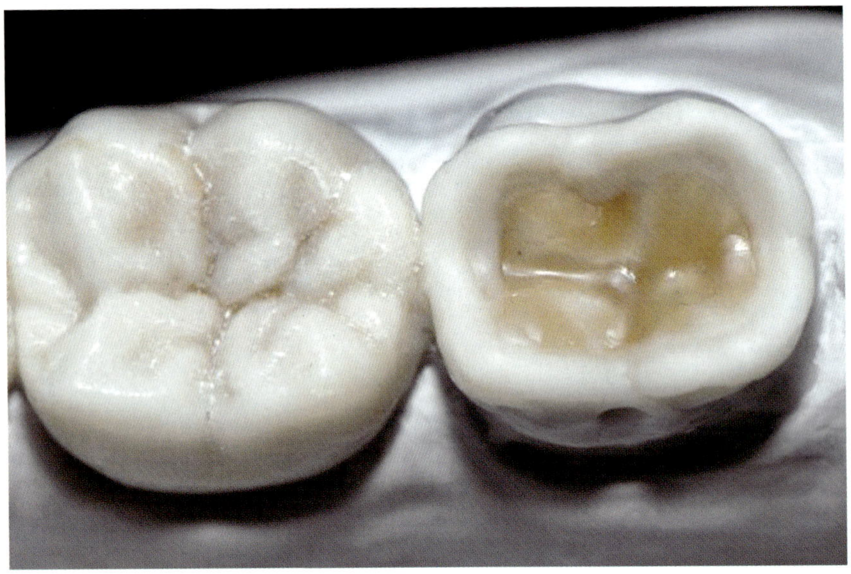

그림 6-34 하악 우측 제2대구치 골격 형성

좌측

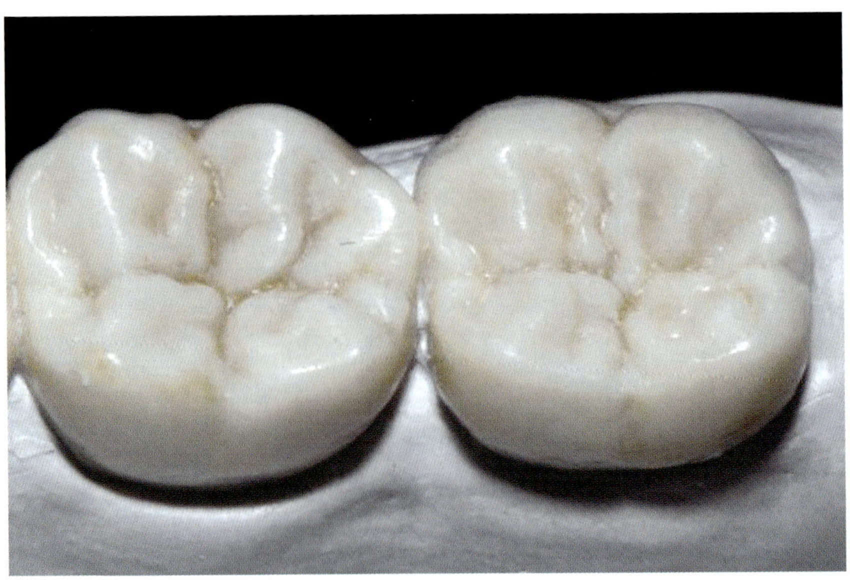

그림 6-35 하악 우측 제2대구치 교합면 형성

좌측

하악 제1, 2대구치 치관의 평균치

<table>
<tr><th rowspan="2">악궁</th><th rowspan="2">치아</th><th colspan="2">치관의 길이</th><th rowspan="2">치관의 근원심경</th><th rowspan="2">치관의 협설경</th></tr>
<tr><th>순면</th><th>구개면</th></tr>
<tr><td rowspan="2">하악</td><td>제1대구치</td><td colspan="2">7.5</td><td>11.0</td><td>10.5</td></tr>
<tr><td>제2대구치</td><td colspan="2">7.0</td><td>10.5</td><td>10.0</td></tr>
</table>

하악 제1, 2대구치 치근의 평균치

<table>
<tr><th rowspan="2">악궁</th><th rowspan="2">치아</th><th>치관 길이</th><th rowspan="2">치경부
근원심경</th><th rowspan="2">치경부
협설경</th><th rowspan="2">근심부
치경선 높이</th><th rowspan="2">원심부
치경선 높이</th></tr>
<tr><th>협근 설근</th></tr>
<tr><td rowspan="2">하악</td><td>제1대구치</td><td>14.0</td><td>9.0</td><td>9.0</td><td>1.0</td><td>0.0</td></tr>
<tr><td>제2대구치</td><td>13.0</td><td>8.0</td><td>9.0</td><td>1.0</td><td>0.0</td></tr>
</table>

하악 제1, 2대구치 교두의 비율

<table>
<tr><th>악궁</th><th>치아</th><th>협설측 교두비</th><th>설측 근원심 교두비</th><th>협측 근원심 교두비</th></tr>
<tr><td rowspan="2">하악</td><td>제1대구치</td><td></td><td>4.5 : 4.5</td><td>5 : 4 : 2</td></tr>
<tr><td>제2대구치</td><td></td><td>4.5 : 4.5</td><td>5 : 5</td></tr>
</table>

V. 하악 구치부 교의치

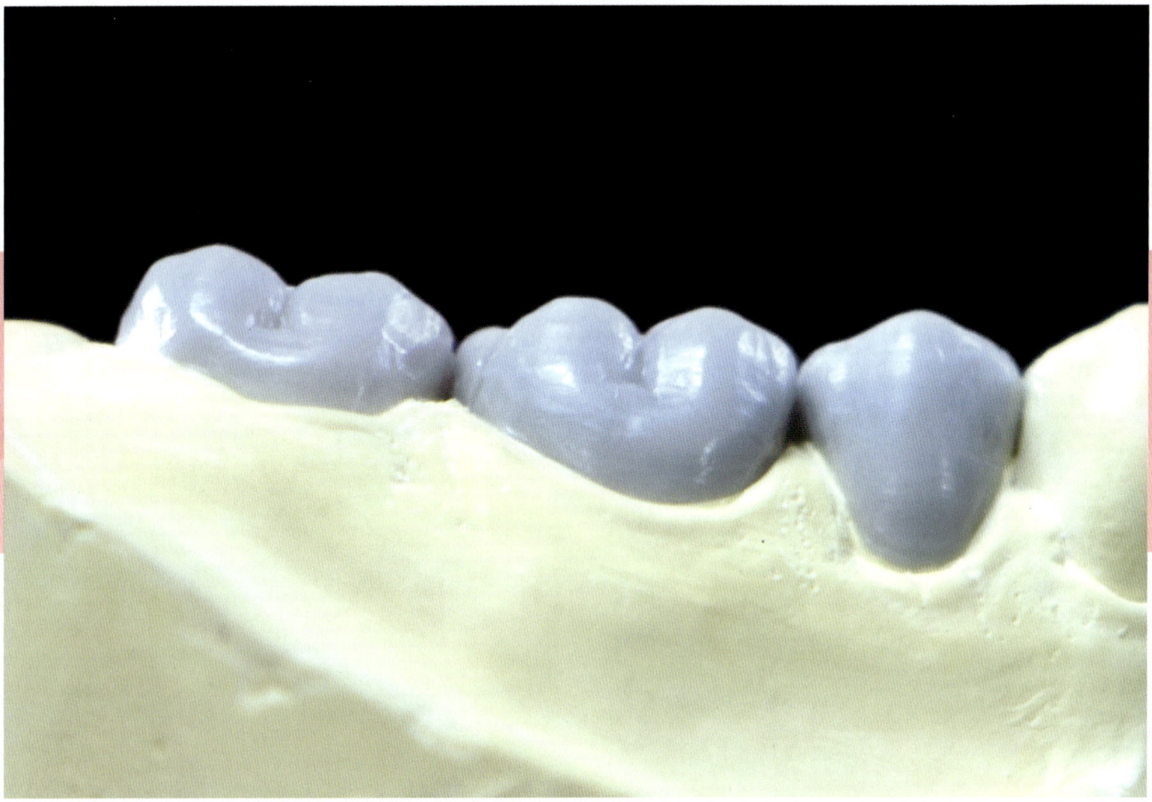

하악 구치부 치축이 근심경사해서 하악 견치의 원심우각과 하악 구치부 협측 교두정을 연결하면 하방으로 볼록한 만곡이 형성되는 것을 스피만곡이라 하기 때문에 하악 구치부를 제작할 때에는 스피만곡을 형성해 주어야 한다.

1 하악 우측 구치부 교의치

1) 외형과 교합

하악 구치부 교의치(bridge)를 협면에서 관찰해보면 최대풍융부의 위치는 치경 1/3 부위이고, 소구치에서 대구치부로 갈수록 가상교합평면이 상악을 향해 올라온 형태이다(그림 6-36).

접촉점의 위치는 치관의 교합 1/3과 중앙 1/3 부위에 위치한다. 설면의 최대풍융부는 중앙 1/3 부위이고, 교합측, 치은측 치간공극의 크기는 설측보다 치은측이 크게 나타난다(그림 6-37).

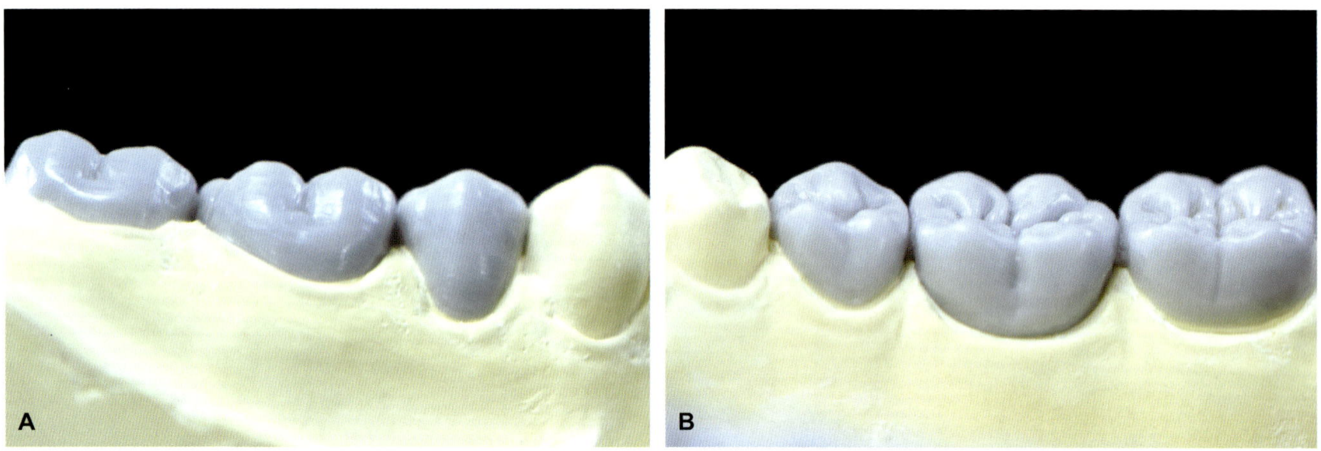

그림 6-36 하악 우측 구치부 교의치 협면(A)과 설면(B)

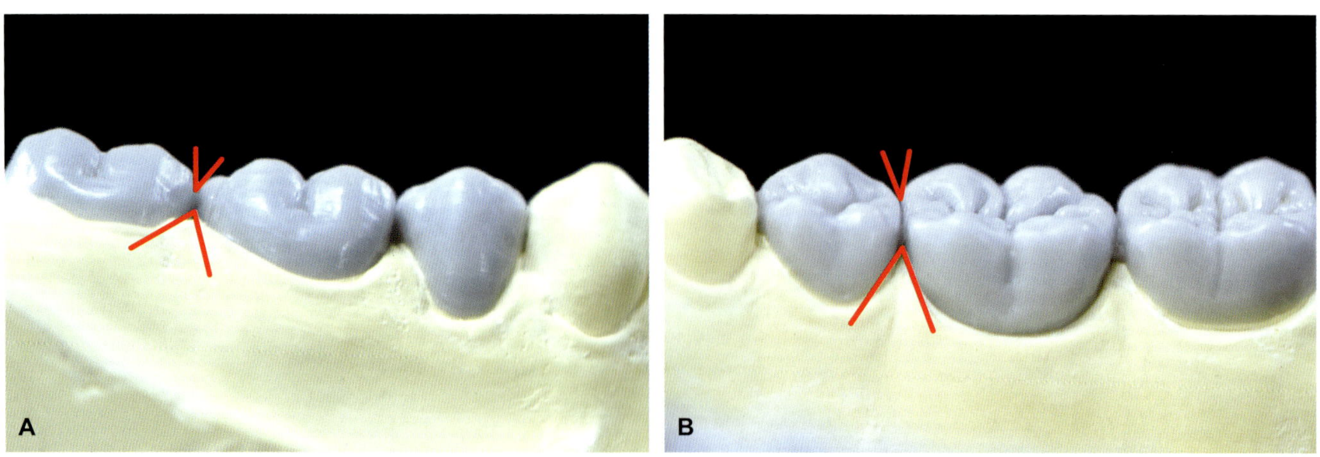

그림 6-37 하악 우측 구치부 교의치 교합측(A)과 치은측 치간공극(B)

하악 구치부 교의치의 교합면을 관찰해보면 제2소구치 협설 교두비는 약 2:1, 제2소구치 설측 근원심 교두비는 3:2, 제1대구치 협측 근원심 교두비는 약 5:4:2, 제1대구치 설측 근원심 교두비는 약 4.5:4.5, 하악 제2대구치 협측 근원심 교두비는 5:5, 설측 근원심 교두비는 4.5:4.5로 나타난다(그림 6-38).

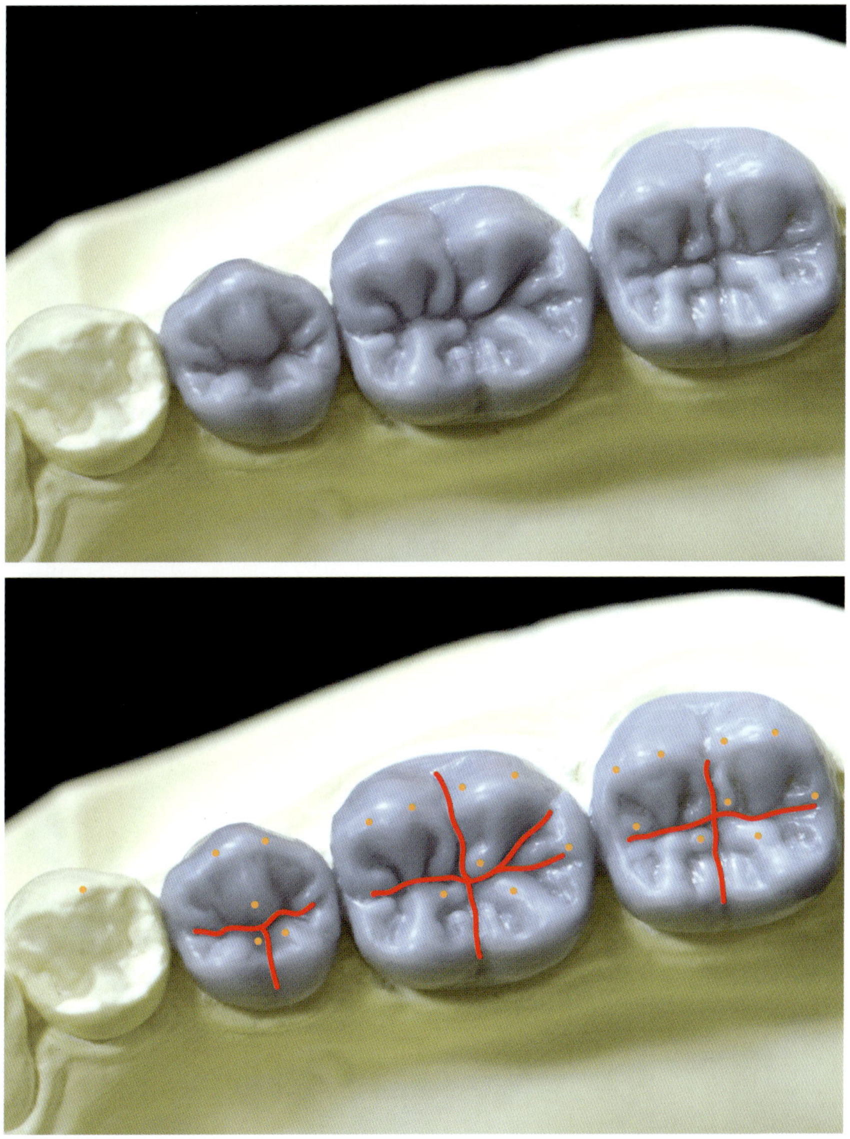

그림 6-38 하악 우측 구치부 교의치 교두비와 교합점

2) Live wax up

하악 우측 구치부 교의치의 외형을 숙지하고 모델을 통해 기본 정보를 취득한 후, 조각을 위한 기본 골격을 만들어 준다. 협면과 설면의 가장 풍융한 위치에 골격을 형성해 주고 교합면에는 map을 표시해 준다. 그 다음에 뼈대에 살을 붙여준다는 느낌으로 왁스를 채워주면서 융선과 구를 형성해 준다.

왁스 업 과정 영상은 아래의 QR코드를 통해 볼 수 있다(그림 6-39).

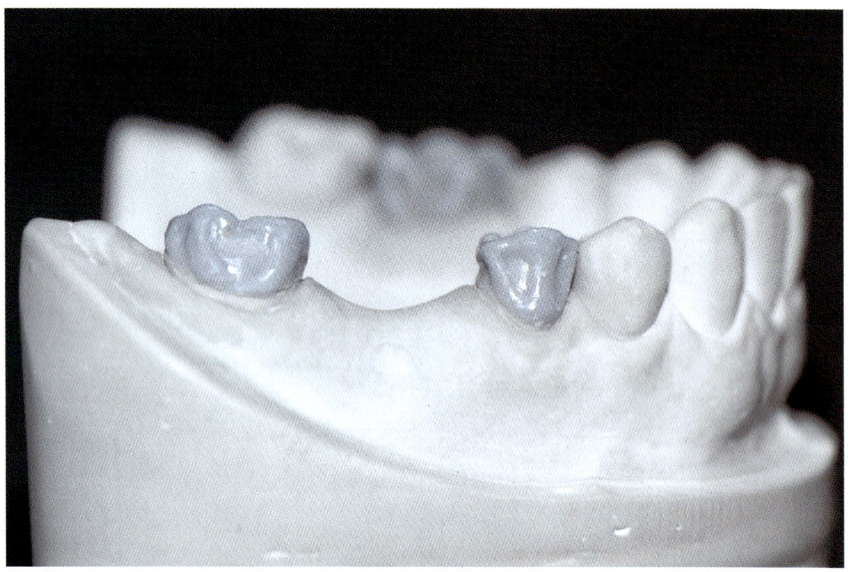

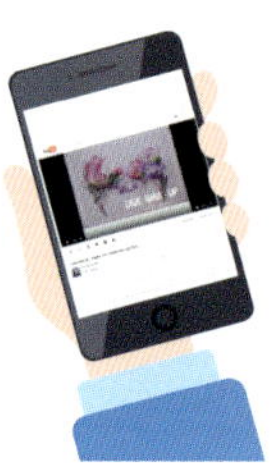

골격 영상 | 교합면 영상 1 | 교합면 영상 2

그림 6-39 하악 우측 구치부 교의치 형성

3) 외형 check point

1. 전체적 외형은 반대측 동명치와 같게 한다.
2. 가공치는 협설 크기의 10~15% 작게 한다.
3. 가공치 협면의 치경연은 인접치 치경연 연결선상에 위치시킨다.
4. 협측 풍융부는 치경 1/3 부위이고, 설측 풍융부는 중앙 1/3 부위이다.
5. 협측 교두정은 BO line과 일치하고, 설측 교두정은 LO line과 일치한다.
6. 하악 제2소구치 설측 근원심 교두비는 4:3이다.
7. 하악 제1대구치 협측 근원심 교두비는 5:4:2이고, 설측 근원심 교두비는 4.5:4.5이다.
8. 하악 제2대구치 협측 근원심 교두비는 5:5이고, 설측 근원심 교두비는 4.5:4.5이다.
9. 하악 제2대구치는 제1대구치에 비해 원심교두가 작거나 없어진 형태이다.
10. 교두에서 협면융선으로의 이행은 일치한다.
11. 변연융선은 인접치와 동일한 높이에 형성되어 있다.
12. 삼각융선의 형태는 정확하다.
13. 주구는 부구보다 뚜렷하다.
14. 중심와는 근원심와보다 깊게 형성되어 있다.
15. 접촉점은 교합 1/3과 중앙 1/3의 경계 부위와 협설의 중앙 부위에서 약간 협측에 위치한다.
16. 치간공극은 협측이 설측보다 작고, 교합측이 치은측보다 작다.
17. 적절한 치간공극이 형성되어 있다.
18. 표면이 활택하다.
19. 인접면에 왁스를 잘 채운다.
20. 가공치 ridge rap type을 확실하게 한다.

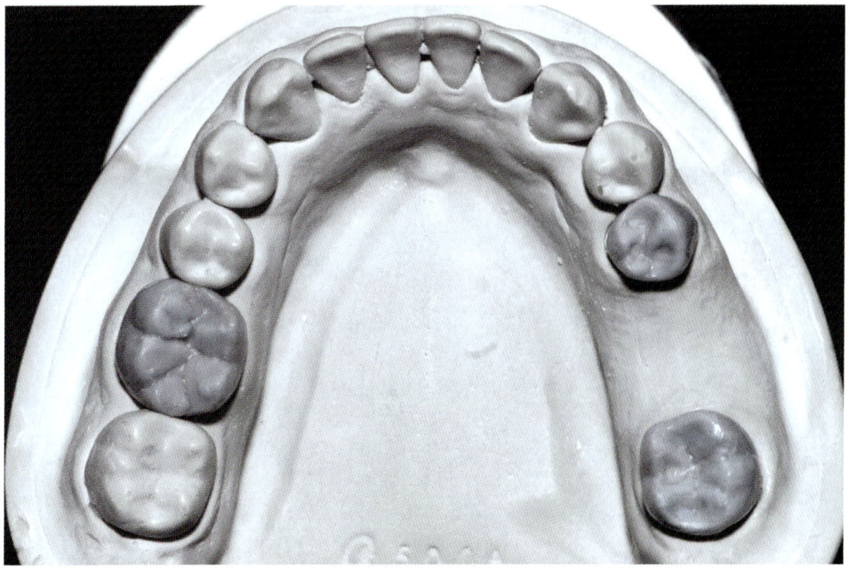

4) 가공치 제작법

가공치의 협면과 설면을 제작할 때에는 우선 치간유두 정점에서 좌우 지대치의 치축과 평행한 가상선을 그린다. 그리고 좌우 지대치의 치경연을 연결한 가상선을 그리고, 좌우 구치부의 교두정점을 연결한 가상선을 형성해 준다. 그러면 사각형이 그려지게 되는데 그 안에 형성되는 삼각형의 공극을 가공치에 재현해 주면 된다.

가공치의 교합면을 제작할 때에는 우선 좌우 지대치의 협측연과 설측연을 연결한 가상선을 그린다. 그리고 접촉면을 기준으로 치축과 평행한 가상선을 그려준다. 그러면 사각형이 그려지게 되는데 그 안에 형성되는 삼각형의 공극을 인접한 지대치의 삼각형의 공극을 따라서 가공치에 재현해 주면 된다(그림 6-40).

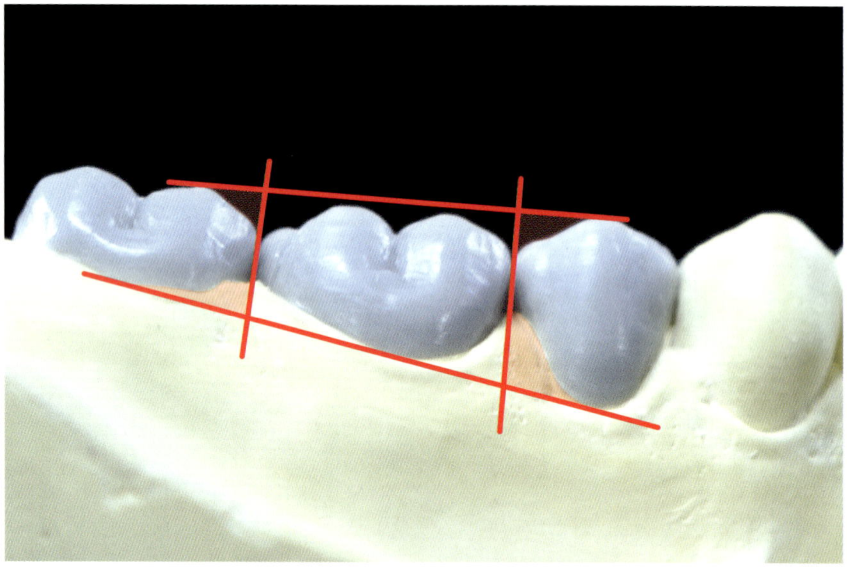

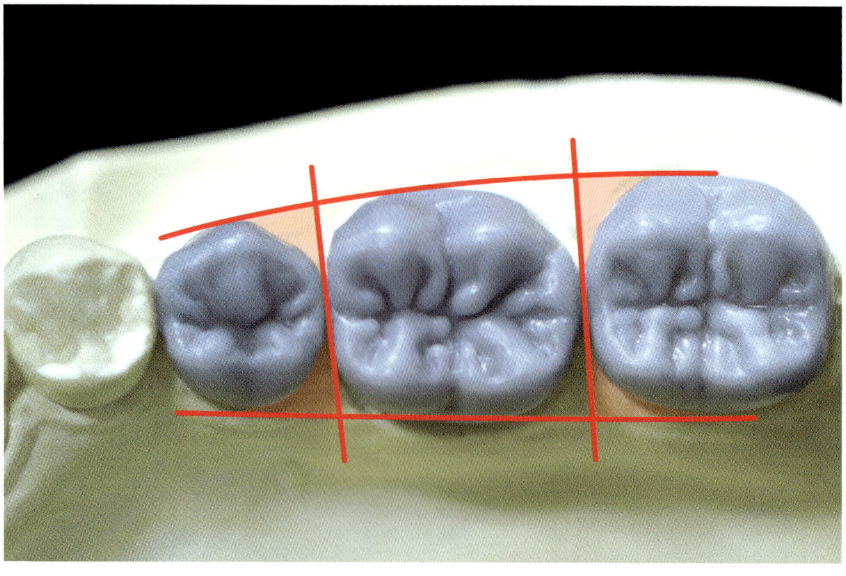

그림 6-40 하악 우측 구치부 교의치의 가공치 제작법

하악 제1, 2소구치/제1, 2대구치 치관의 평균치

악궁	치아	치관의 길이		치관의 근원심경	치관의 협설경
		순면	구개면		
하악	제1소구치	8.5		7.0	7.5
	제2소구치	8.0		7.0	8.5
	제1대구치	7.5		11.0	10.5
	제2대구치	7.0		10.5	10.0

하악 제1, 2소구치/제1, 2대구치 치근의 평균치

악궁	치아	치관 길이 협근 설근	치경부 근원심경	치경부 협설경	근심부 치경선 높이	원심부 치경선 높이
하악	제1소구치	14.0	5.0	6.5	1.0	0.0
	제2소구치	14.5	5.0	7.0	1.0	0.0
	제1대구치	14.0	9.0	9.0	1.0	0.0
	제2대구치	13.0	8.0	9.0	1.0	0.0

하악 제1, 2소구치/제1, 2대구치 교두의 비율

악궁	치아	협설측 교두비	설측 근원심 교두비	협측 근원심 교두비
하악	제1소구치	3 : 1		
	제2소구치	2 : 1	4 : 3	
	제1대구치		4.5 : 4.5	5 : 4 : 2
	제2대구치		4.5 : 4.5	5 : 5

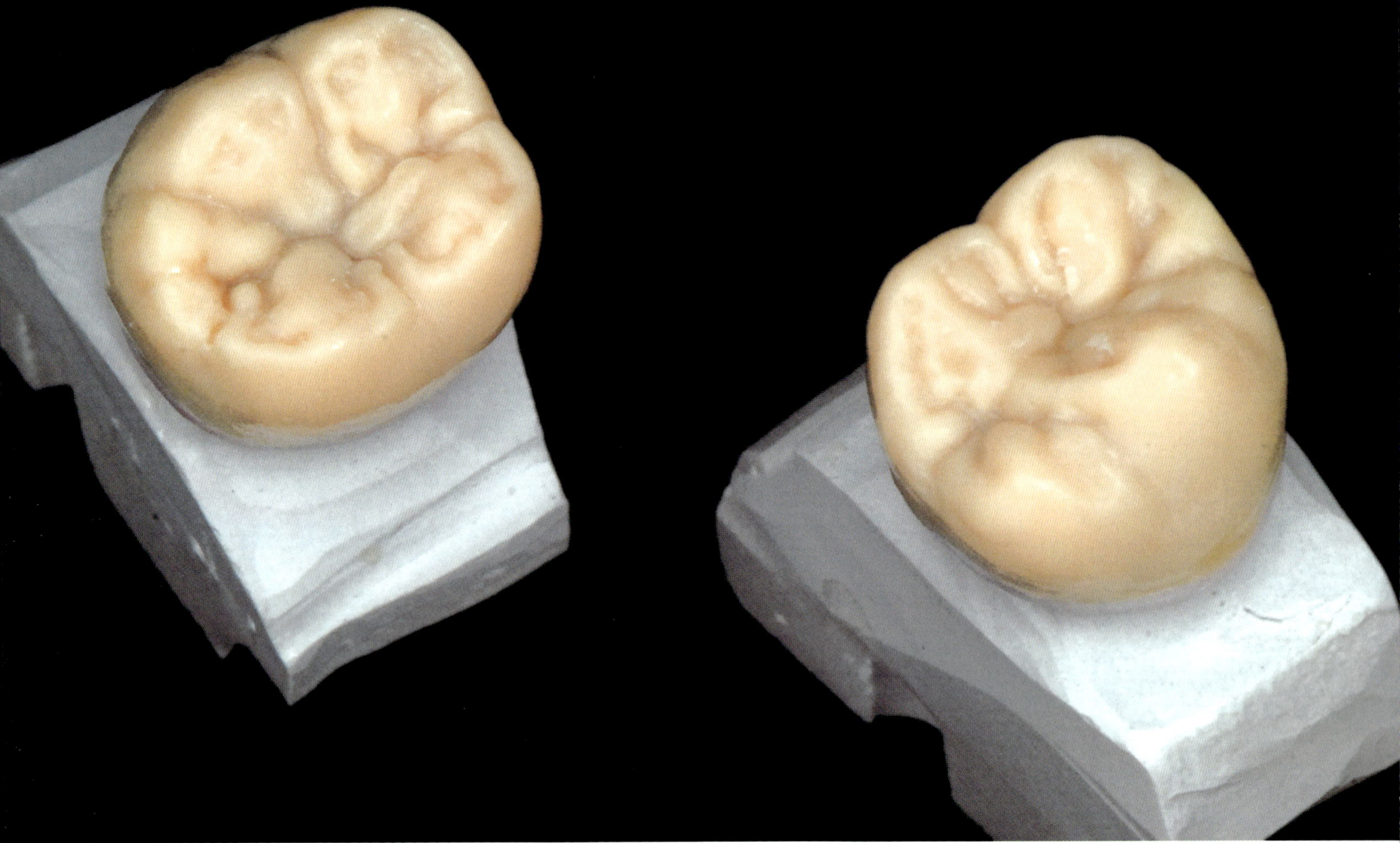

누구나 재능은 가지고 있다.
노력을 얼마큼 하느냐에 따라
재능이 나타나고 나타나지 않는 차이일 뿐이다.
- 박 연 경 -

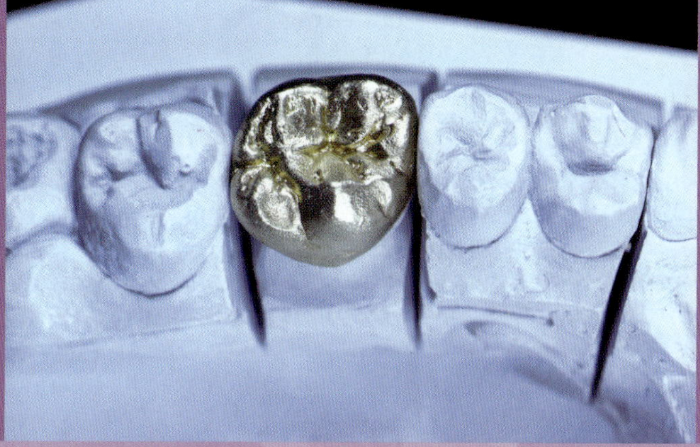

Chapter 07 임상 케이스

1. 하악 제1대구치 Gold Crown
2. 상·하악 제1대구치 NAT 왁스 업
3. 상악 제1대구치 Gold Crown
   하악 제1대구치 Empress Crown

1 하악 제1대구치 Gold Crown

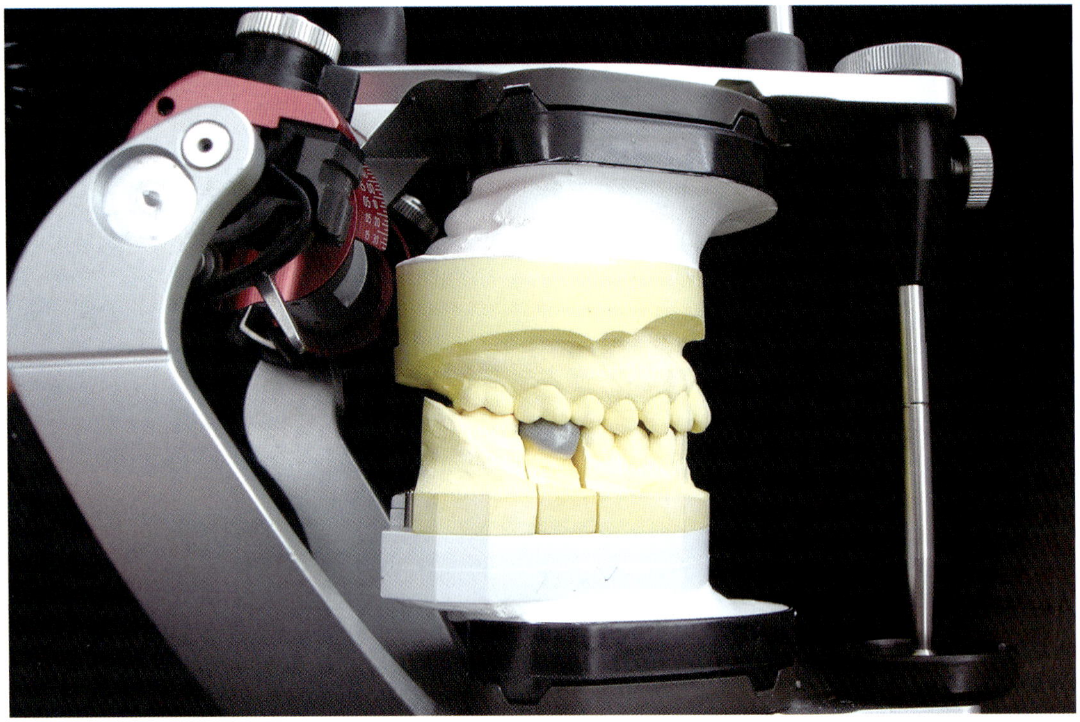

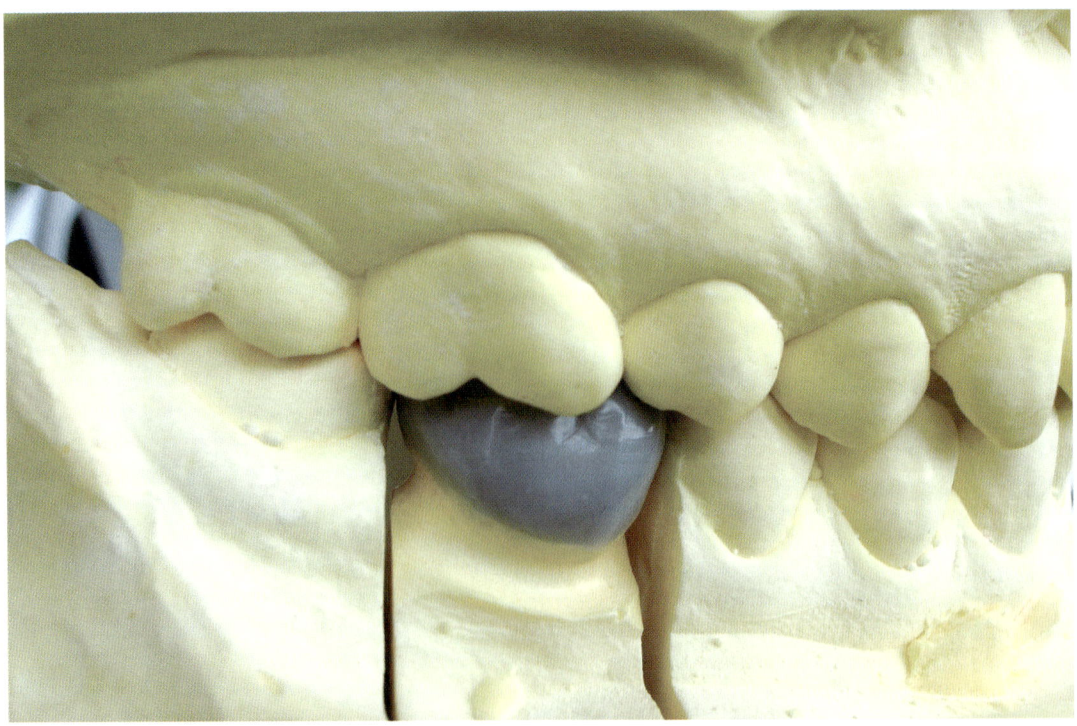

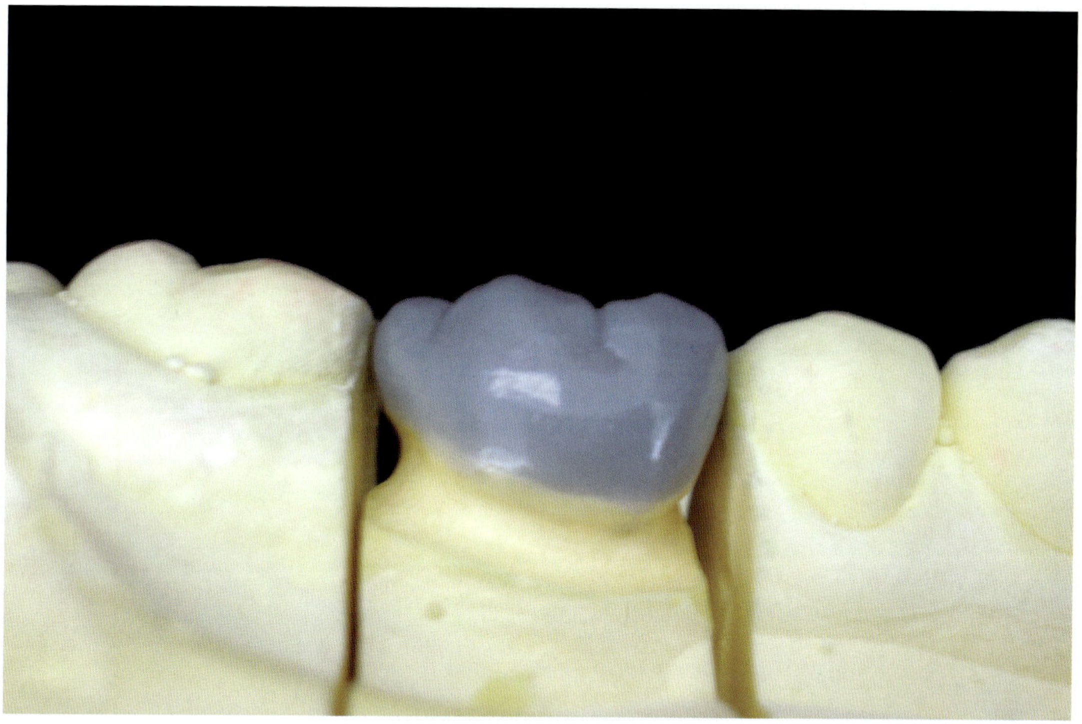

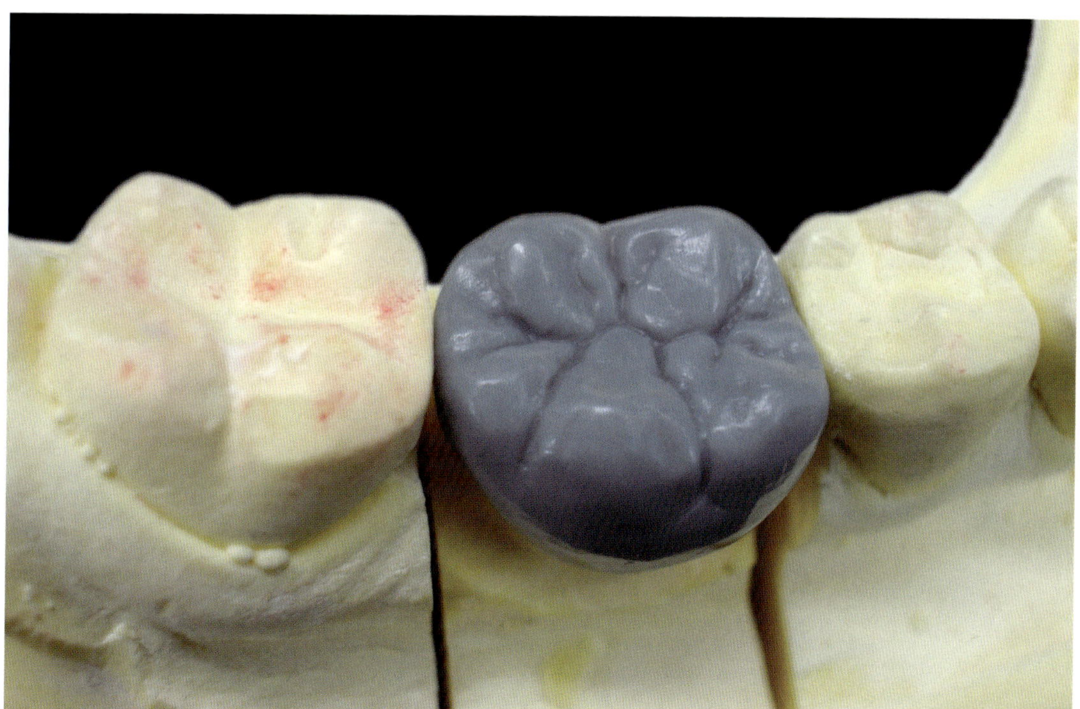

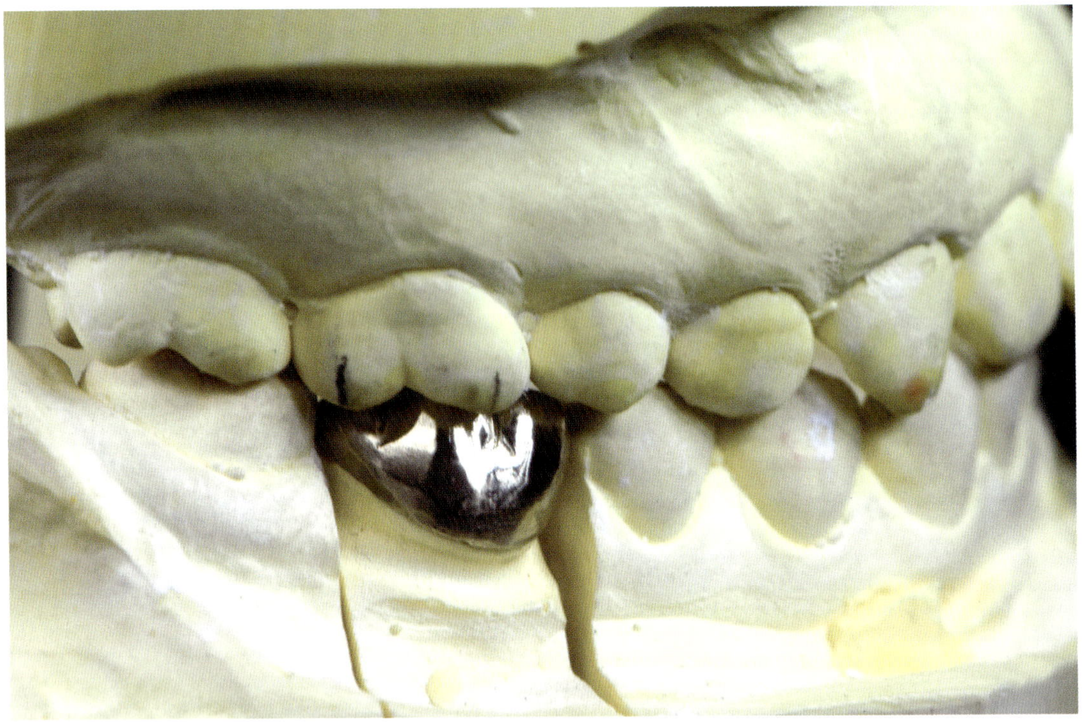

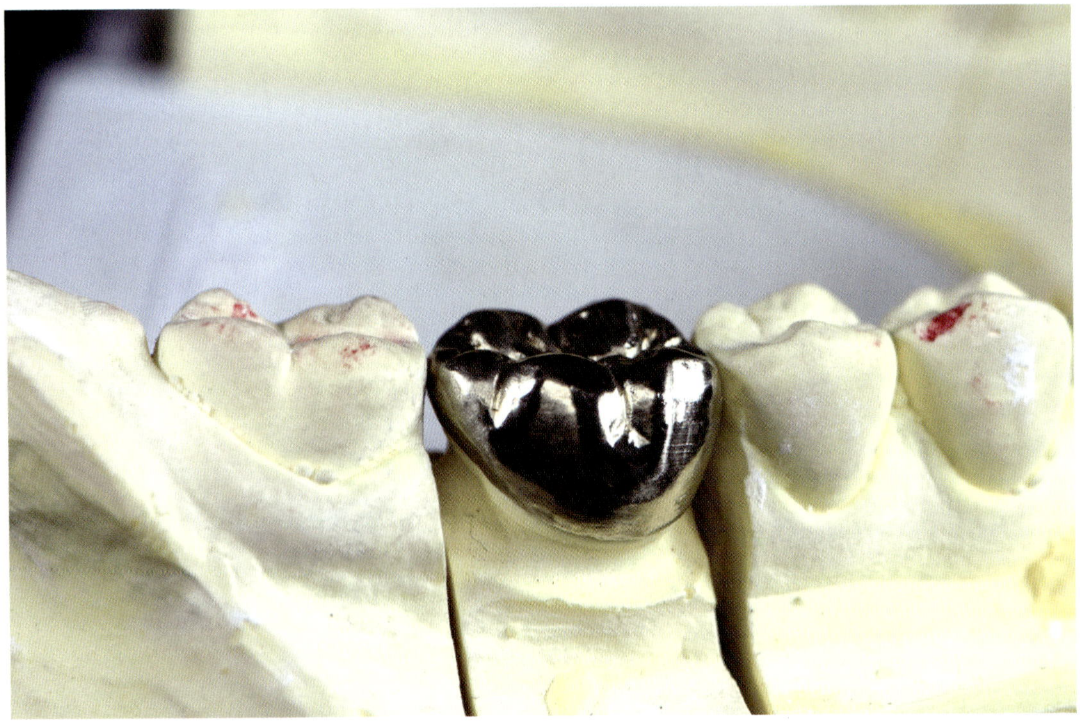

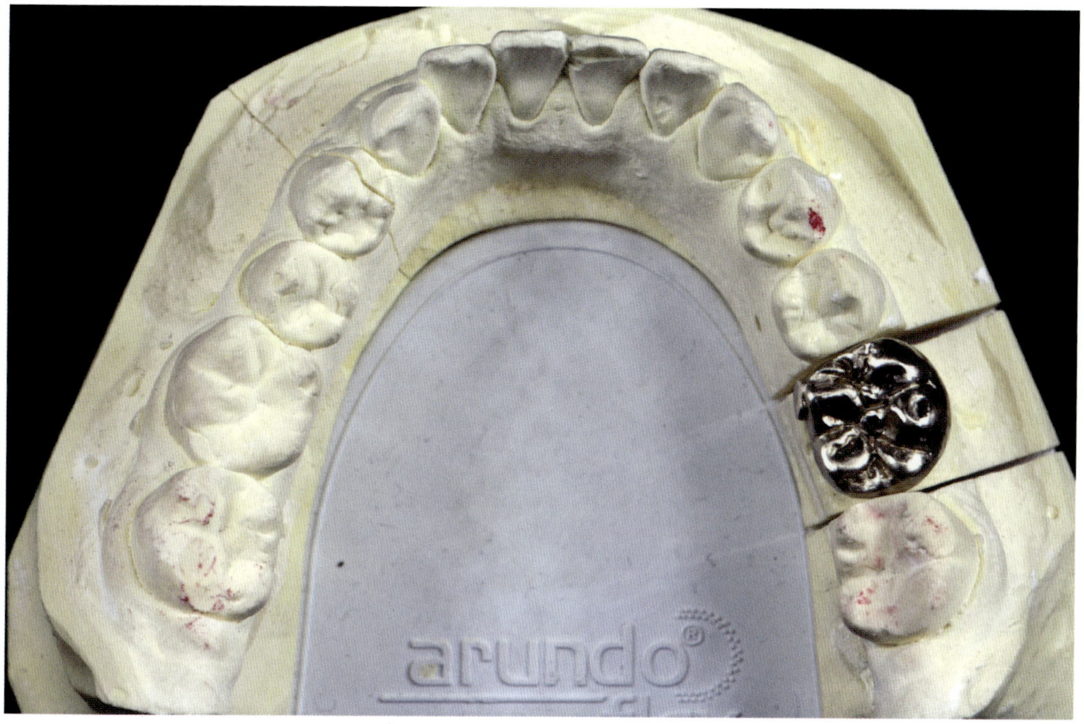
arundo

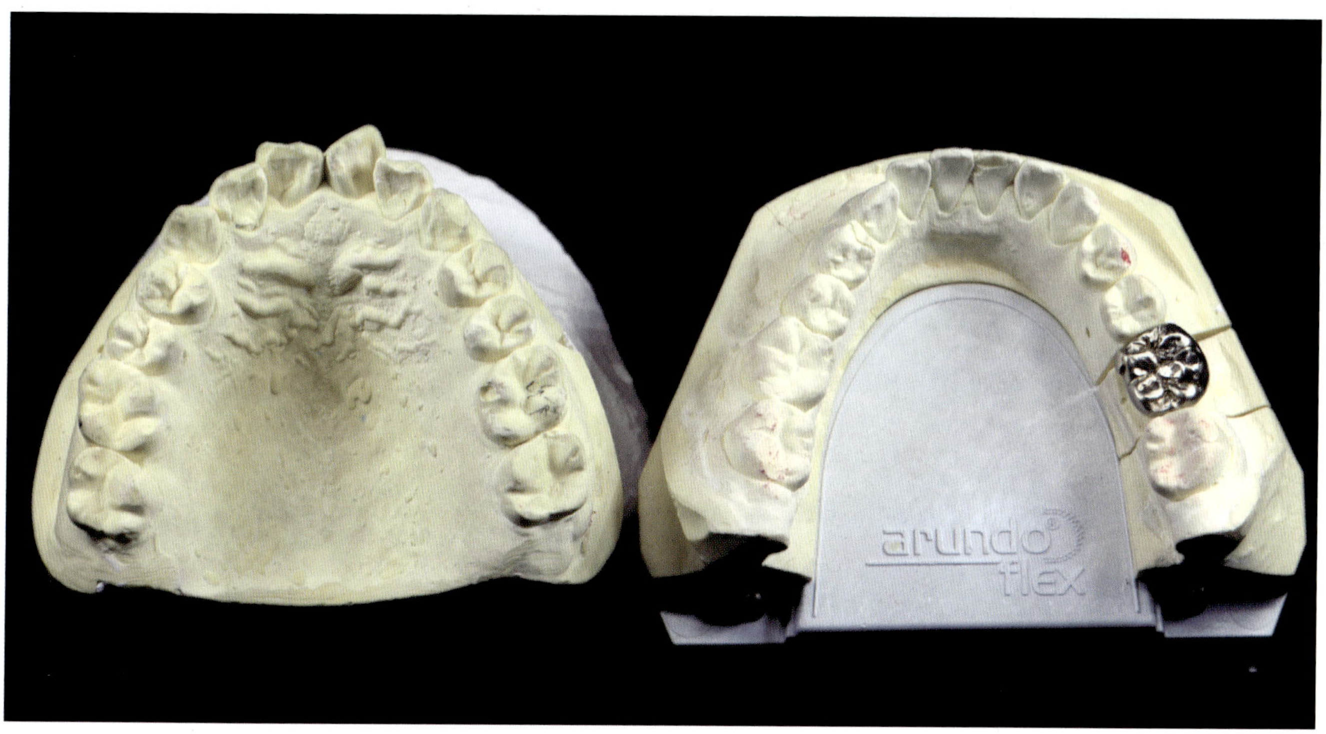
arundo
flex

2 상 · 하악 제1대구치 NAT 왁스 업

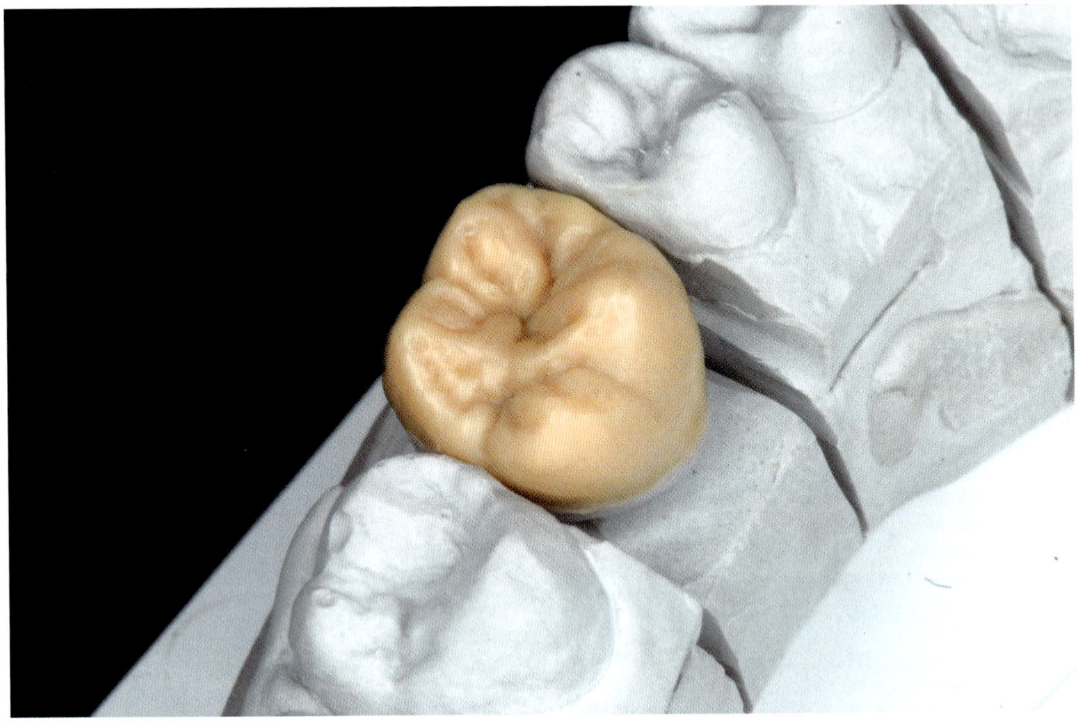

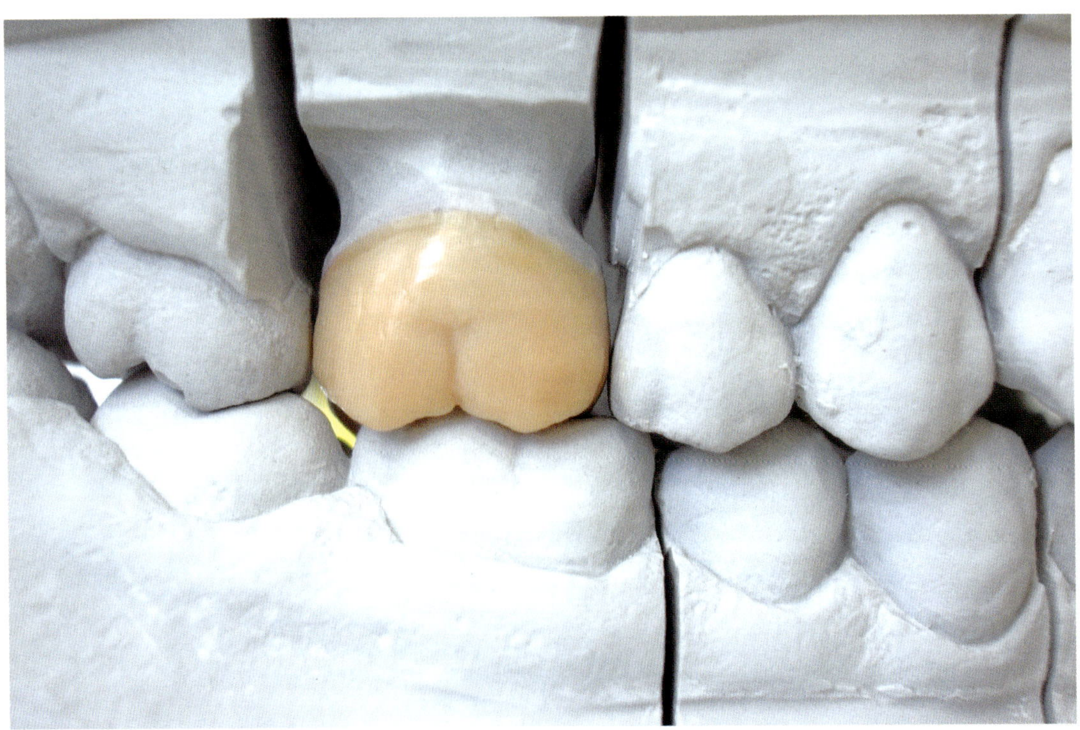

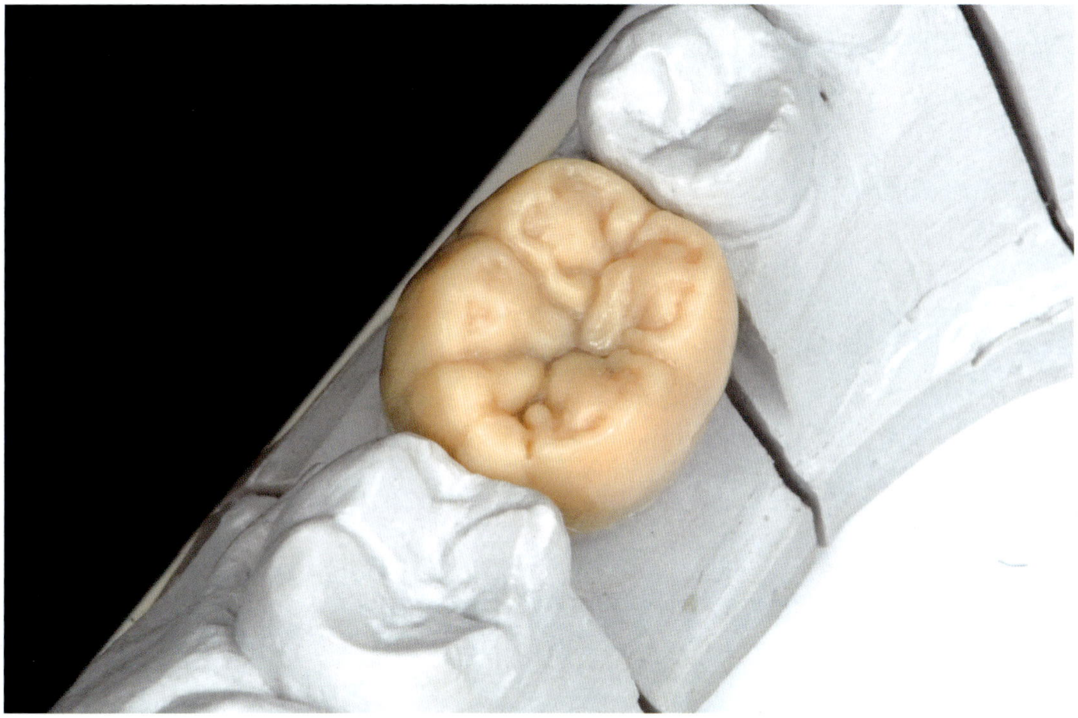

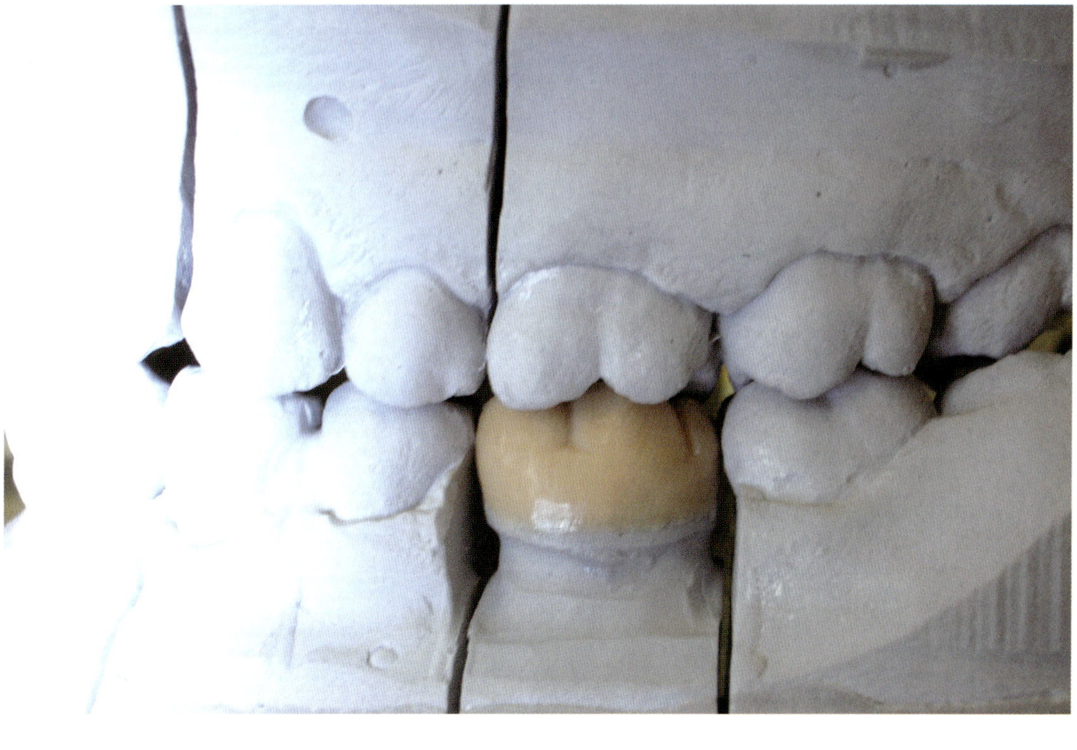

3 상악 제1대구치 Gold Crown 하악 제1대구치 Empress Crown

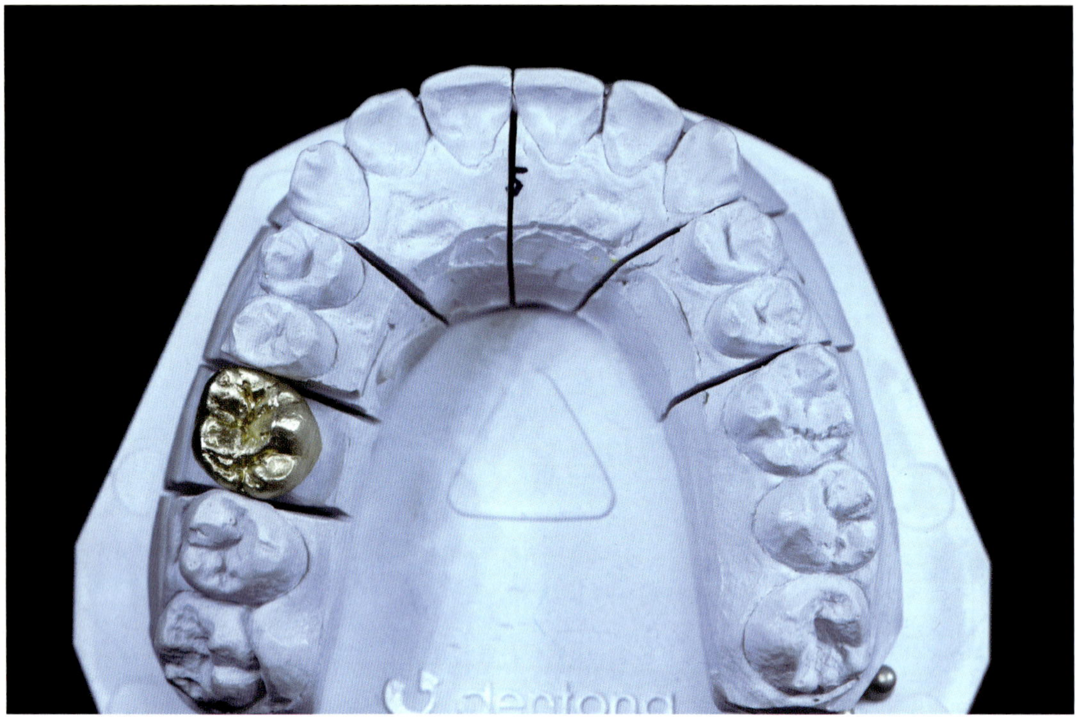

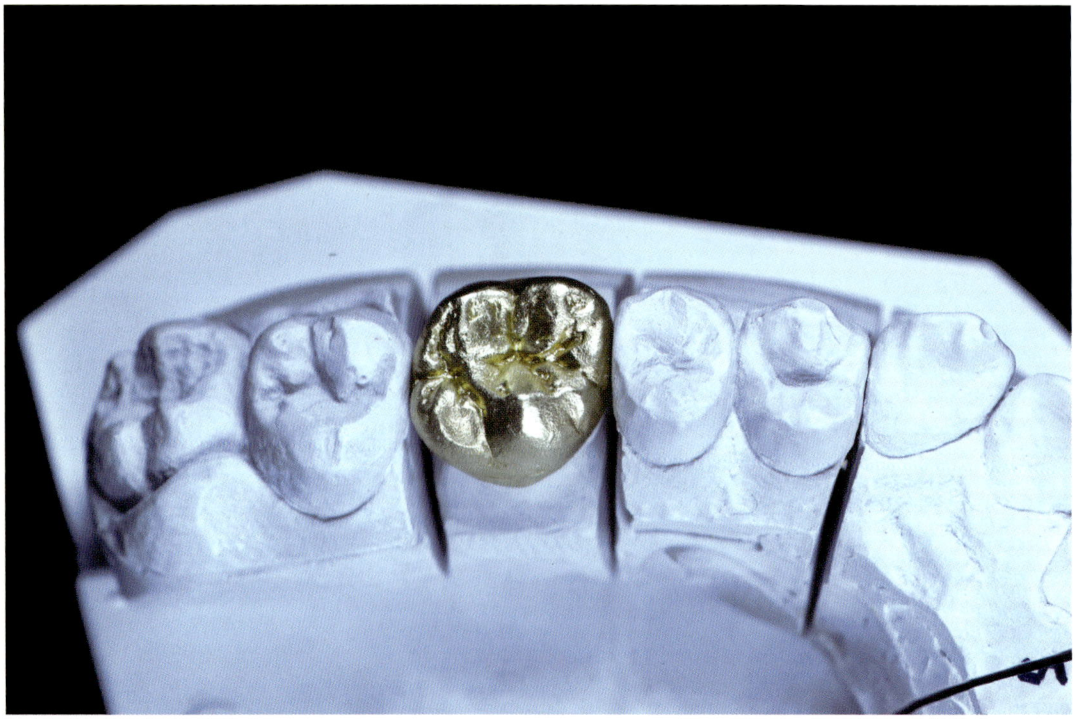

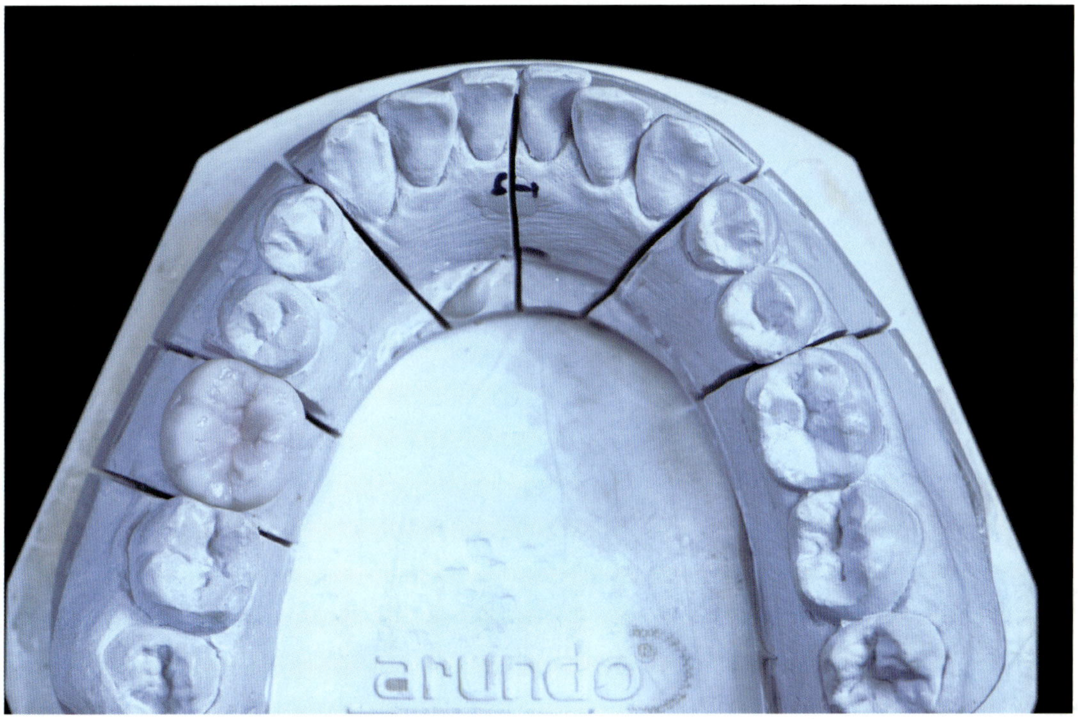
arundo

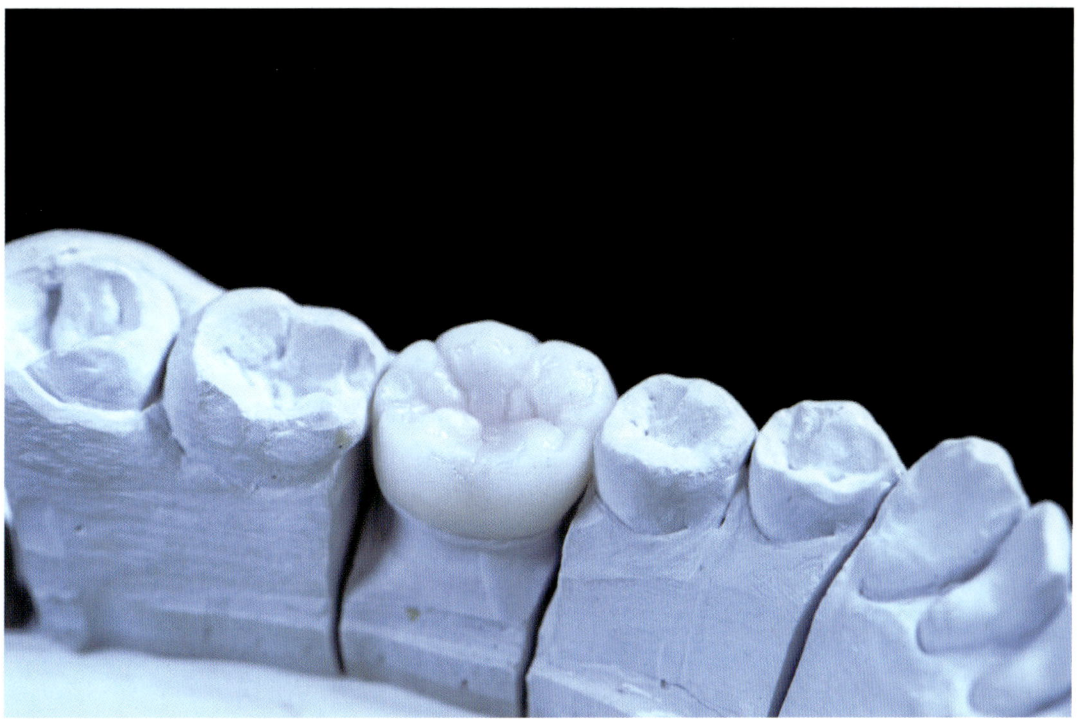

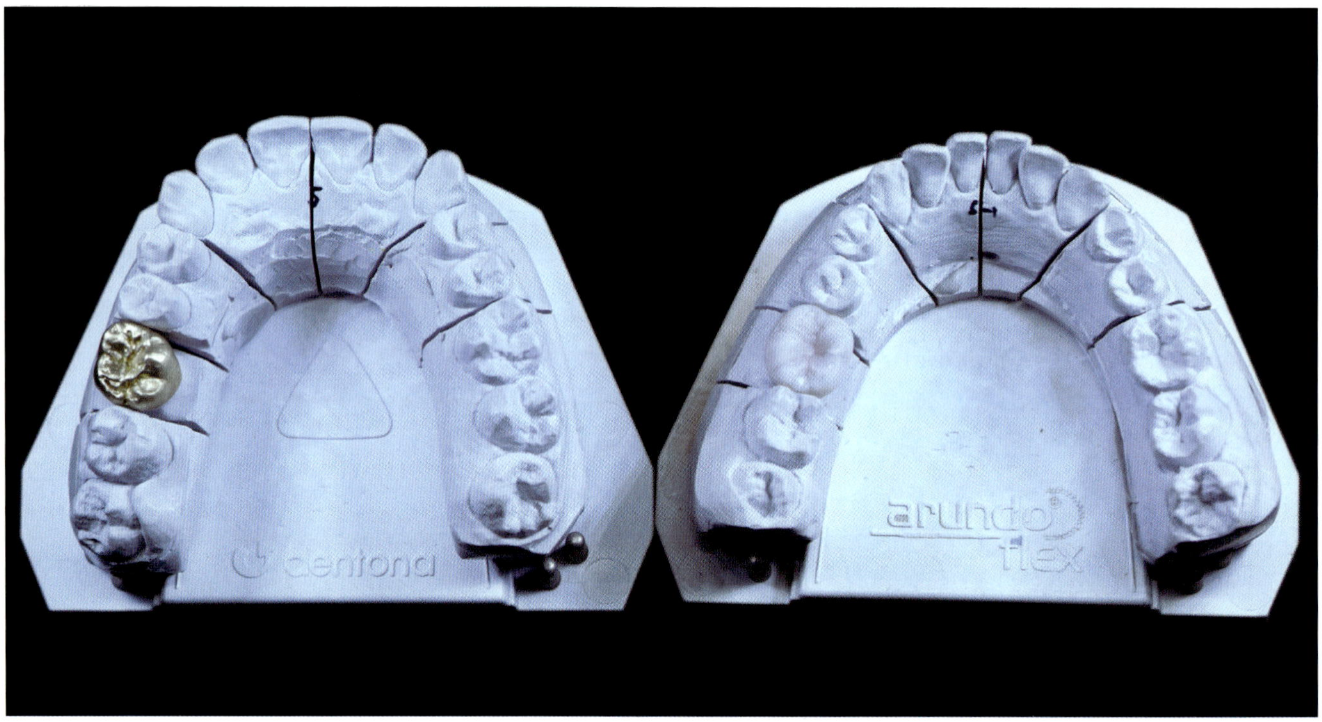
dentona
arundo flex

참고문헌

고정성 보철의 심미수복 1 심미분석. 최대균, 우이형, 이성복, 권긍록, 백진, 김형섭 역. 대한나래출판사, 2007.

교합과 교합면 형성. 이태정 외 13인. 지성출판사, 2010.

실전 임상 교합학. 김욱태 외. 명문출판사, 2014.

왁스 업. 노재경 역. 지성출판사, 2008.

자연치에서 배우는 치아 형태학. 남상국 역. 대한치과도재기공학회, 1999.

최신 총의치기공학. 이화식, 김병식, 김원수, 김장주, 박남규, 신종우, 이명곤, 이영은, 이재열, 정종현, 차성수, 최운재. 고문사, 2013.

치과기공학개론. 신종우. 참윤퍼블리싱, 2013.

치아형태학. 손향옥 외. 지성출판사, 2004.

한국인 성인의 유치악 모형에서 관찰한 치아 및 주위 해부학적 구조의 형태분류 및 크기에 관한 연구. 송재원. 경희대학교 석사학위 논문, 2008.

Dieter Schulz의 NAT Cone Technique. 이태정, 이주헌 역. 국제치의학출판사, 1998.

NAT 자연에 부합하는 wax-up 기법 vol.1 전치부. 정승미 역. 대한나래출판사, 2005.

NAT 자연에 부합하는 wax-up 기법 vol.2 구치부. 정승미 역. 대한나래출판사, 2005.

SHADES. 고여준 역. 대한나래출판사, 2007.

저자 약력

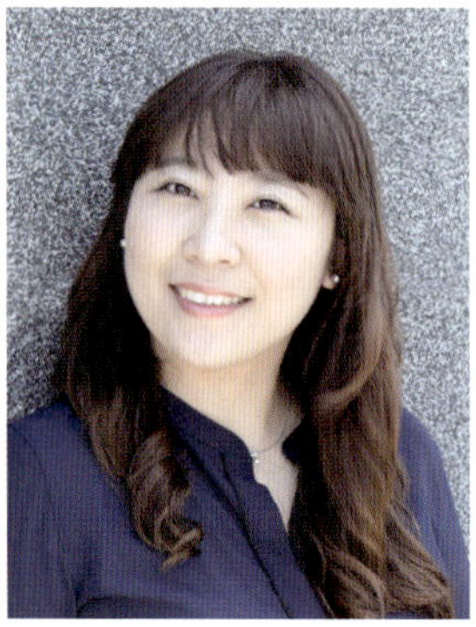

박연경

- 공학 박사
- 김천대학교 치기공학과 조교수
- Shigeo Kataoka 개인사사
- 3D프린팅 전문교강사 1급

http://cafe.naver.com/vivakorea12
http://www.facebook.com/vivakorea12
http://www.youtube.com/user/vivakorea12

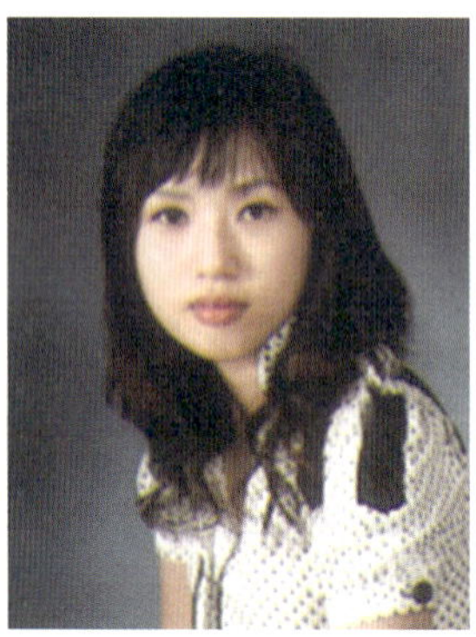

강 월

- 고려대학교 보건대학원 석사
- 고려대학교 치의기공학 박사 과정
- Willi Geller 개인사사
- 3D프린팅 전문교강사 1급

orchidsprite@korea.ac.kr
http://cafe.naver.com/orchidsprite
http://www.facebook.com/luna7kangwol

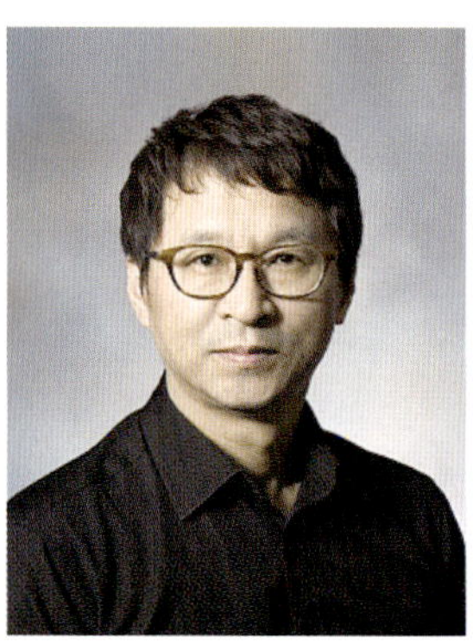

신종우

- 공학 박사
- 신한대학교 보건과학대학 치기공학과 교수
- 한국대학교육협의회 고등교육연수원 교수
- 3D프린팅융합연구소 소장
- 미래융합기술연구소 소장

attachments@hanmail.net
http://cafe.naver.com/smartteaching
http://cafe.naver.com/dtplayground
https://www.facebook.com/attachshin

Live wax up

발행일 2016년 9월 5일

저 자 박 연 경 · 강 월 · 신 종 우

발행인 최 용 원

편 집 이 은 의

표 지 이 은 의

교 정 김 경 순

발행처 **대한나래출판사**

등 록 제2012-000051호(1994.6.10)

주 소 서울특별시 성동구 성수이로 147 (성수동2가 289-319번지)
아이에스비즈타워 903호

전 화 (02) 922-7080

팩 스 (02) 922-0841

이메일 nrpub@naver.com

ISBN 978-89-5741-477-4 **정가 80,000원**

www.dhpub.com